医药卫生类高职高专教材

基础医学实验教程（修订版）

主　编　牛海艳　王华民

副主编　高凌峰　张云霞

　　　　洪　灯　王永霞

中国医药科技出版社

内 容 提 要

本书依照教育部相关文件要求，结合我国医学教育的发展特点，根据教学大纲的基本要求和课程特点编写而成。

全书共分为六篇，分别介绍了组织学与胚胎学、病理学、医学机能学、医学免疫学与病原生物学、医学生物化学与分子生物学及医学细胞生物学与医学遗传学的相关知识和实验技术。本书将基础医学多学科的基本知识点融合在一起，便于学生和教师了解相关学科的实验内容及学科交叉点。

本书适合医药高职教育、成人教育等相同层次教学使用，也可作为医药行业培训和自学用书。

图书在版编目（CIP）数据

基础医学实验教程/牛海艳，王华民主编．—修订本．—北京：中国医药科技出版社，2014.1

医药卫生类高职高专教材

ISBN 978 - 7 - 5067 - 6604 - 3

Ⅰ.①基…　Ⅱ.①牛…　②王…　Ⅲ.①基础医学 - 实验 - 高等职业教育 - 教材　Ⅳ.①R3 - 33

中国版本图书馆 CIP 数据核字（2014）第 002892 号

美术编辑　陈君杞

版式设计　郭小平

出版　中国医药科技出版社

地址　北京市海淀区文慧园北路甲 22 号

邮编　100082

电话　发行：010 - 62227427　邮购：010 - 62236938

网址　www.cmstp.com

规格　787 × 1092mm　$^1/_{16}$

印张　17 $^1/_4$

彩插　15

字数　337 千字

版次　2014 年 1 月第 1 版

印次　2014 年 1 月第 1 次印刷

印刷　航远印刷有限公司

经销　全国各地新华书店

书号　ISBN 978 - 7 - 5067 - 6604 - 3

定价　**38.50 元**

本社图书如存在印装质量问题请与本社联系调换

编 委 会

编写说明

大力发展职业教育，既是当务之急，又是长远大计，是一项重大变革和历史任务。目前，高职高专教育已成为我国高等教育的"半壁江山"，在今后相当长时间内，我国经济建设和社会发展需要大批高职高专层次人才，医药卫生类高职高专教育具有广阔的发展前景。

高职高专教育的根本任务是培养具备"基础理论知识适度、技术应用能力强、职业道德良好"，适应生产、建设、管理、服务第一线需要的高等技术应用型人才，要达到高职高专教育人才培养目标，必须进行教学内容和课程体系以及教学方法和手段等方面的改革，而教材是体现教学内容和教学方法的载体。因此，高职高专教材建设对高等技术应用型人才的培养具有特别重要的意义。

目前，高职高专层次医药卫生类专业基础医学教材基本上按两种模式编写。一是按学科来组织编写，如人体解剖学、组织学与胚胎学、生理学等，具有给学生建立与常规学科体系接轨思维体系的优势。另一种是按重组方式来编写，如人体解剖生理学、病原生物学等，具有整体优化课程内容、淡化学科界线的优势。两种模式均值得探讨。

我们组织编写的这套医药卫生类高职高专基础医学教材，主要立足于挖掘传统优势，将传统优势应用到应用型人才培养之中。这套教材主要包括人体解剖学、组织学与胚胎学、生理学、生物化学、病原生物学与免疫学、病理学、病理生理学、药理学、预防医学以及人体解剖学实验教程、基础医学实验教程等。其中，为了突出技能的培养，特别编写了 2 本实验教程，其中基础医学实验教程基本涵盖了除人体解剖学以外的所有基础医学课程的实验内容。

本建设委员会除了组织编写医药卫生类高职高专基础医学教材外，还组织编写了预防医学、助产学、高等数学以及护理专业实验教程、药学专业实验教程、医学检验技术专业实验教程和口腔医学专业实验指导等教材。

这套教材的编写，内容以"必需、够用"为度，具有理论知识适度、技术应用能力强的特点，兼顾国家执业资格考试和职业技能考试的要求，以讲清概念、强化应用为重点，适当关照思维方法的启发性和理论的系统性。同时，注重教学方法和手段的改革，以跟上科技、教育发展和生产工作实际的需求。

海南医学院 1951 年起开展高职高专医药学教育，在人才培养模式、教学改革、师资队伍等方面具有丰富积累，我们以该校长期在教学一线的骨干教师为主体，组织编写工作，以期将他们在教学实践中的经验编入教材之中，使高职高专医药学人才的培养更贴近实际。

我们旨在通过这套教材的编写，深化高职高专医药卫生类专业教材建设的改革，推进高职高专医药卫生类人才培养模式改革，促进高职高专教育的发展，竭诚欢迎广大师生对这套教材提出宝贵意见。

医药卫生类高职高专教材
建设委员会
2013 年 11 月

前言

　　基础医学实验教程（修订版）是包含基础医学范畴内多学科实验教学内容的实践类教材，是在海南医学院高等职业教育学院的领导下，在中国医药科技出版社的支持下，在原版基础医学实验教程的基础上，以删减淘汰过时错误的知识为主，进一步精炼语言文字，同时加入新技术、新方法。修订过程中本书仍以体现应用为目的，以"必需、够用"为度，以讲清概念、强化应用为重点，内容上强调与助理执业医师考试大纲相一致，充分贯彻科学性、先进性、启发性和实用性原则，以满足实际工作的需求。

　　本书涉及多学科的常用实验操作技能，共分六篇：组织学与胚胎学实验；病理学实验；医学机能学实验；医学免疫学与病原生物学实验；医学生物化学与分子生物学实验；医学细胞生物学与医学遗传学实验；共有实验项目83个，包括验证型实验67个和综合型实验16个。验证型实验与相应学科的理论课同步，以培养学生的基本实验能力为主；综合型实验主要是将传统的生理学、病理生理学及药理学等学科的实验有机整合，建立疾病的动物模型，培养学生综合运用所学知识分析和解决问题的能力。

　　本书是一本综合性实验教材，以高职高专学生为主要使用对象，编写过程涉及多学科、多教研室和多实验室之间的横向合作，受到海南医学院高等职业教育学院的高度重视和支持。同时由于修订时间仓促、编写经验不足，难免会有不足之处，在此诚恳地希望广大师生在使用过程中提出建议或批评，我们表示衷心的感谢！

编　者

2013 年 11 月

目 录

CONTENTS

第三篇　医学机能学

第四篇　医学免疫学与病原生物学

第五篇　医学生物化学与分子生物学

第六篇　医学细胞生物学与医学遗传学

第一篇　组织学与胚胎学

实验一

组织学绪论

一、组织学实验目的

组织学实验主要是运用显微镜观察人体器官的微细结构，通过实验过程的操作和观察标本，以达到理论联系实际的目的。此外，通过观察标本的过程，培养同学们辩证地观察和准确描述所观察事物的能力，以及独立分析问题和解决问题的能力，掌握最基本的操作技能，为学习其他有关课程打下基础。

二、组织学实验内容和基本要求

（1）组织学实验内容密切配合理论内容进行，要求学生在实验课前能复习相关理论知识，预习实验教材中本次实验内容，明确实验目的要求，有准备地上好实验课。

（2）实验的主要内容是观察指定的组织切片标本，通过观察切片标本，加深对基本知识和基本理论的理解；培养学生正确使用光学显微镜观察、分析和识别切片标本的基本技能。

（3）绘图与描述是实验课中一项重要的技能训练，能培养学生严谨的科学态度及实际操作能力，要求学生掌握组织学绘图及描述的要领。

三、组织学实验的学习方法

（1）正确运用显微镜观察标本（详阅显微镜结构、使用和保养一节）。观察标本前，先用肉眼观察切片标本的一般轮廓，判断是实质性器官还是空腔性器官，对实质性器官应先用低倍镜由表及里依次先扫视全貌，区分各个部位，再结合高倍镜观察重点内容；若是空腔性器官，观察顺序则由内向外依次分出各层结构。观察所得的结果，扼要地描述和绘图记录。

（2）观察时结合阅览有关模式图和光镜彩图，可帮助你在切片中寻找典型结构，取得事半功倍的效果。

（3）要善于运用比较、分析和综合等方法来鉴别类似的细胞、组织和器官。例如：心肌纤维和骨骼肌纤维，两者的共性是形态结构很近似，都是呈圆柱形且有横纹的细胞，我们要区别骨骼肌和心肌，就要细心观察心肌纤维和骨骼肌纤维的各自结构特点才能区别开来。

（4）注意形态结构与功能的联系。观察细胞、组织或器官，不但要了解它的形态结构特点，还要进一步联想细胞的形态结构和它的功能有什么关系。例如肌细胞形态细长，细胞质内有丰富的肌原纤维或肌丝，这些形态结构特点与肌细胞的收缩功能有什么联系？这样的学习就是理论联系实际的学习方法之一。

（5）要善于从静态结构发现动态变化的规律。每种细胞、组织或器官，它们不是孤立存在的，而是组成机体的一个部分。生活的细胞和组织是始终处于动态变化之中的，它们的形态结构反映了功能的差异，如腺细胞，一般情况是立方形或矮柱形，但当细胞功能旺盛充满分泌物时，细胞可变成高柱形。

（6）要注意立体与平面的关系。组织切片和电镜图片所显示的是细胞、组织和器官的平面结构，要善于运用空间思维能力，将细胞、组织与器官的二维图形还原为三维立体结构。此外，由于切片方向不同，同一细胞、组织或器官可呈不同的切片图像（图1-1-1）。

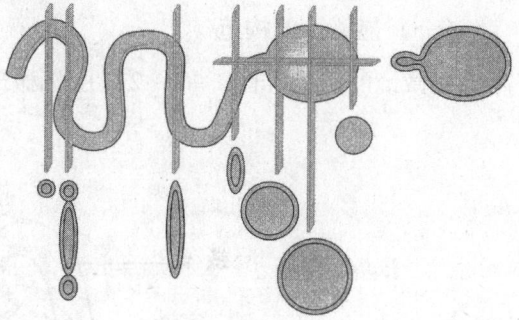

图1-1-1　三维结构不同切面上的差异示意图

四、绘图与描述的基本要求

（一）绘图的基本要求

绘图必须具有科学性、真实性和特征性。科学性是指所绘结构和文字说明应当概念清楚，正确无误。真实性即所画出的镜下结构必须真实，各种结构大小比例合适，画笔颜色应尽量与标本染色一致。特征性为所画之图应突出细胞、组织或器官的形态结构特征。

（二）绘图的方法

1. 选择要画的特征性结构　用显微镜全面观察后，找出组织或器官的特征结构。

2. 绘图　估计画的大小及位置，用相应颜色的铅笔（例如HE染色标本，用紫蓝色铅笔画细胞核，用粉红色铅笔画细胞质，用红色铅笔画肌原纤维），按观察内容的微细结构，大小比例、形状与位置绘图。

3. 注字　绘好图后，用钢笔画标线将主要结构引出，并注字标明结构的名称。标线及注字要平行整齐。

（三）描述的方法

描述是组织学三大基本技能之一，应做到完整、准确、简明。

例如对细胞的描述，要按照下列顺序进行。

1. 胞体　形状、大小。

2. 胞核　形状、大小、位置、异染色质（多少、形状、分布）、核仁（有无、多少）。

3. 胞质　多少、嗜色性、细胞器、特殊结构。

对中空性器官的描述则由内到外按层次进行；对实质性器官的描述则重点描述与器官功能密切相关的实质部分，如肾和淋巴结等按皮质、髓质来描述，肝则主要描述肝小叶和门管区。

五、显微镜的一般构造、使用方法和保护

显微镜是医学生进行形态学实验的主要工具，了解显微镜的构造，掌握显微镜的正确操作方法，是形态学实验的基本技能训练之一。

（一）显微镜的构造

显微镜的构造（图1-1-2）由机械部分和光学部分组成。

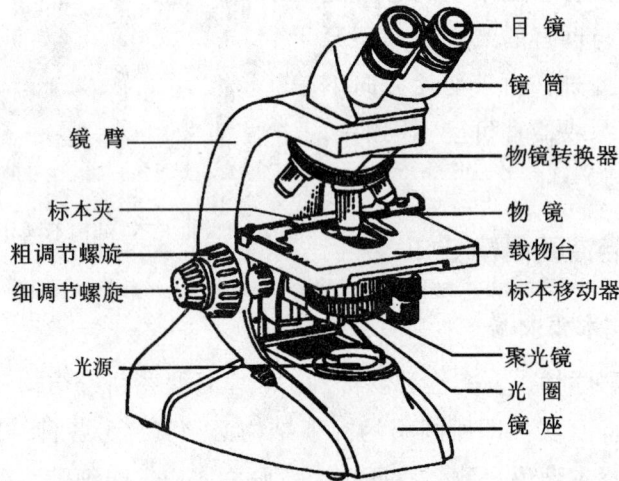

图1-1-2　光学显微镜的构造

1. 机械部分　由以下结构组成。

（1）镜座　是显微镜的底座，呈方形、圆形或马蹄铁形，与桌面接触以支撑显微镜。

（2）镜臂　是显微镜的支柱。

（3）镜筒　装有目镜，可根据个人眼距大小将筒距调节至最佳位置。

（4）载物台　位于镜臂的前方，是放置切片标本的方形平台，中央有一圆孔。

（5）标本夹　位于载物台上，用于固定切片标本。

（6）转换器（盘）　是安装在镜筒下端的圆盘，其上装有3～4个不同放大倍数的接物镜，转动转换器，可随意调换不同倍数的物镜。

（7）粗调节螺旋（粗调手轮）　位于靠近镜臂上端的两侧，每旋转一周，可使载物台上升或下降约10mm（使用时，注意旋转方向与载物台升降的关系）。

（8）细调节螺旋（细调手轮）　位于粗调节螺旋的外侧，每旋转一周，使载物台上升或下降约 0.1mm。由于细调焦螺旋结构精密，旋转不宜过快，且旋转不要超过 360°，以免损坏螺旋。

（9）标本移动器　位于载物台下方的双层银白色柱状结构，用于调节标本的前后和左右位置。

2. 光学部分　由照明系统和成像系统两部分组成。

（1）照明系统

①电源开关和光亮度控制钮　我们实验室使用的显微镜是电光源，电源开关位于镜座右侧前端，其后端有光亮度控制钮，可根据观察需要调节光亮度。

②聚光器　安装在载物台的下方，能聚集光线，增强视野的亮度，在聚光器后方的一侧有聚光器升降螺旋，聚光器上升时，视野的亮度增强；聚光器下降时视野的亮度减弱，聚光器的底部有光圈，光圈开大或缩小可调节进入镜头的光线。

（2）成像系统

①目镜　安装在镜筒的上端，镜头上标有 5×、10× 等放大倍数，目镜内安装指针，以指示观察物。

②物镜　安装在转换器（盘）的下方，一般有低倍镜（4×）、（10×），高倍镜（40×）和油镜（100×）等。

（二）显微镜的使用方法

1. 打开电源开关，根据观察需要调节光亮度控制钮。观察完毕后，要先将光亮度调至最小，然后再关上电源开关，以免下次打开电源开关时，瞬间电压过高而损坏灯泡。

2. 使用显微镜时，姿势要端正，两眼睁开，在目镜上方向下观察，调整左右目镜间的距离，使它符合自己双眼的距离，调整两个目镜的视野，使它们重合在一起。

3. 使用低倍镜时，转动粗调节螺旋，使载物台适当下降，然后转动转换器，使低倍镜对准镜筒（对准时可有轻微的卡住感），打开光圈，上升聚光器，若视野太亮或太暗，可调整电光源的强弱，直到视野的亮度适度为止。

4. 找物像时，先将切片标本有盖玻片的一面朝上，放在载物台上，标本对准载物台的圆孔，并用标本夹固定好，然后转动粗调节螺旋，使载物台慢慢上升，使低倍镜与标本间的距离缩小，再转动粗调节螺旋，使载物台慢慢下降，直到看清物像为止。

5. 使用高倍镜时，先在低倍镜下找到需要放大观察的结构，并移到视野中央，然后换高倍镜，再稍微转动细调节螺旋，即可看清物像。

6. 使用油镜时，必须先在高倍镜下找到所要观察的物像，将高倍镜头移开，在切片标本上滴上一滴香柏油，再转油镜头进行观察。油镜观察完毕，必须用擦镜纸将油镜头擦干净。

（三）显微镜的保护方法

1. 禁止拆卸显微镜上任何部件，也不可与其他显微镜互换。

2. 保持显微镜的清洁，显微镜头上有污物或灰尘，不要用口吹，也不可用手指或手帕等粗布擦拭，对光学镜头必须用擦镜纸沾取少许擦镜液擦拭，金属部分可用干燥绸布或软布擦拭。

3. 显微镜使用完毕后，必须将光亮度控制钮调至最小，然后再关上电源开关。取下标本，再转动转换盘，使物镜转成"八"字形，并将载物台上升到最高位置，最后，用镜套将显微镜罩好，放回原处。

思考题 >>>

1. 使用显微镜观察标本时，为什么必须按从低倍镜到高倍镜，再到油镜的顺序进行？

2. 如果切片倒置了，可用高倍镜或油镜找到标本吗？为什么？

3. 怎样才能准确而迅速地在高倍镜或油镜下找到目标？

4. 如果细调节螺旋已转至极限而物像仍不清晰时，应该怎么办？

（牛海艳　郑小桃）

实验二

上 皮 组 织

【目的要求】

掌握上皮组织的特征；掌握各种被覆上皮的结构特点、功能和分布。

【实验内容】

一、单层立方上皮

1. 标本来源 甲状腺。

2. 染色方法 H-E染色。

3. 肉眼观察 切片标本呈不规则形，隐约可见许多红色小团块，即甲状腺滤泡。

4. 低倍镜观察 切片上有许多大小不等的圆形或椭圆形结构为甲状腺滤泡。滤泡壁由单层立方上皮围成，滤泡腔中充满染成红色的分泌物。

5. 高倍镜观察 上皮细胞大致呈立方形，核圆形，居于细胞中央，胞质弱嗜碱性，细胞界限不清楚。细胞可因功能状态不同而有形态差异，呈低柱状或扁平状（图1-2-1，见后附彩图。注：全书彩图均统一放于全书最后部分，请读者参阅。下文不一一赘述）。

二、单层柱状上皮

1. 标本来源 胃。

2. 染色方法 H-E染色。

3. 肉眼观察 标本一侧凹凸不平，染成紫蓝色的为胃的内表面，是单层柱状上皮分布之处。

4. 低倍镜观察 胃黏膜表面有一层柱状上皮，选择结构比较典型、细胞排列较整齐的部位换高倍镜进行观察。

5. 高倍镜观察 上皮细胞呈柱状，细胞核椭圆形，位于细胞近基底部，核的长轴与细胞长轴平行，胞质染成淡红色，顶端较透亮（图1-2-2）。

三、假复层纤毛柱状上皮

1. 标本来源 气管。

2. **染色方法**　H－E 染色。

3. **肉眼观察**　气管内表面被染成紫蓝色的部位，即假复层纤毛柱状上皮所在。

4. **低倍镜观察**　找到气管管腔面，上皮细胞排列密集，上皮游离面与基底面较整齐，但核的位置高低不等，貌似复层，可见夹杂的杯状细胞。

5. **高倍镜观察**　可见假复层纤毛柱状上皮由高矮不等的四种细胞组成（图1－2－3）。

（1）柱状细胞　数量最多，呈高柱状，顶部较宽达游离面，游离面可见密集、规则排列的纤毛。核椭圆形，多位于细胞顶部，故排列在整个上皮的浅层。

（2）杯状细胞　夹杂在柱状细胞之间，底部狭窄，核深染，呈三角形或扁圆形；顶部膨大，胞质充满黏原颗粒，因颗粒不易保存，染成浅蓝色或呈空泡状，特征似小肠上皮内的杯状细胞。

（3）梭形细胞　细胞呈梭状，夹于其他细胞之间，排列在上皮中层。

（4）锥形细胞　细胞呈锥形，胞体较小，核圆形，排列在上皮深部。

（5）基膜　明显，为一层染成粉红色的均质状薄膜。

四、复层扁平上皮

1. **标本来源**　食管。

2. **染色方法**　H－E 染色。

3. **肉眼观察**　食管腔面着蓝紫色部分为复层扁平上皮。

4. **低倍镜观察**　上皮由多层细胞组成，结缔组织呈乳头状突入上皮基底侧，使两者连接处凹凸不平。

5. **高倍镜观察**　从深层向腔面观察各层上皮细胞的形态（图1－2－4）。

（1）基底层　位于基膜上的一层矮柱状细胞或立方形细胞，核椭圆形或圆形，胞质强嗜碱性，染色较深。

（2）中间层　由数层多边形细胞和梭形细胞组成。多边形细胞体积较大，细胞分界比较清楚，核为圆形或椭圆形，位于中央。梭形细胞是由多边形细胞逐渐演变而来。

（3）表层　由 2～3 层扁平细胞组成，核扁平，较小，着色深。可见脱落的扁平细胞。

思考题》》》

1. 上皮组织有哪些结构特点和功能？

2. 各种被覆上皮有何结构特点和功能？分布在哪些器官？

3. 何谓腺上皮和腺？外分泌腺与内分泌腺有何不同？

（林世珍　郑小桃）

实验三

结缔组织

【目的要求】

掌握疏松结缔组织的结构特点；重点辨认成纤维细胞、巨噬细胞、肥大细胞、胶原纤维、弹性纤维的结构；了解致密结缔组织、脂肪组织的结构特点。

【实验内容】

一、疏松结缔组织切片

1. 标本来源 胃。

2. 染色方法 H-E染色。

3. 肉眼观察 切片呈长方形，一侧凹凸不平染成紫蓝色的为胃黏膜，另一侧较平坦染成红色的是胃的肌层，两者之间染成粉红色的结构为黏膜下层的疏松结缔组织。

4. 低倍镜观察 在胃黏膜下方找到疏松结缔组织，然后换高倍镜观察。

5. 高倍镜观察 可看到长短不一、粗细不等、交叉排列、染成粉红色的胶原纤维，纤维束之间有排列分散的细胞。主要是成纤维细胞，其胞质不明显，核呈卵圆形，染色较浅。疏松结缔组织中可见许多小血管的断面（图1-3-1）。

二、疏松结缔组织铺片

1. 标本来源 取材于腹腔注射台盼蓝染料数日后的小鼠皮下疏松结缔组织。

2. 染色方法 HE+地衣红染色。

3. 低倍镜观察 铺片较厚，且厚薄不一，选择较薄的部位观察。片中可见许多深染的细胞散在分布于纤维和基质中。胶原纤维较粗，有分支，交织成网，染成粉红色。弹性纤维很细，常为单条走行，有分支，断端常卷曲。还可见毛细血管网，内有红细胞。

4. 高倍镜观察

（1）成纤维细胞 胞体大，有星形突起，细胞轮廓不清；细胞核大，呈椭圆形，核着色浅，核仁明显；胞质较丰富呈弱嗜碱性（图1-3-2）。

（2）巨噬细胞 呈圆形或卵圆形，细胞轮廓清楚；核小而圆着色深，胞质中可见吞噬的紫蓝色台盼蓝颗粒（图1-3-2）。

（3）肥大细胞　常成群聚集在小血管周围，核小呈圆形或卵圆形，居中，胞质中充满粗大的具有异染性的嗜碱性颗粒（呈紫蓝色）。

思考题 >>>

1. 结缔组织有何结构特点和功能？

2. 构成疏松结缔组织的细胞有哪几种？各种细胞有何结构特点和功能？

3. 构成疏松结缔组织的纤维有哪几种？光镜下如何辨别？

（林世珍　郑小桃）

实验四

软骨和骨

【目的要求】

掌握软骨组织的结构特点及分类；掌握长骨的结构，重点掌握密质骨的组织结构；掌握骨组织 4 种细胞的形态结构和功能。

【实验内容】

一、透明软骨

1. 标本来源 狗气管。

2. 染色方法 H–E 染色。

3. 肉眼观察 气管的横切面为环状，其中染成蓝色的"C"字形结构即为透明软骨。

4. 低倍镜观察 找到透明软骨，从软骨的表面向中央依次观察。

（1）软骨膜 紧靠在软骨的周围，是一层染成淡红色的致密结缔组织。

（2）软骨组织 软骨的基质染成蓝色，其中有单个或成群分布的软骨细胞。

5. 高倍镜观察

（1）软骨膜 由致密结缔组织构成，纤维排列比较规则。

（2）软骨细胞 位于软骨浅层的软骨细胞较小，呈扁圆形，单个分布。位于软骨中央的软骨细胞较大，圆或卵圆形，2~8 个成群分布，为同源细胞群。软骨细胞位于软骨陷窝内，经固定液固定后常收缩呈星形，故细胞与陷窝之间出现空白的腔隙。

（3）软骨基质 在软骨陷窝的周围染色较深，呈强的嗜碱性为软骨囊（图 1–4–1）。基质内的胶原纤维很细，且折光率与基质接近，故切片上不能分辨。

二、长骨密质骨

1. 标本来源 股骨。

2. 染色方法 镀银染色。

3. 肉眼观察 切面呈扇形，根据弧形确定骨的外表面和内表面。

4. 低倍镜观察

（1）外环骨板　较厚，位于密质骨外表面，为数层至十几层与骨表面平行排列的骨板，其中，有时可见与骨表面垂直走行的穿通管。

（2）内环骨板　较薄，位于骨髓腔面，骨板层数少。

（3）哈弗斯系统（骨单位）　在内、外环骨板间可见许多同心圆形排列的结构即哈弗斯系统。哈弗斯系统由同心圆排列的哈弗斯骨板围绕中央管组成。

（4）间骨板　在骨单位之间或骨单位与内、外环骨板之间可见一些排列不规则的骨板即间骨板。

5. 高倍镜观察　在骨板之间或骨板内有许多蜘蛛状的小黑点，即骨陷窝，为骨细胞胞体所在的腔隙。从骨陷窝向四周发出许多细小的放射状突起即骨小管，为骨细胞突起所在的腔隙。相邻骨陷窝之间的骨小管是彼此相通的，靠近中央管的骨小管和中央管相连通（图1-4-2）。

思考题 >>>

1. 什么是软骨陷窝？什么是软骨囊？什么是同源细胞群？

2. 光镜下如何辨认三种软骨？

3. 试述密质骨的结构。

4. 骨细胞埋藏在坚硬的间质中，细胞是如何取得营养的？

（蓝永洪　郑小桃）

实验五

血　液

【目的要求】

了解血液的组成；掌握各种血细胞的形态结构特点和相关功能；了解白细胞分类计数。

【实验内容】

一、血涂片

1. 标本来源　人血液涂片。

2. 染色方法　Wright 染色。

3. 肉眼观察　载玻片上有涂成粉红色的血膜。选择血膜较薄而均匀的部位在镜下观察。

4. 低倍镜观察　可见大量染成橘红色，无核的红细胞，红细胞之间散布着胞体较大，核染成紫蓝色的白细胞。选择白细胞较多的部位转用油镜（或高倍镜）观察。

5. 油镜结合高倍镜观察

（1）红细胞　体积较小，呈双凹圆盘状，无核，胞质染成橘红色，细胞中央染色比较浅，边缘染色比较深。

（2）白细胞　体积较大，呈球形。

①中性粒细胞　数目最多，占白细胞 50% ～70%，体积较大；胞质呈浅粉红色（为大量特殊颗粒），特殊颗粒细小，大小一致，分布均匀，呈淡粉红色；隐约可见少量染成紫蓝色的嗜天青颗粒；核呈分叶状或杆状，一般分 2～5 叶（图 1-5-1）。

②嗜酸性粒细胞　数目较少，占白细胞 0.5% ～3%，胞质内颗粒粗大，大小一致，分布均匀，染成鲜红色；核多分为两叶（图 1-5-1）。

③嗜碱性粒细胞　数量少，占白细胞 0～1%，颗粒粗细不等，分布不均匀，染成紫蓝色；核为分叶形，S 形或不规则形，常被颗粒遮盖而模糊不清（图 1-5-1）。

④单核细胞　数量较少，占白细胞 3% ～8%，是血细胞中体积最大的细胞，圆形或卵圆形，细胞核呈肾形、马蹄形或不规则形，核染色质较疏松，染色浅；胞质丰富，呈灰蓝色，内含许多细小的，染成紫色的嗜天青颗粒（图1-5-2）。

⑤淋巴细胞　数量较多，占白细胞20%～30%，多数为小淋巴细胞，其大小与红细胞相近，核占细胞的大部分，呈圆形，一侧常有浅凹，染色质粗密呈团块状，着色深；胞质很少，嗜碱性较强，呈蔚蓝色。中淋巴细胞核染色质略稀疏，着色略浅，有的可见核仁；胞质较多，呈蔚蓝色，含少量嗜天青颗粒（图1-5-2）。

⑥血小板　常聚集成群分布在血细胞之间。体积小，呈卵圆形或不规则形；其中央含有蓝紫色血小板颗粒，周围呈均质的浅蓝色（图1-5-2）。

二、血细胞分类计数

在血涂片上随机选一视野，以划"正"字的方式分别计数视野内的各种白细胞。观察时依次以横向到纵向方向推移载玻片，计数视野内的白细胞，直至白细胞总计数达100个为止。其中各种白细胞的数量即血液中白细胞总数的百分比。

思考题 >>>

1. 检验网织红细胞的数量有何临床意义？
2. 何谓贫血，缺铁性贫血与再生障碍性贫血患者的血象会出现什么变化？
3. 试列表比较各种血细胞的形态结构、数量和功能。

（蓝永洪　郑小桃）

实验六

肌 组 织

【目的要求】

通过观察切片标本，掌握三种肌组织的光镜结构特征；了解三种肌组织的分布及横纹肌的收缩机制。

【实验内容】

一、骨骼肌

1. 标本来源 舌。

2. 染色方法 H－E染色。

3. 肉眼观察 除标本一侧有一染色较蓝的带（这是上皮组织）外，其他染成红色者为骨骼肌组织及少量腺泡。

4. 低倍镜观察 可以看到肌纤维的各种切面，在肌纤维之间还有腺组织和结缔组织等。

5. 高倍镜观察

（1）纵切面 肌纤维呈长带状（立体是圆柱状），有多个细胞核，呈扁圆形，位于细胞周边。把视野光线调暗，在肌纤维上，可看到明暗相间的周期性横纹（图1－6－1）。

（2）横切面 肌纤维呈圆形或多边形，其内有被切断的肌原纤维，呈点粒状，肌细胞核位于周边（图1－6－1）。

二、心肌

1. 标本来源 心脏。

2. 染色方法 H－E染色。

3. 肉眼观察 绝大部分组织染成红色，为心肌组织。

4. 低倍镜观察 在低倍镜下全面观察，可见到纵切、横切或斜切的心肌纤维。

5. 高倍镜观察

（1）纵切面 心肌纤维呈圆柱形，并以侧支吻合成心肌网，核呈卵圆形，1～2

个，位于肌纤维中央，核周区染色较浅，将视野光线调暗，肌纤维上可见明暗相间的横纹，但横纹不如骨骼肌纤维明显。在纵切的心肌纤维上还见到一些着色较深的横线，这就是闰盘。心肌纤维间有少量疏松结缔组织和大量毛细血管（图1-6-2）。

（2）横切面　肌纤维呈圆形、多边形、哑铃形或不规则形，大小不一，核位于中央，有些切到核，有些未切到核。肌原纤维横切成点状（图1-6-2）。

三、平滑肌

1. 标本来源　小肠壁。

2. 染色方法　H-E染色。

3. 肉眼观察　这是小肠的横切面，可见小肠壁内层着深蓝色的结构为肠黏膜，外侧染色较红的部分就是小肠壁的平滑肌。

4. 低倍镜观察　小肠壁的平滑肌层分两层，平滑肌纤维排列方向不同，内层为平滑肌纤维的纵切面，肌纤维呈梭形。外层为平滑肌纤维的横切面，肌纤维呈大小不等的圆形结构。

5. 高倍镜观察

（1）纵切面　选择肌纤维排列比较疏散的地方观察，平滑肌纤维呈长梭形，肌细胞核呈椭圆形或杆状，位于肌纤维中央，每个细胞只有一个核，染色较浅（图1-6-3）。

（2）横切面　平滑肌纤维呈圆形的小点状，大小不等，细胞核位于中央（图1-6-3）。

思考题 >>>

1. 光镜下如何识别三种肌纤维？

2. 骨骼肌纤维和心肌纤维的超微结构有何异同？

3. 何谓肌纤维、肌原纤维和肌丝？

（郑小桃　蓝永洪）

实验七

神经组织

【目的要求】

重点要求掌握神经元的结构及功能；了解有髓神经纤维的结构及功能；了解各种神经末梢的结构及功能。

【实验内容】

一、神经元

1. 标本来源 脊髓。

2. 染色方法 H-E染色。

3. 肉眼观察 脊髓的横切面呈扁圆形，周围着色较浅，为脊髓白质；中央着色深，呈蝴蝶形（或呈H形）为脊髓灰质，灰质两个较粗短的突起为前角，相对的两个细长突起为后角。

4. 低倍镜观察 找到脊髓灰质前角，可看到许多染成紫蓝色，大小不一的多极神经元，其周围有许多较小而圆形的细胞核为神经胶质细胞核（胶质细胞的胞质不明显），选一切面结构较完整的神经元，换高倍镜观察。

5. 高倍镜观察 胞体较大，呈多角形，细胞体向四周发出很多突起，突起因被切断而不完整，细胞核大而圆，异染色质少，着色浅。核仁一个，呈圆形，大而明显。胞质中有许多嗜碱性染色的斑块状结构为尼氏体（图1-7-1）。

二、有髓神经纤维

1. 标本来源 股神经。

2. 染色方法 H-E染色。

3. 肉眼观察 长形的一段为神经纵切面，旁边有几个小红点为神经横切面。

4. 低倍镜观察 纵切面上可见许多互相平行的的神经纤维，横切面上可见神经纤维被切成小圆圈状结构，主要观察纵切面。

5. 高倍镜观察

（1）纵切面 神经纤维呈长条状，每条神经纤维的中央有一条染色较深的线条为

— 17 —

轴突（轴索），轴突两侧着色较浅呈空网状是髓鞘，髓鞘外侧着色较深的线条是神经膜。髓鞘和神经膜都呈节段性包在轴突外表，段与段之间的缩窄部位为郎飞结（图1-7-2）。

（2）横切面　神经纤维被切断呈圆形，中央有一着色深的圆点，此即轴突，周围着色浅的部位为髓鞘，外表染色较深的环为神经膜（图1-7-2）。

思考题>>>

1. 试述神经元的形态结构和功能。
2. 试描述一条典型的有髓鞘神经纤维的组织结构。
3. 何谓突触？它的超微结构如何？联系其结构说明神经冲动的传导过程。
4. 各种神经胶质细胞的功能如何？
5. 各种神经末梢的组织结构特点和功能如何？

（郑小桃　蓝永洪）

实验八

循 环 系 统

【目的要求】

熟悉循环系统管壁的基本结构；重点观察心脏、中动脉的三层结构，比较两个器官的形态结构特点；了解毛细血管、动脉、心脏的结构和功能联系。

【观察内容】

一、心脏

1. 标本来源 心脏。

2. 染色方法 H－E 染色。

3. 肉眼观察 凹凸不平的一侧为心内膜，对侧为心外膜，中间染色较红的是心肌膜。

4. 低倍镜观察 分出心内膜、心肌膜及心外膜三层结构（图 1－8－1）。

（1）心内膜 最薄，着色淡。表面为内皮，内皮下层为很薄的结缔组织，心内膜下层可见染色较浅的浦肯野纤维。

（2）心肌膜 较厚，主要由心肌组织组成，可见各种切面的心肌纤维束，其间有少量结缔组织和丰富的毛细血管。

（3）心外膜 较心内膜厚，由疏松结缔组织及间皮构成，其中可见小血管、神经束和脂肪组织。

5. 高倍镜观察

（1）浦肯野纤维 位于心室的心内膜下层，其特点是肌纤维直径较心肌纤维粗，胞质丰富，染色浅，胞核 1~2 个，居中，横纹不明显。

（2）心肌纤维 （见第 16 页）。

二、中动脉

1. 标本来源 狗股动脉。

2. 染色方法 H－E 染色。

3. 肉眼观察 标本为血管的横切面，管壁较厚，管腔较圆或规则者为中动脉。有的切片中可见壁薄并且不太规则的中静脉。

4. 低倍镜与高倍镜配合观察 以低倍镜为主（图1-8-2），区分管壁的内膜、中膜和外膜三层结构。

（1）内膜 很薄，由内皮、内皮下层和内弹性膜组成。内弹性膜为一层亮红色波浪状的结构，其上附着蓝紫色圆形或椭圆形的结构为内皮细胞的细胞核。因制片时标片收缩，内皮下层消失。

（2）中膜 较厚、主要由10~40层的环行平滑肌组成，肌细胞核常因肌纤维收缩而呈扭曲状，肌纤维之间有少量弹性纤维和胶原纤维。

（3）外膜 厚度近似中膜，着色较浅，由疏松结缔组织组成，内含营养血管。外膜与中膜交界处有外弹性膜。

思考题 >>>

1. 毛细血管的一般结构、分型及功能如何？

2. 大、中、小动脉在结构上如何区别？功能有何异同？

3. 心肌纤维和浦肯野纤维如何区别？心内膜和心外膜如何区别？

（洪 灯 蓝永洪）

实 验 九

免 疫 系 统

【目的要求】

掌握淋巴组织的组成；掌握淋巴结和脾的组织结构及功能。

【实验内容】

一、淋巴结

1. 标本来源 狗淋巴结。

2. 染色方法 H-E 染色。

3. 肉眼观察 淋巴结的纵切面呈椭圆形，表面染成红色的是被膜，被膜下着深蓝色为皮质，中央部分着浅蓝色为髓质。

4. 低倍镜观察 重点辨认浅层皮质、副皮质区、皮质淋巴窦、髓索和髓窦（图1-9-1）。

（1）被膜和小梁 被膜为薄层致密结缔组织，被膜组织伸入实质成为小梁，被膜和小梁均被染成红色。

（2）皮质 位于被膜下方，由浅层皮质、副皮质区及皮质淋巴窦组成。

①浅层皮质 位于被膜内侧，主要由许多圆形或椭圆形的淋巴小结构成。淋巴小结的中央部分着色较浅，称为生发中心。淋巴小结之间有少量的弥散淋巴组织。

②副皮质区 位于皮质深层，为较大片的弥散淋巴组织，其边界不明显。

③皮质淋巴窦 分布于被膜下方与小梁周围。被膜下窦的窦腔较宽，小梁周窦较窄。

（3）髓质 位于皮质的深层，与皮质无明显的界限。

①髓索 由相互连接呈索状的淋巴组织构成，粗细不等。

②髓窦 分布于髓索之间及髓索与小梁之间，髓窦较大，着色浅。

5. 高倍镜观察

（1）被膜 由薄层致密结缔组织所构成，有淋巴管穿入被膜，进入被膜下窦。

（2）毛细血管后微静脉 位于副皮质区，与一般微静脉相比，管壁略粗，内皮细胞呈立方形或矮柱状，核较大，呈椭圆形，胞质较多，常见淋巴细胞穿越管壁的现象。

（3）淋巴窦　窦壁由扁平的内皮细胞围成，核扁，胞质少。窦内有星形的内皮细胞，巨噬细胞常以突起附着于内皮细胞，淋巴细胞散在分布。

二、脾

1. 标本来源　人脾。

2. 染色方法　H－E染色。

3. 肉眼观察　大部分呈红色的是红髓；其中散在分布的深蓝色结构是白髓。

4. 低倍镜观察　外围组织为被膜，较厚。内部组织为实质，分为白髓、红髓和边缘区（图1－9－2）。

（1）被膜和小梁　被膜由较厚的致密结缔组织构成，内含弹性纤维和平滑肌，表面有间皮。被膜组织伸入实质形成小梁，其中可有血管断面，为小梁动、静脉。

（2）白髓　染成深蓝色，由动脉周围淋巴鞘和淋巴小结两部分构成。

①动脉周围淋巴鞘　是围绕中央动脉周围的弥散淋巴组织，此区相当于淋巴结的副皮质区。由于中央动脉走行方向不一，可见动脉周围淋巴鞘的纵、横、斜切面。

②淋巴小结　又称脾小体，位于动脉周围淋巴鞘的一侧，小结内有中央动脉的分支。

（3）红髓　分布于白髓之间，由脾索和脾窦构成。脾索染成红色，呈条索状，脾索之间的空隙为脾窦。

（4）边缘区　位于白髓和红髓交界处，淋巴细胞较白髓少。

5. 高倍镜观察

（1）脾窦　为不规则的腔隙，窦壁内皮细胞附于脾索，呈长杆状，核多被横切呈圆形突向窦腔，窦腔内有各种血细胞。

（2）脾索　位于脾窦之间，呈不规则条索状。主要由索状淋巴组织构成，其内富含各种血细胞、巨噬细胞等。

思考题>>>

1. 在切片上如何区别淋巴结和脾？
2. 何谓单核吞噬细胞系统？由哪些细胞组成？

（洪　灯　蓝永洪）

实验十

皮　肤

【目的要求】

掌握皮肤的组织结构；了解汗腺、皮脂腺和毛发的基本结构。

【实验内容】

一、手指皮

1. 标本来源　人手指皮（厚表皮）。

2. 染色方法　H – E 染色。

3. 肉眼观察　切片为半月形，凸面浅部深红色及下方紫色区域为表皮，表皮深部粉红色的结构是真皮和皮下组织。

4. 低倍镜观察　区分表皮、真皮和皮下组织部分（图 1 – 10 – 1）。

（1）表皮　为角化的复层扁平上皮，表面染成红色的较厚的部分是角质层。表皮与真皮交界处凹凸不平。

（2）真皮　位于表皮下方，靠近表皮部分由疏松结缔组织构成，称乳头层，其结缔组织向表皮深面形成乳头状隆起为真皮乳头，内可见触觉小体。乳头层下方较厚的致密结缔组织为网织层。

（3）皮下组织　由脂肪组织和少量疏松结缔组织构成，可见成团的汗腺导管和分泌部、血管、神经及环层小体。

5. 高倍镜观察

（1）表皮　自基底至表面可分为五层。

①基底层　为一层矮柱状的基底细胞，胞质嗜碱性较强，细胞界限不清，排列整齐。

②棘细胞层　为 4～10 层多边形棘细胞组成，棘细胞胞体较大，胞质弱嗜碱性，界限清楚；调暗视野光线，可见相邻细胞之间有短小的棘状突起相连。

③颗粒层　为 3～5 层梭形细胞；核浅染或退化消失，胞质内含有许多强嗜碱性透明角质颗粒。

④透明层　只在厚的表皮中才容易看见，此层由 2～3 层扁平的梭形细胞组成，细

胞核和细胞器均消失，胞质染成红色，呈均质状，细胞界限不清。

⑤角质层　由多层角质细胞组成，已无胞核和细胞器，胞质呈嗜酸性均质状，界限不清。该层有螺旋状的汗腺导管穿行，故呈现一连串的腔隙。

（2）真皮乳头　可见触觉小体，呈椭圆形，外包结缔组织被囊，内有数层横列的扁平细胞，小体长轴与皮肤表面垂直排列。

（3）皮下组织

①汗腺　由分泌部和导管组成。由于分泌部盘曲成团，故呈群存在。分泌部由单层锥体形细胞围成，腺细胞染色较浅。导管的管径较细，由两层立方上皮细胞构成，细胞小，胞质嗜碱性，染色深。

②环层小体　为圆形或椭圆形的结构。环层小体中央有一条均质状的圆柱体，圆柱体周围有许多扁平细胞同心圆排列。

二、头皮

1. 标本来源　头皮（薄表皮）。

2. 染色方法　H－E染色。

3. 肉眼观察　标本一侧为薄层染成紫蓝色的表皮，表皮下方染成红色的较厚部分为真皮，其中有斜行蓝紫色的结构为毛囊。

4. 低倍镜观察　主要观察毛、皮脂腺和立毛肌（图1－10－2）。

（1）毛

①毛干　露在皮肤外部，多数被切断。

②毛根　黄褐色，裹在毛囊内。

③毛囊　分两层，内层包裹毛根为上皮性鞘，与表皮相连续，结构似表皮。外层为结缔组织性鞘，由致密结缔组织构成。

④毛球　毛囊和毛根下端合为一体，膨大呈球形称为毛球。毛球底部内陷，有结缔组织突入形成毛乳头。

（2）皮脂腺　位于毛囊与立毛肌之间。导管开口于毛囊上段，皮脂腺分泌部由多层细胞组成。

（3）立毛肌　位于毛根与表皮呈钝角的一侧，为一束斜行平滑肌。

5. 高倍镜观察　皮脂腺为泡状腺，分泌部为实心的细胞团，外层细胞较小，染色较深，靠近腺泡中心的细胞体积大，呈多边形。胞质充满了小脂滴，染色浅，核固缩或消失。导管短，由复层扁平上皮构成，与毛囊上皮相连。

思考题 ▶▶▶

1. 表皮从基底到表面可分哪几层？各层细胞有何结构特点？

2. 角质细胞和非角质细胞的功能有何不同?

3. 皮肤的附属器有哪些? 其结构特点如何?

（洪 灯 蓝永洪）

实验十一

消 化 管

【目的要求】

掌握消化管的基本组织结构。了解食管的结构特点，重点掌握胃和小肠的组织结构特点和功能，尤其是黏膜层的组织结构特点和功能。

【实验内容】

一、食管

1. **标本来源** 食管。

2. **染色方法** H-E染色。

3. **肉眼观察** 此标本为食管的横切面，管腔内表面着紫蓝色部分为上皮，上皮下方的浅红色结构为黏膜下层，在外方较厚、着深红色的为肌层。

4. **低倍镜观察** 由内至外观察四层结构（图1-11-1）。

（1）黏膜 分三层，上皮为复层扁平上皮。固有层为较薄的细密结缔组织，内可见淋巴组织及食管腺导管。黏膜肌为薄层纵行平滑肌。

（2）黏膜下层 为较致密的结缔组织，含食管腺，属黏液性腺。

（3）肌层 分内环行与外纵行两层，可见肌间神经丛。食管各段的肌组织组成不同，并依此判断食管属于哪一段。

（4）外膜 为纤维膜，由疏松结缔组织组成。

二、胃

1. **标本来源** 胃底部。

2. **染色方法** H-E染色。

3. **肉眼观察** 切片呈长条形，着紫蓝色凹凸不平部分为胃的黏膜面，着深红色的为肌层，两者间的粉红色结构为黏膜下层。

4. **低倍镜观察** 分出胃壁四层结构，重点观察黏膜层（图1-11-2）。

（1）黏膜 黏膜又分上皮、固有层和黏膜肌层。

①上皮 为单层柱状上皮，由表面黏液细胞组成。核椭圆形，位于细胞基部；顶

部胞质充满黏原颗粒,着色浅以至透亮。上皮向固有层凹陷形成许多胃小凹。

②固有层 充满管状的胃底腺,开口于胃小凹。

③黏膜肌 较薄,由内环行与外纵行两层平滑肌组成。

(2)黏膜下层 为较致密的结缔组织,内含较粗的血管和淋巴管,可见黏膜下神经丛。

(3)肌层 很厚,由内斜行、中环行和外纵行三层平滑肌构成,但界线不易分清。

(4)外膜 为浆膜,由薄层疏松结缔组织和间皮组成。

5. 高倍镜观察 主要观察胃底腺细胞(图1-11-3)。

(1)主细胞 主要分布于腺的体部和底部。细胞小,呈柱状或立方形;核圆形,位于基部;基部胞质呈强嗜碱性,着紫蓝色,顶部胞质含酶原颗粒,由于酶原颗粒溶解使此处着色浅淡。

(2)壁细胞 主要分布在腺的峡、颈部。细胞较大,多呈圆锥形,核圆形,染色深,位于细胞中央,可有双核;胞质嗜酸性。

(3)颈黏液细胞 较少,位于腺颈部,常呈楔形夹在其他细胞之间。细胞小,核扁平状,染色深,位于细胞基部,核上方胞质含许多黏原颗粒,由于颗粒溶解使胞质透亮。

三、小肠

1. 标本来源 小肠(横切面)。

2. 染色方法 H-E染色。

3. 肉眼观察 管腔面凹凸不平,可见数个较高的突起为环行皱襞。在皱襞的表面有很多细小的指状突起,为小肠绒毛。

4. 低倍镜观察 先依次分出黏膜层、黏膜下层、肌层及浆膜四层结构,然后重点观察黏膜。

(1)黏膜 表面有许多突向肠腔的绒毛(可见纵、横、斜切面),绒毛是小肠的主要结构特点。固有层内含大量小肠腺,淋巴组织丰富,可见孤立淋巴小结(图1-11-4),回肠标本可见集合淋巴小结(图1-11-5)。黏膜肌由内环行和外纵行两薄层平滑肌组成。

(2)黏膜下层 由疏松结缔组织组成,在十二指肠黏膜下层,含大量黏液性的十二指肠腺(图1-11-6)。

(3)肌层 由内环行和外纵行两层平滑肌组成,两肌层间可见肌间神经丛。

(4)外膜 浆膜或纤维膜。

5. 高倍镜观察

(1)绒毛 绒毛的表面被覆单层柱状上皮,吸收细胞最多,夹有杯状细胞。吸收细胞呈高柱状,核椭圆形,位于基部,游离面有一薄层着深红色的纹状缘;杯状细胞夹于吸收细胞之间，顶部较大，呈空泡状，核位于基底部。绒毛的中轴是固有层的结缔组织，可见散在的平滑肌纤维，含许多毛细血管，有时还可见由一层内皮细胞围成的中央乳糜管（毛细淋巴管），但多数中央乳糜管管腔塌陷不易辨认。

（2）小肠腺　是分布于固有层内的单管腺，有纵、横、斜各种切面。小肠腺由单层柱状上皮围成，吸收细胞间有散在的杯状细胞。由于取材关系，潘氏细胞在此标本看不到。

思考题 >>>

1. 联系胃的组织结构特点说明胃的功能。

2. 为什么胃大部切除的患者会出现贫血？

3. 小肠的表面积是经过几级放大的？在切片中根据哪些结构特点区别三种小肠？

4. 光镜下如何区分胃和小肠？

（洪　灯　郑小桃）

实验十二

消化腺

【目的要求】

掌握肝的组织结构和功能，熟悉肝的血液循环特点及胆汁排出途径；掌握胰腺的组织结构和功能；了解腮腺、下颌下腺和舌下腺的结构特点及功能。

【实验内容】

一、猪肝

1. 标本来源　猪肝。

2. 染色方法　H - E 染色。

3. 肉眼观察　切片一侧着粉红色的薄层结构为肝的被膜，肝实质中可见许多着色浅的多边形小区为肝小叶。

4. 低倍镜观察　猪肝的肝小叶间结缔组织较多，肝小叶的界线很明显。肝小叶呈不规则多边形；门管区在数个肝小叶之间（图 1 - 12 - 1）。其他结构详见人肝。

二、人肝

1. 标本来源　人肝。

2. 染色方法　H - E 染色。

3. 肉眼观察　人肝小叶分界不明显。

4. 低倍镜观察　由于人的肝小叶间结缔组织较少，故小叶边界不清楚。观察肝小叶时要先找到中央静脉，以此为中心，肝索和肝血窦向周围呈放射状排列。肝索之间的腔隙为肝血窦，两者交错排列。肝小叶之间有些地方结缔组织较丰富，内有小叶间动脉、小叶间静脉及小叶间胆管穿行为门管区。肝小叶和门管区是鉴别肝的主要特点（图 1 - 12 - 2）。

5. 高倍镜观察

（1）肝小叶（图 1 - 12 - 3）。

①中央静脉　管壁不完整，与肝血窦相通，管壁很薄，一般只见一层内皮。

②肝索　由肝细胞单层排列构成。肝细胞体积大，呈多边形，核 1～2 个，大而

圆，居中，着色浅，核仁明显，胞质嗜酸性，可见散在分布的嗜碱性团块和空泡，后者为糖原、脂滴在制片过程中被酒精（乙醇）溶解所致。

③肝血窦　分布于肝索之间，彼此连接成网，腔内可见血细胞。窦壁的内皮细胞呈梭形，染色较深，内皮细胞间隙大。窦腔内有散在的肝巨噬细胞和大淋巴细胞。肝巨噬细胞呈星形，胞体较大，有突起附着于内皮细胞表面，核呈卵圆形，胞质着粉红色。大颗粒淋巴细胞的形态同淋巴细胞。

（2）门管区

①小叶间静脉　管腔较大，形状不规则，管壁薄。

②小叶间动脉　腔小而圆，管壁厚，内皮外有环形平滑肌。

③小叶间胆管　管壁为单层立方上皮，核圆形，着色较深。

三、胰腺

1. 标本来源　胰腺。

2. 染色方法　H–E染色。

3. 肉眼观察　表面着粉红色的薄层结构为被膜，内部着紫蓝色的团块为胰腺小叶。

4. 低倍镜观察　被膜的结缔组织深入腺实质将其分隔成许多小叶。小叶间结缔组织中含有血管及小叶间导管。腺实质由外分泌部和内分泌部组成。外分泌部为小叶内的许多染色较深的胰腺泡和导管，内分泌部为少量散在分布于胰腺泡之间的，大小不等，染色较淡的细胞团，即胰岛（图1–12–4）。

5. 高倍镜观察

（1）胰腺泡　属浆液性腺泡，由锥体形细胞构成，腺腔小而不明显，核圆，位于基底部，基部胞质呈强嗜碱性，呈紫蓝色，顶部胞质含嗜酸性的酶原颗粒，呈深红色。在腺泡中心可看到染色较淡的泡心细胞。

（2）导管　胰腺的导管包括闰管、小叶内导管及小叶间导管。闰管较多，由单层扁平上皮或立方上皮构成；小叶内导管腔较大，由单层立方上皮构成，小叶间导管腔更大，由单层高柱状上皮构成。

（3）胰岛　细胞排列成团、索状，细胞体积小，呈圆形，椭圆形或多边形；核圆或椭圆形，居中；胞质染成淡粉红色。细胞间有丰富的毛细血管。

四、唾液腺

观看教学录像片，了解腮腺、下颌下腺和舌下腺的结构特点。

思考题》》》

1. 肝小叶的立体形态结构如何？肝细胞、肝血窦、窦周隙、胆小管之间的毗邻关系怎样？

2. 小肠中的营养物质需经哪些结构（包括超微结构）进入肝细胞？
3. 胰腺的组织结构和功能如何？
4. 如何分辨三对唾液腺？

（洪　灯　郑小桃）

实验十三

呼 吸 系 统

【目的要求】

掌握肺的组织结构，肺导气部和呼吸部的结构特点，肺泡的形态及Ⅰ型、Ⅱ型肺泡细胞的结构与功能；熟悉气管的结构特点。

【实验内容】

一、气管

1. 标本来源 狗气管。

2. 染色方法 H－E染色。

3. 肉眼观察 气管的管腔内表面为气管黏膜，管壁中呈深蓝色的部分是"C"形的透明软骨环。

4. 低倍镜观察 全面观察标本，从内向外区分黏膜，黏膜下层和外膜（图1－13－1）。

5. 高倍镜观察

（1）黏膜 由上皮和固有层组成。上皮为假复层纤毛柱状上皮。固有层由疏松结缔组织构成，内含较多的淋巴细胞，弹性纤维较多，呈亮红色，还有腺体导管及血管断面。

（2）黏膜下层 由疏松结缔组织组成，与固有层无明显界限，含有混合性腺体即气管腺。

（3）外膜 由"C"形透明软骨环和结缔组织构成，软骨环缺口处有致密结缔组织和交错排列的平滑肌纤维。

二、肺

1. 标本来源 狗肺。

2. 染色方法 H－E染色。

3. 肉眼观察 标本呈海绵状，可见大小不等的管腔断面，是肺内支气管各级分支和肺动、静脉的断面。

4. 低倍镜观察 覆盖在肺表面的浆膜是由一层间皮（单层扁平上皮）覆盖着薄层结缔组织构成。肺的实质由大量肺泡组成，肺泡之间可见小支气管及其各级分支的断面，并见血管与之伴行。

（1）导气部

①小支气管 管径较大，管壁厚。上皮为假复层纤毛柱状上皮，有杯状细胞。黏膜下层含混合性腺。外膜有软骨片，环形平滑肌纤维较少（图1-13-2）。

②细支气管 管径较小，管壁较薄。上皮为假复层纤毛柱状上皮，杯状细胞少，混合性腺及软骨片很少或消失，环形平滑肌纤维增多。

③终末细支气管 管径细，黏膜形成明显皱襞，表面为单层柱状上皮，无杯状细胞、混合性腺及软骨片，平滑肌纤维形成完整的环形。

（2）肺呼吸部（图1-13-3）

①呼吸性细支气管 其特点是管壁具有肺泡开口，因此管壁不完整，上皮为单层立方，近肺泡开口处移行为单层扁平上皮，上皮深面有少量结缔组织与环行平滑肌纤维。

②肺泡管 由许多肺泡围成的管道，管壁结构只存在于相邻两个肺泡开口之间，故此处呈结节状膨大，其表面有单层立方上皮覆盖，下方有平滑肌，此乃肺泡管之特点。

③肺泡囊 为许多肺泡共同围成的囊腔，在相邻肺泡开口处无平滑肌，只有少量结缔组织，切片中看不到结节状膨大。

④肺泡 是多面形的囊泡，彼此紧密相连，肺泡壁很薄，为一层肺泡上皮，由Ⅰ型和Ⅱ型肺泡细胞组成，相邻肺泡之间的薄层结缔组织为肺泡隔。

5. 高倍镜观察

（1）肺泡上皮 Ⅰ型肺泡细胞呈扁平状，胞质极薄，仅能根据扁平的核来分辨。Ⅱ型肺泡细胞散在分布，呈立方形或圆形，核大而圆，胞质染色浅。

（2）肺泡隔 位于相邻肺泡上皮之间，有丰富的毛细血管及少量结缔组织，可见尘细胞，细胞体积较大，椭圆或不规则形，单个或成群存在，胞质内含有吞噬的棕黑色尘粒，该细胞也可见于肺内其他部位的结缔组织或肺泡腔内。

思考题 >>>

1. 试述气管的组织结构。
2. 肺的导管部包括哪几部分？试比较肺导气部管壁结构变化特点。
3. 肺的呼吸部包括哪几部分？试述肺呼吸部的管壁结构特点。
4. 试述肺泡上皮和肺泡隔的组织结构。为什么说肺泡的组织结构有利于气体交换？

（蓝永洪 洪 灯）

实验十四

泌尿系统

【目的要求】

熟悉肾脏皮质和髓质的结构特点；重点掌握肾小体、近曲小管和远曲小管的形态结构特点；了解近直小管、远直小管、细段、球旁细胞和致密斑的结构特点；了解膀胱壁各层的结构特点。

【实验内容】

一、肾脏

1. 标本来源 肾。

2. 染色方法 H-E染色。

3. 肉眼观察 标本呈锥体形，皮质部分染成深红色，髓质部分染色较浅。

4. 低倍镜观察 分辨被膜、皮质和髓质。

（1）被膜 居器官最表面，由薄层致密结缔组织构成。

（2）皮质 以弓形血管切面为界，区分皮质和髓质（图1-14-1）。皮质由皮质迷路及髓放线两部分相间排列而成。皮质迷路由圆球形肾小体和肾小管的曲部构成，此处肾小管的断面呈圆形、弧形等。髓放线位于皮质迷路之间，由成束的纵切或斜切的肾小管构成。

（3）髓质 由大量不同断面、密集平行排列的泌尿小管构成，没有肾小体。

5. 高倍镜观察（图1-14-2）

（1）肾小体 由血管球和肾小囊组成。肾小囊壁层为单层扁平上皮，脏层为足细胞，贴在毛细血管外面，与内皮不易区分。两层之间的腔隙为肾小囊腔。

（2）近曲小管 管壁厚，管腔小而不规则，上皮细胞为单层立方或锥体形，细胞界限不清，核圆位于近基底部，胞质呈强嗜酸性，染成深红色，游离面有刷状缘，但多已脱落。

（3）远曲小管 断面较近曲小管少，管径较小，管壁较薄，管腔较大而规则，上皮细胞呈立方形，界限较清楚，核位于细胞中央，胞质呈弱嗜酸性，着色浅，细胞游离面无刷状缘。

（4）近直小管和远直小管 位于髓放线和髓质近皮质处，它们的结构分别与曲部相似。

（5）细段 在肾乳头部易于找到。管壁由单层扁平上皮构成，管腔小，管壁比毛细血管内皮稍厚，椭圆形的核凸向管腔。注意与毛细血管相区别（图1-14-3）。

（6）球旁细胞 位于入球微动脉近肾小体血管极处，细胞体积略大，呈立方形或多边形，核大而圆，胞质丰富。

（7）致密斑 为远曲小管靠近肾小体侧的上皮细胞呈高柱状，核排列紧密（图1-14-2）。

二、膀胱

1. 标本来源 膀胱（充盈状态/空虚状态）。

2. 染色方法 H-E染色。

3. 肉眼观察 切片上染成紫蓝色部分为黏膜，其下方染成粉红色的是肌层和外膜。

4. 低倍镜结合高倍镜观察（图1-14-4）

（1）黏膜 由变移上皮和固有层构成。空虚状态下的膀胱上皮较厚，约8~10层细胞，表层盖细胞大，呈矩形。充盈状态下的膀胱壁与空虚状态相比，黏膜皱襞减少或消失；上皮变薄，较平，仅3~4层细胞，盖细胞也变扁。

（2）肌层 肌层较厚，由平滑肌组成。

（3）外膜 一般为纤维膜，若取材于膀胱顶部，则为浆膜。

思考题 >>>

1. 肾单位由哪几部分组成？

2. 肾小体由哪些结构组成？它们与原尿生成有何关系？

3. 肾小管由哪几部分组成？近曲小管和远曲小管有何结构特点和功能？

4. 球旁复合体由哪些结构组成？它们有何功能？

（蓝永洪 洪 灯）

实验十五

眼 和 耳

【目的要求】

掌握眼球壁的组织结构；重点掌握角膜、虹膜、睫状体、视网膜的组织结构；了解内耳壶腹嵴、位觉斑、螺旋器的结构。

【实验内容】

一、眼球

1. 标本来源 眼。

2. 染色方法 H－E染色。

3. 肉眼观察 为眼球水平切面，分辨眼球各部分，其前部凸出为角膜，后极内侧由视神经通过。外周为眼球壁，中央染色较红的部分为晶状体（图1-15-1）。

4. 低倍镜和高倍镜交替观察

（1）角膜 从前至后共分5层（图1-15-2），各层层次分明。

①角膜上皮 为未角化的复层扁平上皮，细胞排列整齐，约有5~6层，上皮基部平坦。

②前界层 一层染色淡的均质薄膜。紧贴在角膜上皮之后，此层不含细胞。

③角膜基质 占角膜的大部分，由平行排列的胶原纤维组成胶原板层，层间无血管，有少量成纤维细胞。

④后界层 较薄，与前界层结构相似。

⑤角膜内皮 位于角膜内表面，为单层扁平上皮。

（2）巩膜 位于角膜后部，由致密结缔组织构成。巩膜与角膜的交界处称角膜缘，角膜缘内侧部有巩膜静脉窦和小梁网分布。

（3）虹膜 自前向后分为前缘层、虹膜基质和虹膜上皮三层，虹膜的前缘层由一层不连续的成纤维细胞和色素细胞组成；虹膜基质为疏松结缔组织，内含丰富的血管和色素细胞；虹膜上皮属视网膜盲部，与睫状体的上皮相连续，由两层细胞组成。前层细胞为肌上皮细胞，靠近瞳孔缘为环行的瞳孔括约肌；位于括约肌外侧呈放射状排列的为瞳孔开大肌。后层细胞为立方形，胞质充满色素颗粒。

（4）睫状体 位于虹膜与脉络膜之间，其前部较厚，并伸出放射状的睫状突，后部渐平坦。睫状体由睫状肌、基质和睫状体上皮组成。睫状体上皮由两层细胞组成，外侧为立方形的色素细胞，内层为立方形或矮柱状的非色素细胞。

（5）脉络膜 脉络膜为血管膜的后 2/3 部分，位于巩膜与视网膜之间，由疏松结缔组织组成，内含丰富的血管和色素细胞。

（6）视网膜 由内向外分为四层（图 1－15－3）。

①色素上皮层 位于视网膜的最外层，为单层矮柱状上皮，胞质充满黑色素颗粒。

②视细胞层 位于色素上皮内侧，细胞多，细胞核呈圆形，深蓝色，密集排列。视细胞分为视锥细胞和视杆细胞两种，镜下不易区分。

③双极细胞层 位于视细胞的内侧，由大量双极细胞核略微密集排列而成。

④节细胞层 位于双极细胞层的内侧，细胞数量较少，胞体较大，核大而圆、染色浅，为多极神经元。

二、内耳

观看教学录像片，了解壶腹嵴、位觉斑和螺旋器的组织结构及功能。

思考题 >>>

1. 角膜组织结构有何特点？角膜透明的结构基础是什么？

2. 光线经过哪些途径到达视网膜？哪些细胞感受光的刺激并将其转变为神经冲动，又经哪些途径传出眼球？

3. 内耳由哪几部分组成？位觉感受器和声波感受器分别位于何处？有何结构特点？

（蓝永洪 洪 灯）

实验十六
内分泌系统

【目的要求】

掌握甲状腺的组织结构；掌握肾上腺皮质的组织结构；掌握垂体远侧部和神经部的组织结构。

【实验内容】

一、甲状腺

1. 标本来源 甲状腺。

2. 染色方法 H-E染色。

3. 肉眼观察 表面有薄层粉红色被膜，内部可见许多红色小圆块，即甲状腺滤泡。

4. 低倍镜观察 有许多大小不同的滤泡。滤泡壁为单层上皮细胞，腔内充满红色均质状胶质。滤泡之间有少量结缔组织和丰富的毛细血管。

5. 高倍镜观察 滤泡上皮由单层立方或矮柱状细胞围成，细胞的高矮随功能状况不同而异。核圆，胞质着色较浅。滤泡腔内充满红色的胶质。滤泡旁细胞位于滤泡上皮细胞之间或滤泡之间。体积较大，呈圆形，胞质染色浅。滤泡间结缔组织内还有丰富的毛细血管（图1-16-1）。

二、肾上腺

1. 标本来源 肾上腺。

2. 染色方法 H-E染色。

3. 肉眼观察 外周大部分为皮质，中央为染成紫蓝色的髓质。

4. 低倍镜观察 分出皮质及髓质。皮质分三带（图1-16-2），由外至内依次为：球状带位于被膜下，较薄，腺细胞排列成团，着色深。束状带最厚，细胞着色浅，细胞排列成行并呈放射状伸向髓质。网状带位于束状带下方，着色较深，腺细胞排列成条索状且相互吻合成网。髓质和皮质交界参差不齐。

5. 高倍镜观察

（1）皮质 分为球状带、束状带及网状带。

①球状带 细胞较小，呈锥形，胞质染色较深，核小，染色深。细胞团间有血窦。

②束状带 很厚，细胞较大，为多边形，胞质内含较多脂滴，脂滴在制片时溶解，故呈泡沫状，核染色较浅。细胞索间有血窦。

③网状带 细胞小，呈不规则形，染色较深，细胞索吻合成网，网孔内有血窦。

（2）髓质 细胞较大，呈多边形，染色浅，排列成不规则的细胞团或索，索间有血窦穿行，此外还有少量交感神经节细胞，后者胞体较大，胞质着色浅，常单个或2～3个成群散布于髓质内。

三、垂体

1. 标本来源 垂体。

2. 染色方法 H－E染色。

3. 肉眼观察 标本为椭圆形小块，染色深的区域为远侧部，占垂体的大部分；染色浅的为神经部。两者之间有狭窄部分为中间部。

4. 低倍镜观察

（1）远侧部 腺细胞密集排列成团索状，其间有丰富的血窦和少量的结缔组织，细胞的形态和染色不同。

（2）神经部 染色浅的部分，细胞成分较少。主要是无髓神经纤维。

（3）中间部 位于远侧部与神经部交界区域。特点是腺细胞排列成大小不同的滤泡，滤泡腔内含有染成红色的胶质。

5. 高倍镜观察

（1）远侧部 主要观察三种细胞（图1－16－3）。

①嗜酸性粒细胞 数量较多，胞体较大，呈圆形或多边形，细胞界限明显，胞质呈嗜酸性，染成深红色。

②嗜碱性粒细胞 数量较少，胞体大小不等，呈圆形或多边形，胞质呈嗜碱性，染成紫蓝色。

③嫌色细胞 数量最多，细胞小，呈圆形或多边形，由于胞质少且染色很浅，故细胞轮廓不明显。

（2）神经部 含大量染成紫蓝色的无髓神经纤维，其间散在着神经胶质细胞（垂体细胞）散在，胞浆不易看见，一般只见卵圆形的核，有的胞质内含黄色或棕黄色的色素颗粒。片中还可见大小不一、圆形或椭圆形染成浅红色的均质状小块，即赫令体。

（3）中间部 由单层立方形细胞围成滤泡，腔内有染成红色的胶质。滤泡周围有嫌色细胞和嗜碱性粒细胞。

思考题 >>>

1. 甲状腺滤泡上皮的形态与功能有何关系？

2. 肾上腺可分为哪几部分？各部分的组织结构和功能怎样？

3. 垂体分为哪几部分？垂体远侧部包含哪些内分泌细胞？各分泌哪些激素？

（蓝永洪　郑小桃）

实验十七

生 殖 系 统

【目的要求】

掌握睾丸的组织结构，重点分辨各种生精细胞，支持细胞和睾丸间质细胞；掌握卵巢的一般结构，重点掌握原始卵泡和生长卵泡的结构特点；掌握子宫的组织结构特点，重点掌握增生期和分泌期子宫内膜的结构特点。

【实验内容】

一、睾丸

1. 标本来源 狗睾丸。

2. 染色方法 H－E 染色。

3. 肉眼观察 包绕在睾丸表面染成红色的薄层结构为鞘膜脏层与白膜，内部密集的小红点为生精小管的切面。

4. 低倍镜观察

（1）被膜 表面为单层扁平上皮，即鞘膜脏层，下方为较厚的白膜，由致密结缔组织构成，其内侧富含血管。

（2）实质 可见大量生精小管的各种切面，生精小管壁厚，由大小不同的生精细胞和支持细胞构成。生精小管之间的疏松结缔组织为睾丸间质，内含成群分布的睾丸间质细胞和血管。

5. 高倍镜观察 着重观察各个发育阶段的生精细胞和睾丸间质细胞。

（1）生精细胞 依次自基膜向管腔面观察下列细胞（图1－17－1）。

①精原细胞 紧贴基膜上，细胞较小，呈圆形或椭圆形，核圆着色深浅不一。

②初级精母细胞 位于精原细胞的近腔面。为数层体积较大的细胞，呈圆形；核圆较大，呈不同阶段的分裂相，染色体粗细不一，交织成丝球状。

③次级精母细胞 在初级精母细胞的近腔面，胞体大小近似精原细胞，核圆，染色较深。由于次级精母细胞存在的时间很短，故切片中很难观察到。

④精子细胞 靠近腔面，成群存在，体积较小，核圆且小，着色较深。

⑤精子 位于管腔中，呈蝌蚪状，头部呈卵圆形，被染成蓝色小点状，可嵌于支

持细胞顶部，尾部呈丝状，染成淡红色，常被切断，游离于管腔中。

（2）睾丸间质细胞　位于生精小管之间的结缔组织内（图 1 – 17 – 1），细胞呈圆形或多边形，单个或成群分布；核圆，着色浅，胞质嗜酸性。

二、卵巢

1. 标本来源　猫卵巢。

2. 染色方法　H – E 染色。

3. 肉眼观察　标本卵圆形，染成紫红色。周围部分较厚，为皮质，内有大小不等的空泡，是发育中的次级卵泡。卵巢中央着色较浅的窄小部分为髓质。

4. 低倍镜观察　区分卵巢的皮质及髓质，皮质含不同发育阶段的卵泡、闭锁卵泡和黄体等，髓质由疏松结缔组织构成，内含丰富的血管和淋巴管。

5. 高倍镜观察

（1）原始卵泡　数量很多，排列成群，位于皮质浅层。体积小，原始卵泡中央有一个较大呈圆形的初级卵母细胞，核大而圆；周围由一层单层扁平的卵泡细胞构成（图 1 – 17 – 2）。

（2）初级卵泡　体积较大，位于原始卵泡的深层。其结构特点是初级卵母细胞体积增大，其周围的卵泡细胞由扁平形变成立方形和柱状，由单层变成多层，紧贴卵母细胞周围的一层柱状卵泡细胞为放射冠。在卵泡细胞和初级卵母细胞之间可见一层均质染成红色的透明带，卵泡周围结缔组织增生形成卵泡膜（图 1 – 17 – 3）。

（3）次级卵泡　卵泡体积进一步增大，卵泡细胞之间出现卵泡腔，腔内充满卵泡液。初级卵母细胞，透明带，放射冠及周围的卵泡细胞被卵泡液推向卵泡一侧形成隆起称卵丘。组成卵泡壁的卵泡细胞则称为颗粒层。此时卵泡膜分成内、外两层。内层细胞较多，有体积较大、呈多边形的膜细胞，外层纤维较多（图 1 – 17 – 4）。

（4）成熟卵泡　向卵巢表面凸出，卵泡腔很大，颗粒层变薄，由于成熟卵泡很快排出，切片标本上不易看到。

（5）闭锁卵泡　卵泡闭锁可发生于卵泡发育的任何阶段，形态差异大，早期闭锁者表现为卵母细胞核固缩或消失，透明带皱缩或不规则形并与周围的卵泡细胞分离，卵泡壁的卵泡细胞凋亡（图 1 – 17 – 4）。晚期的次级卵泡闭锁时，卵泡膜的膜细胞肥大呈上皮样的细胞团，称间质腺。

三、子宫

1. 标本来源　增生期和分泌期子宫。

2. 染色方法　H – E 染色。

3. 肉眼观察　切片上呈紫蓝色的部分为黏膜，较厚的红色部分为肌层。

4. 低倍镜观察　分出子宫内膜、肌层和浆膜，三者之间没有明显分界，重点观察子宫内膜（图 1 – 17 – 5）。

5. 高倍镜观察

（1）增生期子宫内膜 表面为单层柱状上皮，由大量分泌细胞和少量纤毛细胞组成。固有层较薄，基质细胞较多，纤维较少。上皮向固有层凹陷形成子宫腺，切面上多为横切及斜切面，腺腔较小且无分泌物。若观察到连续的微动脉切面，即为螺旋动脉。

（2）分泌期子宫内膜 可见子宫内膜增厚，子宫腺数量多，增长、弯曲、腺腔扩大，形态不一，腺细胞着色浅，腔内有分泌物。

思考题 >>>

1. 睾丸的一般结构如何？从生精小管的结构简述精子发生的基本过程。

2. 光镜下如何辨认原始卵泡、初级卵泡和生长卵泡？

3. 何谓月经周期？如何区别三个不同时期的子宫内膜结构？

（蓝永洪 郑小桃）

实验十八

胚胎学总论

人体胚胎是由受精卵发育而来。人胚的发育是一个复杂的过程，由于胚胎在发生过程中各器官的形态结构不断地发生变化，因此在胚胎学的学习过程中，不仅要掌握某一时期胚胎的立体结构，也要掌握胚胎在不同时期这些结构演变的过程，即胚胎发生的时间和空间的结构变化。本次实验主要通过观看人胚发生及早期发育录像片，观察模型和不同胎龄胚胎实物标本，同时通过课堂讨论和完成标图作业，更好地理解人胚早期发生发育的演变过程。通过观察人胚各种畸形标本，理解胚胎常见畸形的成因。

【目的要求】

通过观看教学录像片了解卵裂及胚泡的形成过程；重点掌握内细胞群的演变及胚层、胚盘的形成；掌握三胚层的形成及主要分化物。通过观察模型熟悉植入的概念、时间、部位和过程；熟悉胎膜的组成、结构和功能。重点掌握胎盘的结构和功能。

【实验内容】

一、播放教学录像片

人胚发生及早期发育。

二、观察模型

（一）卵裂和胚泡形成（第1周）

1. 标本来源　胚泡的形成和胚盘的产生模型（图1-18-1）。

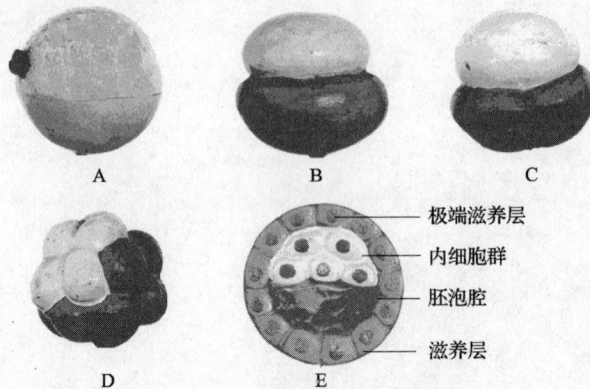

图1-18-1　卵裂及胚泡形成
A. 受精卵；B、C. 卵裂球；D. 桑椹胚；E. 胚泡

2. 观察内容

（1）受精卵。

（2）受精卵进行卵裂所形成的卵裂球。

（3）卵裂球数达 12～16 个，外观似桑椹，称桑椹胚。

（4）胚泡形成，其结构由三部分构成，胚泡中央的腔为胚泡腔；胚泡壁由单层细胞构成称滋养层；位于胚泡腔内一侧的一群细胞称内细胞群。

（二）胚泡植入及二胚层胚盘和相关结构形成（第 2 周）

1. 标本来源　胚泡植入子宫内膜模型（图 1-18-2）；二胚层胚盘和相关结构形成模型（图 1-18-3）。

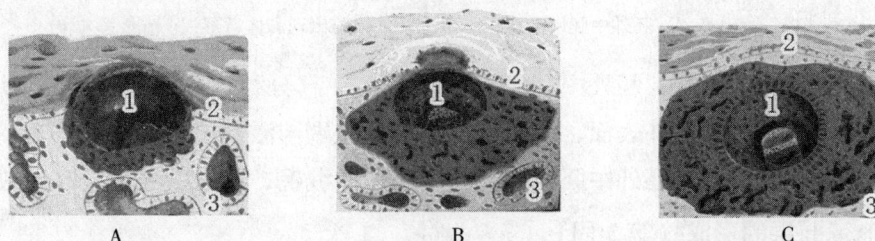

图 1-18-2　植入

A. 植入中期（第 8 天）；B. 植入后期（第 10 天）；C. 植入完成（第 12 天）

1. 胚泡；2. 子宫内膜表面上皮；3. 子宫内膜功能层

2. 观察内容

（1）植入　受精后第 5～6 天，脱去透明带的胚泡极端滋养层细胞直接与子宫内膜接触，分泌蛋白水解酶溶解小部分子宫内膜形成缺口，胚泡沿溶解的缺口进入子宫内膜功能层，完全进入后，邻近的子宫上皮细胞迅速增生修复，该过程于受精后 11～12 天完成（图 1-18-2）。

根据子宫蜕膜与胚的位置关系，将其分为基蜕膜，包蜕膜和壁蜕膜三部分（图 1-18-3）。

（2）二胚层胚盘和相关结构形成（图 1-18-4）

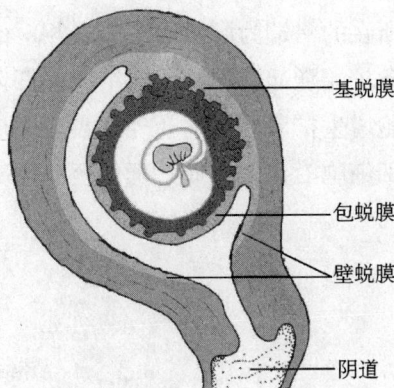

1-18-3　胚泡植入后与子宫蜕膜的关系

①上胚层和下胚层　内细胞群发育形成两层细胞，靠近极端滋养层一侧的一层柱状细胞为上胚层，靠胚泡腔的一层立方形细胞为下胚层。

②羊膜腔与卵黄囊　上胚层向极端滋养层方向形成一层扁平细胞为羊膜，羊膜与上胚层之间的腔隙为羊膜腔，外胚层构成羊膜腔的底。下胚层向下生长，形成一个由立方上皮构成的囊称卵黄囊。下胚层构成卵黄囊的顶。

③胚外中胚层和胚外体腔　胚泡腔内出现的一些星形细胞和细胞外基质称胚外中

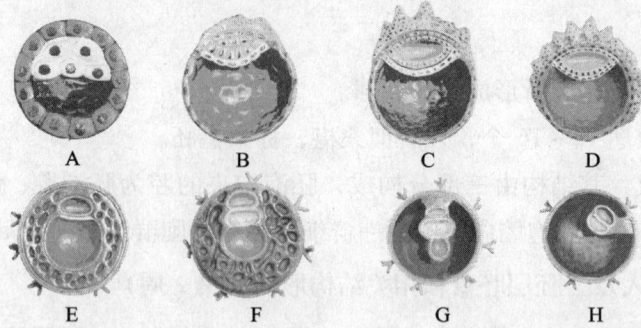

图 1 - 18 - 4 二胚层胚盘和相关结构的形成

A. 胚泡；B～D. 二胚层胚盘形成及羊膜腔和卵黄囊出现；

E、F. 胚外中胚层形成；G、H. 胚外体腔出现和体蒂形成

胚层。随着胚外体腔出现，胚外中胚层分两部分，一部分衬在滋养层的内表面，另一部分覆盖在羊膜和卵黄囊外表面，少部分连于胚盘尾端与滋养层之间称体蒂。

④绒毛膜 滋养层和胚外中胚层向表面突起形成绒毛，此时的滋养层改为绒毛膜。

（三）三胚层的形成（第3周）

1. 标本来源 三胚层的形成模型。

2. 观察内容

（1）中胚层的形成 观察胚盘模型，在胚盘背面正中线上的条状结构为原条，原条所在的一端为胚盘的尾端，相对的一端为胚盘的头端。原条中部凹陷，两端稍隆起。原条头端隆起为原结，原结中央凹陷称原凹，原条细胞增生，中央凹陷称原沟。沟底细胞增生扩展，在内、外胚盘之间形成一层新的细胞层为中胚层。在内、外胚层之间，原凹细胞沿正中线向前延伸至胚盘头端的索状结构为脊索（图 1 - 18 - 5）。

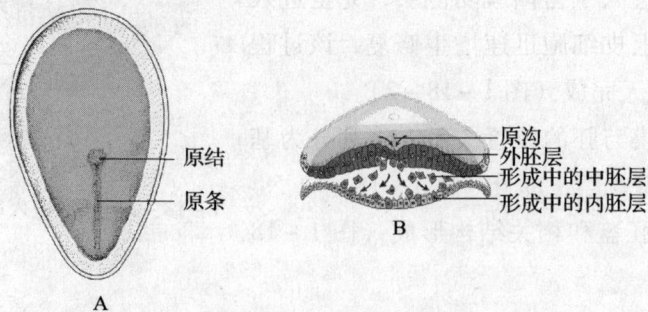

原结
原条

原沟
外胚层
形成中的中胚层
形成中的内胚层

A

B

图 1 - 18 - 5 中胚层的形成

A. 胚盘背面观；B. 通过原沟的横切面

（2）神经管与体节形成 观察胚胎第三周的发育模型。在胚盘背面，外胚层中央有一条自头端至尾端的沟为神经沟。神经沟两侧的隆起是神经褶。在神经管及体节的形成模型上观察，神经褶于神经沟的中段先闭合形成神经管，神经管的头端和尾端分

别留有前神经孔和后神经孔。神经管两侧的分节状隆起是体节（图1－18－6）。

（3）内胚层的早期分化　观察胚胎第4周末的横切面模型，在神经管及脊索的两侧有体节。体节的腹侧是间介中胚层。间介中胚层的腹外侧是侧中胚层，侧中胚层内的小腔是胚内体腔。

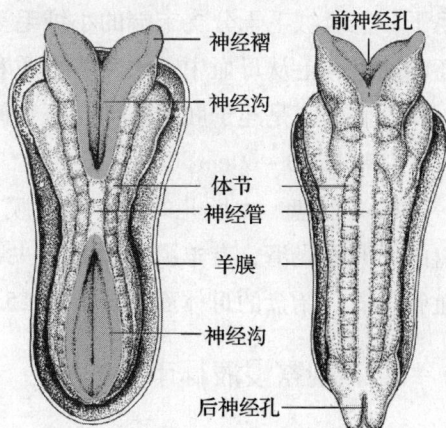

图1－18－6　神经管的形成

（四）胎膜与胎盘

1. 标本来源　人胚及其胎膜与子宫的关系模型。

2. 观察内容

（1）胎膜　包括羊膜、卵黄囊、尿囊、绒毛膜、脐带（图1－18－7）。

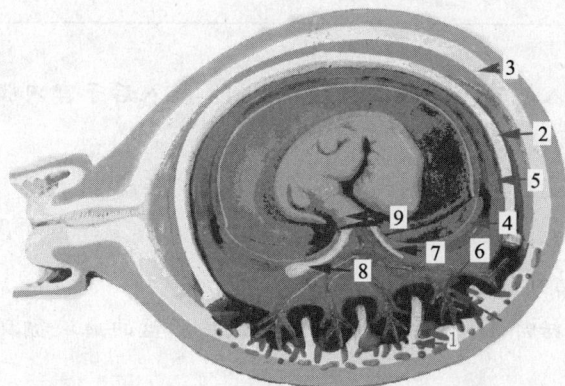

图1－18－7　人胚胎膜与子宫内膜的关系

1. 基蜕膜；2. 包蜕膜；3. 壁蜕膜；4. 羊膜；5. 平滑绒毛膜；6. 丛密绒毛膜；

7. 尿囊；8. 卵黄囊；9. 脐带

①羊膜　为半透明薄膜，由羊膜上皮和胚外中胚层组成，羊膜腔内含羊水，足月分娩时羊水含量为1000～1500ml。

②卵黄囊　由卵黄囊内胚层和胚外中胚层构成。卵黄囊与原始消化管相连的部位很窄，称卵黄蒂。以后卵黄蒂闭锁，卵黄囊退化。

③尿囊　是从卵黄囊尾侧向体蒂内伸出的一个盲管。尿囊壁上的胚外中胚层形成的尿囊动脉和尿囊静脉，以后演变为脐动脉和脐静脉。

④绒毛膜　由滋养层和衬于其内面的胚外中胚层构成。绒毛膜表面形成许多绒毛状突起称绒毛。早期绒毛由表面的合体滋养层和中央的细胞滋养层构成，称为初级绒毛干；第三周时，胚外中胚层长入初级绒毛干内，改称次级绒毛干；此后，绒毛干外中胚层的间充质分化为结缔组织和血管，并与胚体内的血管相通，此时改称三级绒

毛干。三级绒毛干分支末端的小绒毛呈游离状浸浴在绒毛间隙的母血中，称游离绒毛。胚胎通过绒毛从母血中吸收营养物质和氧气，并排除代谢产物。

⑤脐带 是连于胚胎脐部与胚盘间的 索状结构。内含脐动脉和脐静脉。胎儿出生时，脐带长 40～60cm。

（2）胎盘 由胎儿的丛密绒毛膜与母体子宫的基蜕膜共同组成的圆盘形结构。胎盘的胎儿面光滑，有羊膜覆盖，中央部与脐带相连，透过羊膜可见呈放射状走行的脐血管分支。胎盘的母体面粗糙，有 15～30 个由浅沟分隔的胎盘小叶。

三、观察浸液标本

（1）各月龄正常胚胎标本。

（2）胎盘与胎膜标本。

（3）各种畸形胚胎标本。

思考题》》》

1. 何谓植入？植入的时间、部位和过程如何？植入后子宫内膜发生哪些变化？此时子宫内膜分哪几部分？

2. 受精卵怎样演变成胚泡？内细胞群怎样演变成胚盘？

3. 三胚层大致分化为人体哪些组织和主要器官？

4 胎膜包括哪些结构？功能如何？

5. 胎盘的结构包括哪几部分？有何功能？试述胎盘的血液循环及胎盘膜（胎盘屏障）的构成和功能。

（郑小桃 蓝永洪）

第二篇 病 理 学

实 验 一

病理学绪论

【实验目的】

病理学是医学中的重要基础学科之一，是一门形态学科。病理学实验的目的，是通过对病变器官或组织的形态观察，认识各种病变，并理解病变的发生和发展规律。因此，对标本的认真观察是学习病理学课程的重要步骤，将观察标本所得到的感性认识与理论知识联系起来，可进一步理解和巩固病理学的理论知识，认识某些常见疾病的典型病变，有利于将来的临床实践。

【实验要求】

学生必须掌握病理形态学的观察、描述及诊断方法，实验时对各个标本要仔细观察，准确而简要地加以描述和进行必要的绘图，逐步提高自学能力。通过实验课加深对理论知识的理解，更好地掌握病理学的基础理论知识和基本技能，并培养分析问题和解决问题的能力，为今后学习临床课程奠定一个良好的基础。

一、病理标本的观察方法及步骤

（一）大体标本的观察及步骤

1. 观察标本是哪一个脏器 属于脏器的哪一部分？如肺的上叶或下叶。有时标本是从患者身体病变部位手术切取的，这种标本常常不易见到完整的正常脏器，此时就要查明标本是取自哪一个脏器或哪一部分组织。

2. 观察脏器的大小和形状 实质性器官如肝、脾，体积是否增大或缩小？边缘变钝还是变锐？空腔脏器如心、胃、肠，观察其内腔是否扩大或狭窄？壁厚薄如何？是否有内容物？脏器是否变形？

3. 观察脏器的表面及切面

（1）颜色 脏器充血、出血则呈暗红色，经福尔马林固定后为黑色。脂肪呈黄色，胆汁呈黄绿色。

（2）光滑度（平滑或粗糙）。

（3）湿润度（湿润或干燥）。

（4）观察脏器切面的固有结构有无改变，如肝切面的肝小叶，肾的皮质、髓质切面是否有特殊病灶出现，有无出血、坏死、囊性变等改变。

（5）透明度　正常脏器被膜或"浆膜"呈半透亮，病变时可增厚，变混浊，失去透明度。

4. 病灶的观察

（1）分布及位置　在脏器的哪一部位？

（2）数目　弥漫性或局灶性？单个或多个？

（3）大小　体积用"长×宽×厚"，并以厘米为单位，但为易于明确起见，也可用实物的大小形容，如粟粒大、芝麻大、绿豆大、黄豆大、花生米大、鸡蛋大、拳头大、小儿头大等。

（4）形状　囊状或实性、乳头状、菜花状、息肉状、结节状或溃疡等。

（5）颜色　红色（如血液）、黄色（如脂肪）、绿色（如胆汁）、黑色（如黑色素）等。

（6）硬度　囊性感、质硬、质软、质韧或松脆等。

（7）与周围组织的关系　界线明显还是模糊，肿物有无包膜（完整或不完整），有无压迫或破坏周围组织等。

5. 根据观察到的病理变化，结合理论知识综合分析做出标本的诊断　诊断的书写格式是：脏器名称＋病理变化。如肝细胞脂肪变性这个病理诊断，肝细胞是部位，是脏器名称，脂肪变性是病变。

（二）玻片标本的观察及步骤

采用普通光学显微镜观察，玻片标本通常用苏木素－伊红染色法，有些标本采用特殊染色法。标本观察步骤如下：

1. 先用肉眼观察　初步了解整个切片的情况，并发现病灶的所在部位。

2. 用低倍镜观察　观察时上下左右移动玻片，在观察完整个玻片之后，确定切片是何种组织及病变发生在哪一部位？例如肝的组织结构以肝小叶为单位，它包括肝细胞索、肝窦、小叶中央静脉、汇管区等部分，观察时应注意病变在小叶中央还是外围部分，在肝细胞还是在肝窦，继而观察及分析病变的性质及观察病变外围组织有何变化。

3. 高倍镜观察　高倍镜一般用来观察细胞及一些微细的结构。使用高倍镜一定要先用低倍镜找到要观察的区域，再转用高倍镜。不然，在高倍镜不易找到所需观察的内容，浪费时间和精力。

4. 诊断　书写格式：脏器名称＋病理变化。

二、临床病理讨论

临床病理讨论有利于帮助学生复习巩固病理的理论知识，培养学习兴趣及独立思考问题、分析问题和解决问题的能力。

病例讨论一般包括：

（1）做出病理诊断，并提出诊断的依据。

（2）分析病变的发生、发展及结局。

（3）对某些临床表现的病理基础进行解释、分析。

（4）对患者的死亡原因进行分析等。

三、实验的要求及注意事项

（一）病理实验报告的要求

1. 实验报告包括某些指定标本的描述、绘图、诊断、指定分析某些病例或解答思考题，每次实习必须认真书写实验报告，实验后交给教师审阅。

2. 实验报告要整齐洁净，文字力求通顺精确，不能马虎草率。绘图应尽量准确和整洁，所绘组织、细胞的形状、大小比例、相互距离、位置关系和颜色等符合客观情况。绘图面积要适当，四周要留边，注明标本编号、放大倍数等，根据要求加以注解或说明，最后做出病理诊断。

（二）实验课前的准备工作

1. 学生在实验之前必须预习实验指导，适当复习有关理论知识，如正常解剖学、组织学，这样才能对病理改变加深认识。

2. 学生每人应有实验报告本和彩色铅笔。

3. 学生对显微镜的各部分结构及作用和使用方法应能较熟悉地掌握。

（三）实验注意事项

1. 严格遵守学习纪律，不准迟到早退。

2. 保持实验室肃静。

3. 保持实验室的整洁，实验课后将教学标本、显微镜整理干净，物归原处，将组织切片按原号插入盒内清点好。

4. 爱护国家财物，对显微镜、大体标本和玻片标本，务必谨慎，切勿损坏。

5. 保持实验室整洁，每次实验完毕后，由值日生负责清洁、整理工作，关闭门窗，方能离开。

（牛海艳　陈明净）

实验二
细胞和组织的适应、损伤与修复

【目的要求】

掌握组织和细胞适应、变性的常见类型及其形态变化；掌握坏死的形态变化及其后果；掌握肉芽组织的形态特点及其在创伤愈合中的作用。

【实验内容】

一、大体标本

（一）肾压迫性萎缩

观察要点　肾盂及肾盏明显扩大，肾实质明显变薄，切面呈囊状，局部透光。

（二）心脏萎缩

观察要点　心脏体积明显缩小，重量减轻。心肌壁变薄，冠状动脉稍弯曲。

（三）肝脂肪变性

观察要点　肝脏体积轻度增大，被膜光滑、紧张，切缘变钝，表面及切面颜色变黄，油腻感。

（四）胸膜玻璃样变

观察要点　胸膜明显增厚，达 1 ~ 2cm，灰白色，切面见增厚的胸膜致密，均质，半透明。

（五）脾凝固性坏死

观察要点　脾表面及切面可见灰白色的坏死灶，切面坏死灶略呈扇形，干燥，边界清楚，周围有一黑色的出血带，坏死灶直达脾被膜。

（六）肾干酪样坏死

观察要点　6 号及 7 号肾标本切面可见多个散在的灰黄色坏死灶，质松脆，似干酪，部分已液化排出形成空洞。5 号肾标本于肾的上端见大片的灰黄色坏死灶，坏死组织松散。

（七）结肠阿米巴痢疾

观察要点 结肠黏膜有散在溃疡，溃疡边缘有少许破棉絮样坏死物，溃疡呈潜行状，溃疡之间的黏膜正常。

（八）干性坏疽

观察要点 标本为外科截除之肢体，病变足趾或拇指呈黑褐色，干涸，足1号标本和手指1号标本病变与正常皮肤分界明显。足2号标本分界未显示。

（九）高血压性心脏肥大

观察要点 整个心脏（主要是左心室）明显增大，左心室肌壁明显增厚，乳头肌亦明显肥大，左心室扩大。

二、玻片标本

（一）肝脂肪变性

观察要点 肝细胞内出现大小不等的圆形小空泡（为制片时中性脂肪滴被有机溶剂溶解所留下的空泡）。当空泡融合变大时，细胞核被挤压位于细胞边缘处（图2-2-1），空泡周围可见少许红染细胞浆。

（二）脾细动脉玻璃样变

观察要点 脾白髓中央动脉（细动脉）的内皮下有均质红染的玻璃样物质沉着，致内膜增厚，管腔变窄。

（三）淋巴结干酪样坏死

观察要点 肉眼见切片中央的红色区域为需要观察的病变区。镜下见淋巴结内有大小不一的结节状病灶，部分病灶中心是干酪样坏死区，呈一片模糊细颗粒状无结构的物质。

（四）肉芽组织

观察要点 肉芽组织主要由成纤维细胞及毛细血管组成。浅表部分为毛细血管，方向与表面垂直，结构疏松，有较多炎症细胞浸润，深部之肉芽组织排列渐趋紧密，细胞及毛细血管数量减少，胶原纤维较多，与表面平行。

思考题 >>>

1. 组织和细胞的变性有哪些类型？各有什么特点？
2. 什么叫坏死？坏死有哪些类型？各有什么形态特点？
3. 坏死的结局如何？
4. 什么叫肉芽组织？它在创伤愈合过程中有何作用？

【病例讨论】

一、病史摘要

男性患者，26 岁，一周前右小腿被枪弹击伤，当时未取出弹头。第二天到镇卫生院检查，发现右小腿后侧皮肤创口小，有渗血，边缘有油垢，周围皮肤红肿、疼痛。给予扩创处理，发现子弹在腓骨后肌肉间。住院应用抗生素治疗。几天后，局部创伤高度肿胀；皮肤变紫黑色，用手触及有捻发感，发出恶臭味。全身状况很差。

二、讨论问题

1. 根据病史分析，该患者患何病？进一步发展可能发生什么后果？
2. 分析造成这些病变的原因和发病机制。

（牛海艳　陈明净）

实验三

局部血液循环障碍

【目的要求】

掌握肝、肺淤血的病理变化，熟悉淤血的结局；掌握血栓的形态特点，并联系血栓形成的条件和形成过程，以及可能产生的后果；掌握梗死的形态特点、熟悉其发生的原因和后果。了解血栓形成、栓塞和梗死的相互关系。

【实验内容】

一、大体标本

（一）急性肺淤血

观察要点　肺的切面呈均匀的红褐色，质地致密（若为尸解新鲜标本，切开时可见血性泡沫状液体流出）。

（二）慢性肺淤血

观察要点　肺表面和切面可见散在分布的斑点状病灶，质韧，呈棕黄色。

（三）慢性肝淤血

观察要点　肝脏表面光滑，切面见弥漫分布的红色（标本固定后为褐色）与灰黄色相间的斑点或条纹状，此种红黄相间的形态呈槟榔样花纹，故称为槟榔肝。

（四）肺动脉血栓栓子

观察要点　取自肺动脉内的血栓栓子。栓子较干燥，色暗红，并可见灰白色斜行条纹。

（五）下肢静脉混合血栓

观察要点　下肢静脉内有一长条圆柱形固体物（即血栓）附着于内膜面，血栓色暗红，较干燥。

（六）脾贫血性梗死

观察要点　脾表面切面可见灰白色的坏死灶，切面坏死灶略呈扇形，干燥，边界清楚，周围有一黑色的出血带，坏死灶直达脾被膜。

（七）肺出血性梗死

观察要点 肺切面可见肺膜下有一黑色略呈三角形病灶，三角形尖端朝肺门，底部靠近肺膜，与周围组织界线清楚。

（八）肠出血性梗死

观察要点 手术切除肠段，肠壁组织坏死，表面呈暗黑色。肠4为肠系膜动脉血栓栓塞所致，肠5为肠套叠所致。

（九）卵巢癌蒂扭转并出血性梗死

观察要点 从卵巢部位切除，带蒂肿物 14cm×10cm×7cm，表面呈暗黑色。

二、玻片标本

（一）急性肺淤血

观察要点 肺泡壁毛细血管扩张充血，有少部分肺泡腔内有淡红色均匀一致水肿液，部分肺泡代偿性扩大。

（二）慢性肝淤血

观察要点 肝小叶结构尚清楚，中央静脉及肝窦均显著扩张充盈血液，部分肝细胞索断离，萎缩，血液融合形成淤血带，部分肝细胞浆内可见圆形小空泡（脂肪变）。小叶外围肝细胞索尚正常。

（三）混合血栓

观察要点 低倍镜下见浅粉色小梁状条纹和红染区域相交织；浅粉色小梁由许多已崩解而凝集成颗粒状的血小板所组成，在其边缘有较多的白细胞，血小板小梁间纤维蛋白呈网状结构，其中网罗着许多红细胞。

思考题 >>>

1. 何谓淤血、血栓形成、栓塞和梗死？它们相互关系如何？
2. 槟榔肝和肺褐色硬化是怎样发生的？各有什么形态特点？
3. 如何区别死后形成的凝血块和静脉内血栓？
4. 栓子是怎样运行的？
5. 梗死有几种类型？它们各自的形态特点如何？

【病例讨论】

一、病史摘要

男性患者，32岁。五天前骑自行车上班不小心跌倒，随即出现右小腿剧烈疼痛，不能行走，被人护送医院就诊。检查发现右小腿肿胀畸形，局部压痛。X线提示右胫、腓骨骨折。住院后进行了手术，术后第二天发现右下肢肿胀，即予拆除石膏外固定，肿胀仍然继续加重。入院第五天，早晨起床时突然大叫一声，心跳呼吸停止，抢救无效死亡。

二、尸体解剖结果

右下肢高度水肿。右肺动脉内有一长6cm的血栓栓子。表面干燥、粗糙，有红白相间条纹，与肺动脉壁无粘连。

三、讨论问题

1. 根据病史和尸解所见，你诊断为什么疾病？
2. 该患者形成血栓的条件有哪些？右肺动脉内的血栓栓子从何来？
3. 患者的死亡原因是什么？

（牛海艳　陈明净）

实验四

炎　症

【目的要求】

掌握炎症的基本病理变化及其类型的病变特点；掌握各种炎细胞的形态特点和功能，熟悉其临床意义；熟悉炎症的病因、局部表现和全身反应。

【实验内容】

一、大体标本

（一）干酪样肺炎

观察要点　肺切面上可见肺叶呈大片干酪样坏死，灰黄色，质松脆，豆腐渣样。

（二）阿米巴肝"脓肿"

观察要点　肝右叶有一个巨大"脓肿"腔，"脓液"已流走，"脓肿"壁有残余的坏死组织，呈破棉絮状。

（三）急性细菌性痢疾

观察要点　结肠黏膜有一层灰黄色米糠样膜样物附着（标本已干枯）。

（四）化脓性纤维素性胸膜炎

观察要点　左肺膜表面有灰黄色黏稠液体附着，固定后部分呈绒毛状。

（五）右侧纤维性胸膜炎

观察要点　右肺膜表面粗糙，纤维组织增生，机化粘连。

（六）急性蜂窝织性阑尾炎

观察要点　阑尾明显肿胀，血管扩张，浆膜高度充血，并有灰黄的渗出物附着。

（七）细菌性肝脓肿

观察要点　肝8肝脏切面可见坏死病灶，鸡蛋大，坏死灶内容物已大部分流出形成空腔，空腔壁为破碎的灰黄色物所附着；肝9肝切面可见多个脓腔，腔内脓液已流出，仍可见破棉絮状坏死物残留；肝10两切面均可见脓肿灶，大的脓肿灶脓液已流出，仅见脓腔，另一侧可见多个直径为0.4~1.0cm大小的脓肿。

（八）肺脓肿

肺脓肿的标本，请同学自己用文字描述其病变。

（九）脑脓肿

观察要点 一侧大脑切面可见一个（脑1标本2个）浅灰黄色圆形病灶，大小约鸽蛋大，边界清楚（脑1标本的病灶已液化溶解形成脓肿腔）。

（十）出血性肺炎

观察要点 标本见左肺下叶，肺16有一个 $3cm \times 4cm$ 大的实性病灶，切面暗红色略隆起，质硬实，肺膜也呈暗红色。肺17表面见一个 $1cm \times 2cm$ 的暗红色实性病灶。

（十一）慢性胆囊炎

观察要点 胆囊黏膜粗糙不平，胆囊壁增生变厚。

二、玻片标本

（一）急性蜂窝织性阑尾炎

观察要点 阑尾黏膜层、黏膜下层、肌层及浆膜层血管扩张、充血并有大量嗜中性粒细胞为主的炎细胞弥漫浸润，肌层水肿疏松，阑尾黏膜破坏，腔内有炎性分泌物，阑尾周脂肪组织有明显炎症反应（图2-4-1）。

（二）肝脓肿

观察要点 肝组织边缘见单个圆形或卵圆形病灶，即为脓肿灶。高倍镜下，脓肿灶内原有肝组织已被破坏，肝细胞陷于坏死崩解，代之以大量多已退变的嗜中性粒细胞（脓细胞）。

（三）异物性肉芽肿

观察要点 为外科手术切除的标本。镜下见结缔组织中有多个小结节病灶，部分病灶中心为异物（手术线），周围有上皮样细胞和多核异物巨细胞包绕，胞浆内含吞噬的异物。

（四）慢性胆囊炎

观察要点 标本取自胆囊组织，胆囊黏膜尚完整，黏膜固有层见以淋巴细胞，浆细胞为主的炎症细胞浸润。

思考题 >>>

1. 何谓炎症？炎症的基本病变有哪些？它们相互关系如何？
2. 炎性渗出物的成分有哪些？各有什么意义？
3. 试比较脓肿和蜂窝织炎的异同。

4. 发生在黏膜、浆膜和肺的纤维素性炎各有什么特点？其结局如何？

5. 何谓慢性肉芽肿性炎？它与炎性肉芽组织有什么区别？

【病例讨论】

一、病史摘要

1. 男性患者，13 岁。患者入院前一周右大腿肿胀，伴有发热，继而背部出现多个脓疮，四天前曾发生昏迷，经当地卫生所抢救后清醒转入院留医，检查体温 39℃，心率 100 次/分，右大腿肿胀，但发热、发红不明显，背部有多个脓肿，全身皮肤有许多出血点，两肺可闻及啰音。实验室检查：血 WBC 13.2×10^9/L，N 78%，L 22%。

2. 入院临床诊断　脓毒血症。入院后给予抗生素治疗。第二天经抢救治疗无效死亡。

二、尸体解剖结果

右大腿肿胀，切开时有大量脓液自深部流出，脓肿位于大腿内侧内收肌群间，脓液呈淡黄褐色。背部有多个脓肿灶。两肺均可见多数灰白色、芝麻大小的脓肿病灶。

三、讨论问题

1. 根据尸解所见，做出各器官的病理诊断，并提出主要诊断依据。

2. 本例病变是怎样发生、发展的？

（牛海艳　陈明净）

实验五

肿　瘤

【目的要求】

通过对大体和玻片标本观察，从肿瘤的组织分化、生长速度、有无转移以及对机体的危害性等各方面比较良、恶性肿瘤的特点；掌握肿瘤的命名原则、分类以及癌和肉瘤形态上的区别；了解肿瘤的常规病理学诊断方法、应用范围和注意事项。

【实验内容】

一、大体标本

（一）阴茎乳头状瘤/皮肤乳头状瘤

观察要点　阴茎 1：阴茎龟头冠状沟处有一环状肿物向表面突出，肿物呈乳头状，灰白色，切面未见肿物向深部浸润；皮肤 1：肿瘤取自于皮肤表面，肿瘤由若干乳头形成，形如桑果，基底部有蒂。

（二）小肠腺瘤

观察要点　小肠黏膜突出一个约荔枝大息肉状肿物，质实，颜色和肠黏膜相同，肿物以细小蒂部与肠壁相连。

（三）卵巢黏液性囊腺瘤

观察要点　整个标本为囊性肿物，取自卵巢。卵巢 8 标本 20cm×30cm，卵巢 9 标本 12cm×10cm，切面呈多囊状结构，大囊为 16cm×10cm（卵巢 8 标本），小囊为绿豆大，囊腔充满灰白色黏稠胶冻状液体。

（四）卵巢浆液性囊腺瘤

观察要点　标本为囊性肿物，已剪开，内容物已流出，囊壁较薄、光滑，未见乳头，肿瘤外可见附着之输卵管（卵巢 7）。

（五）皮下纤维瘤

观察要点　肿物呈卵圆形约 5cm×3cm×3cm、8cm×5cm×2cm、12cm×6cm×5cm 大小，切面灰白色，质硬实呈编织状，周围有包膜包裹。皮 4 肿物上方可见皮肤。

（六）皮下脂肪瘤

观察要点　肿物取自皮下，椭圆形，分叶状，质软，黄色，有包膜。皮 5 大小为 12cm×7cm×3cm，皮 6 大小为 11cm×6cm×6cm，皮 7 大小为 3cm×3cm×1.5cm。

（七）海绵状血管瘤

观察要点　血管 3、4 肿物取自腹膜后，呈暗红色，切面上有许多大小不等的含血液的小腔，呈海绵状结构。血管 5 取自胎盘，肿物黑褐色，大小为 13cm×6cm×4cm。

（八）子宫平滑肌瘤

观察要点　（子宫 1、3）自宫底向宫腔长出一个鸭蛋大肿物。（子宫 2）自子宫侧角向宫腔长出一龙眼大肿物，另于肌壁间见一黄豆大肿物，浆膜下见一龙眼大肿物。肿物表面光滑质硬实，与子宫分界清楚。

（九）卵巢良性囊性畸胎瘤

观察要点　肿物取自卵巢，为多房囊状，由多胚层成分构成；囊壁可见毛发，骨质（卵巢 5），肿瘤表面附有输卵管。

（十）皮肤癌

观察要点　（皮 8）标本皮肤有一个灰黄色肿物，大小为 5cm×4cm，边缘不规则呈围堤状，中央坏死脱落形成溃疡，切面见已浸润皮下。（皮 9）标本皮肤表面见一 5cm×4cm 菜花状灰白色肿物，表面凹凸不平，质脆，并向皮下浸润。（大腿 10）皮肤见一 11cm×8cm 肿物，表面结节状，灰白色，并见有坏死。

（十一）阴茎癌

观察要点　阴茎龟头处有一菜花状肿物，灰白色，并见有坏死，肿物已向深部浸润。

（十二）食管

请同学们自己观察描述和诊断。

（十三）膀胱癌

观察要点　肿瘤自膀胱壁向膀胱腔表面突起，呈乳头状或息肉状，瘤组织切面灰白色，基底宽，呈浸润性生长。

（十四）大肠癌/直肠腺癌

观察要点　肠 9 肿物表面坏死形成溃疡。肠 10 肿物呈乳头状，部分坏死脱落，肠 11 肿物结节状，大小为 7cm×6cm。肿瘤呈浸润性生长，肠壁为灰白色，因肿物弥漫性浸润而增厚，

（十五）乳腺纤维肉瘤/皮下纤维肉瘤

观察要点　乳腺 1 肿物约 9cm×7cm×5cm，皮 11 肿物约 8cm×6cm×3cm，切面灰

红色，质软而湿润似鱼肉状，周围有不完整的包膜。肿物表面可见皮肤。

（十六）肺的转移癌

观察要点 肺切面可见散在性多个灰白色肿块，圆形或椭圆形，大小为绿豆大至龙眼大，质实，与周围分界清楚。

（十七）食管癌伴食管旁淋巴结转移/肺癌腹后壁淋巴结转移

观察要点 食管下段见4cm×2cm，灰白色肿物，质脆，已向食管壁深层浸润，食管旁有一肿大淋巴结。淋巴结1为腹后壁腹主动脉旁淋巴结肿大（患者为肺癌晚期）。

（十八）卵巢癌大网膜转移

观察要点 大网膜弥漫性分布绿豆大至花生大小的灰白色结节，有些结节互相融合。

（十九）骨肉瘤

观察要点 骨3标本前壁上1/3处有约小儿头大肿物隆起，切面见尺骨中段已折断，为灰红色、质软、湿润肿物所代替，肿物不规则，向四周浸润生长，界限不清楚，桡骨尚存在，骨1、2、3标本股骨上段有一约7cm×2.5cm肿物，呈灰白色，有清晰的放射状骨梁。

二、玻片标本

（一）恶性纤维组织细胞瘤

观察要点 （主要观察肿瘤的异型性）肿瘤细胞具有明显的异型性。细胞及核大小、形状不一，核浆比例失调，核染色质粗糙，部分可见核仁，核分裂象易见，并见各种病理性核分裂象。有的区域细胞梭形呈交织状排列，有的区域细胞体大，浆丰富，核大，可见形态怪异具有丰富嗜碱胞浆的瘤巨细胞（图5-1）。

（二）结肠腺癌

观察要点 切片的一端尚可见正常的结肠黏膜，另一端为癌肿部分，癌组织呈腺体状结构，排列紊乱，癌细胞呈高柱状，核大深染，并可见核分裂，癌组织已突破黏膜肌层，向下浸润到肌层（图5-2）。

（三）乳头状瘤

观察要点 肿瘤处表皮明显增生，向表面呈乳头状生长，瘤细胞分化与正常表皮相似，乳头的轴心部为纤维组织和血管，组成肿瘤的间质，瘤细胞无向下浸润生长。

（四）卵巢黏液性囊腺瘤

观察要点 切片取自卵巢，肿瘤组织已取代正常卵巢结构，瘤组织由大小不一的囊腔组成，囊腔有染成淡红色的黏液，囊壁上皮为单层柱状上皮，多数细胞浆透明，内含黏液，少数上皮呈乳头结构向囊腔内生长。

（五）纤维瘤

观察要点　肿物由梭形的瘤细胞构成，细胞核小，狭长，两端伸出细长的纤维，很像正常的纤维细胞，肿物中并见较多胶原纤维，呈编织状。

（六）乳腺纤维腺瘤

观察要点　标本取自乳腺，肿瘤由增生的纤维组织及腺管组成，腺管增生显著，周围排列着新生的纤维组织。

（七）阴茎鳞状细胞癌

观察要点　标本取自阴茎肿物，镜下见阴茎鳞状上皮增生，大部分呈巢状向组织深处浸润，癌巢中心有角化珠，外有癌细胞围绕，癌细胞核大，深染，形状不一致，癌巢与间质分界清楚。

（八）纤维肉瘤

观察要点　肿瘤由梭形、椭圆形的瘤细胞构成，瘤细胞大小不一，核肥大深染，染色质粗糙，核/浆比值增大，可见核分裂象，瘤细胞间可见少量胶原纤维，部分区域可见瘤细胞呈编织状排列。

（九）淋巴结转移癌

观察要点　低倍镜观察淋巴结的结构部分被破坏，为癌组织所取代，癌巢呈实体性或腺腔样排列，异型性明显。

思考题 >>>

1. 肿瘤性增生与非肿瘤性增生的区别有哪些？
2. 何谓异型性？其与分化程度的关系如何？恶性肿瘤的异型性表现在哪些方面？
3. 体表的肿瘤如何通过询问病史和体格检查初步确定其良、恶性？
4. 恶性肿瘤的转移途径有哪些？
5. 肿瘤是怎样命名的？
6. 何谓癌前病变？其与不典型增生、原位癌和浸润癌的关系如何？
7. 癌与肉瘤在形态上有何区别？

【病例讨论】

一、病史摘要

女性患者，47 岁，已婚。患者 8 个月前无意中触及左侧乳房有一拇指大肿物，无疼痛及红热，不予注意和治疗。近 2 个月来肿物越来越大，至今已达鹅蛋大，故来就医。入院检查发现左侧乳房皮肤呈橘皮样外观，外上方有一鹅蛋大的肿物，质硬实，固定于胸壁，触之难于移动。左腋下也可触及一个鸽蛋大圆形肿物，质坚实，可移动，无压痛，身体无明显消瘦，心肺无特殊发现。入院后第 3 天进行手术切除治疗，并送病理检查。

二、病理检查结果

乳房标本 18cm×14cm×8cm，切面可见一个灰白色结节，大小 5cm×4cm。（左腋）淋巴结二枚，大小为 1.5cm×1cm×0.5cm 和 1cm×1cm×0.5cm。镜下见癌细胞核大深染，呈不规则管状及条索状排列。淋巴结结构大部分破坏，皮、髓质均可见大小不等的癌巢分布。

三、讨论问题

1. 根据临床病史及病理检查，确定诊断并提出诊断依据。
2. 本例肿瘤是怎样生长、发展扩散的？

（牛海艳　陈明净）

实验六

心血管系统疾病

【目的要求】

掌握风湿性心脏病的基本病理变化、发生、发展及其后果；熟悉亚急性细菌性心内膜炎的形态特点，比较其与风湿性心内膜炎形态上的区别；掌握动脉粥样硬化的病变特点，熟悉其对不同脏器的影响；掌握高血压病时主要脏器的病理改变及其后果，熟悉其与动脉粥样硬化之间的关系。

【实验内容】

一、大体标本

（一）慢性风湿性心内膜炎，二尖瓣狭窄/慢性风湿性心内膜炎联合瓣膜病，二尖瓣闭锁不全并狭窄

观察要点　心9标本二尖瓣增厚变硬，瓣膜口狭窄，腱索变粗，与瓣膜粘连，左心房扩大，三尖瓣轻度增厚；心10标本心脏瓣膜未剪开，从左心房处见二尖瓣通向左心室，瓣膜口明显狭窄，呈鱼嘴状（漏斗状）；心11标本二尖瓣瓣膜增粗、增厚、变硬，腱索、乳头肌增粗，左心室壁肥厚，主动脉瓣及二尖瓣略增厚。

（二）慢性风湿性心脏病，二尖瓣狭窄

观察要点　为心脏换瓣手术取下之标本，二尖瓣瓣膜增厚，呈灰白色，瓣叶间粘连。心6标本可见腱索缩短。标本取自慢性心瓣膜病二尖瓣狭窄行心瓣膜换瓣术患者。

（三）风湿性心包炎

观察要点　心包膜的脏层与壁层几乎完全粘连（所谓心包腔闭塞），剥开心包膜壁层见脏层心包膜粗糙，有灰白色绒毛样物附着。

（四）亚急性感染性内膜炎

观察要点　心13标本主动脉、半月瓣处原有一花生米大的灰黄色、质脆的赘生物附着，表面粗糙不平，现已脱落，病变处可见一黄豆大溃疡灶。心14标本半月瓣表面

亦粗糙，有数个米粒大或芝麻大赘生物附着。

（五）高血压性心脏肥大

观察要点　整个心脏（主要是左心室）明显增大，左心室肌层明显增厚，乳头肌亦明显肥大，左心室扩大。

（六）大脑出血

观察要点　脑4标本双侧脑室、第三脑室及中脑导水管均被血凝块充塞。脑5、6标本左侧内囊有黑色血凝块，血凝块并见于侧脑室及第三脑室，系内囊出血流入脑室。

（七）小动脉硬化固缩肾

观察要点　肾脏体积明显缩小，表面呈细颗粒状，肾8、10有许多小囊（肾小管扩张），质地变硬，肾皮质变薄。

（八）右冠状动脉粥样硬化伴血栓形成

观察要点　主动脉弓半月瓣心室面及主动脉根部冠状动脉开口处有灰黄色斑块，质硬，右心耳旁见右冠状动脉口狭窄，呈半月状，动脉壁厚变硬，管腔被血栓堵塞。

（九）主动脉粥样硬化

观察要点　主动脉内膜面可见许多散在的浅黄色斑块，微微高出表面，斑块呈椭圆形或不规则形，在血管分支处斑块尤为明显。有的斑块已发生溃疡。血管6标本背面有一正常主动脉，可资对照。

（十）心肌梗死

观察要点　心17、18标本左心室心内膜及（或）心外膜可见散在多个灰白色的梗死灶；心19标本见左心室心肌壁大面积穿透性坏死，呈褐色。

（十一）缩窄性心包炎

观察要点　心包脏层、壁层粗糙，见有纤维物被覆。

二、玻片标本

（一）风湿性心肌炎

观察要点　心肌间质可见散在病灶，多位于小血管旁，在高倍镜下，病灶主要由Aschoff细胞以及淋巴细胞等构成，叫风湿小体（Aschoff小体）（图2-6-1）。

（二）细动脉硬化性固缩肾

观察要点　肾组织中的动脉尤其是肾小球附近之入球动脉（细动脉）发生玻璃样变，管壁增厚，呈均质伊红色，其附近肾小球萎缩、纤维化或玻璃样变，肾小管萎缩、扩张或代偿性肥大，许多肾小管内含有均质粉染样物（多为蛋白管型）。

（三）主动脉粥样硬化

观察要点　主动脉内膜增厚，纤维组织增生，并有玻璃样变，在内膜下见一片浅伊红色无结构的坏死物，其中有许多菱形及针形空隙（为胆固醇结晶在制片时被溶去后留下之空隙），其附近尚可见少许吞噬类脂的泡沫细胞。

思考题 >>>

1. 风湿性心内膜炎与感染性心内膜炎的病变有何区别？
2. 试述二尖瓣狭窄的病理变化，心脏血流动力学改变及临床表现。
3. 良性高血压主要累及哪些动脉？三期高血压病的主要脏器病变特点及临床后果如何？
4. 动脉粥样硬化主要累及哪些动脉？其病变有何特点？继发性病变有哪些？
5. 简述心肌梗死的好发部位、形态特点及并发症。

【病例讨论】

一、病史摘要

1. 女性患者，28 岁，农民。患者因心悸气促下肢浮肿 1 周，畏寒发热咳嗽 3 天而就诊入院。入院前两年在劳动时便逐渐感到气促心跳，但在安静休息后便恢复，不以为意。此次入院前曾到水利工地劳动 1 周，劳动时心跳气促难以忍受，下午出现下肢浮肿，常咳嗽，咳出泡沫样痰，晚上睡眠欠佳。入院前三天开始出现畏寒发热，咳嗽，痰呈黏液样，经当地卫生所医生治疗无效而入院医治。患者小孩时期患过肺结核，有关节炎史。

2. 入院检查　体温 38.5℃，脉搏 130 次/分，呼吸 36 次/分，血压 120/70mmHg，发育正常，口唇及指甲发绀，神志清醒，颈静脉怒张，心界在第 3 肋间向左扩大，触诊心尖部有震颤，听诊心尖部有舒张期雷鸣样杂音，两肺触诊语颤轻度增强，叩诊呈浊音，两肺布满干湿性啰音，肝肿大，右肋下 4cm 处扪及，质韧边清，有压痛。

3. 辅助检查　血象：RBC 3.0×10^9/L，Hb 100g/L，WBC 11×10^9/L，N 75%，L 20%，M 5%，血沉 30mm/h，抗"O" 600U。肝功能检查：GPT 60U/L，总蛋白 62.5g/L，白蛋白 32g/L，球蛋白 20.5g/L。心电图：左心房心肌劳损，心房颤动。X线：钡餐透视见左心房压迫食管。后前位片：左心房及右心室增大，两肺野密度增高，肺纹理增粗有散在灶状阴影。

4. 入院后经用青、链霉素及强心治疗，症状有所好转，但于住院第 9 天下午起身时突然跌倒，抽搐昏迷，经抢救无效死亡。

二、尸体解剖结果

1. 心脏　二尖瓣口狭窄，瓣叶增厚、粘连，腱索缩短、粘连。左心房扩张明显，右心室及右心房亦扩张，左心室改变不明显。

2. 肝脏 肿大，切面可见红黄相间的条纹。

3. 肺脏 肿胀、暗红色，切面用手挤压可见淡红色液体流出，并可见多个散在分布灰黄色的小病灶。

4. 脑 右大脑中动脉血栓性栓塞，右颞叶神经细胞缺血性坏死，小脑扁桃体有压痕。

5. 腹腔 黄色澄清液体300ml。

6. 扁桃体 增大如拇指大（慢性扁桃腺炎）。

7. 两下肢 轻度水肿。

三、讨论问题

1. 根据病史和尸解所见，该患者的病理诊断是什么？其依据有哪些？
2. 本例疾病是如何发生发展的？
3. 该患者的死亡原因是什么？

（牛海艳　江朝娜）

实验七

呼吸系统疾病

【目的要求】

掌握大叶性肺炎、小叶性肺炎、肺癌、鼻咽癌的病理形态变化；结合大体和玻片标本，进一步理解这些疾病的发病原理及由此引起的临床表现。

【实验内容】

一、大体标本

（一）大叶性肺炎

观察要点　这是左侧的肺，上叶病变较轻，下叶体积增大，整个肺下叶切面均匀一致地实变，呈灰黄色，炎症并向上叶波及。

（二）小叶性肺炎

观察要点　两侧肺叶切面可见散在的数个实变病灶，大小不等，灰黄色。

（三）肺门型肺癌

观察要点　肺切面在支气管分叉处可见一灰白色质脆肿物，约鸡蛋大，边界尚清。

（四）周围型肺癌

观察要点　肺切面周边处见一 5cm×4.5cm 灰白色质脆肿物，边界不清。

（五）肺炎型肺癌

观察要点　右肺上叶整个肺叶实变，边缘尚可见少量正常肺组织，切面呈灰白色。

（六）鼻咽癌向舌根、会厌、喉头浸润

观察要点　肿瘤位于鼻咽顶部（尸解未解出），并向舌根、会厌、喉头等软组织直接浸润，舌根有一溃疡 2cm×1.5cm，会厌见 2cm×1.5cm 及 0.5cm×0.5cm 的溃疡灶。

（七）支气管扩张症

观察要点　段以下支气管明显扩张，管腔增大呈圆柱状，管壁增厚。

二、玻片标本

（一）大叶性肺炎

观察要点 肺泡壁毛细血管充血，肺泡腔内充满致密的纤维素网及许多嗜中性粒细胞，周围尚见少量正常肺泡。

（二）小叶性肺炎

观察要点 病灶内细支气管壁充血，管腔内有多量嗜中性粒细胞，支气管周围及肺泡壁血管充血，肺泡腔内有不同程度的嗜中性粒细胞浸润（图 7－1），也可见代偿性扩张的正常肺泡。

（三）肺小细胞癌

观察要点 癌细胞呈不规则的巢状或片状排列，癌细胞体积小、浆少，核呈短梭形或圆形，深染。

（四）鼻咽癌

观察要点 癌细胞呈巢状或片状分布，部分癌细胞呈圆形，胞浆丰富，核大呈圆形或椭圆形，空泡状，核仁明显可见，部分癌细胞呈短梭形，癌巢内或癌巢间有多少不等的淋巴细胞浸润。

思考题 >>>

1. 慢性支气管炎为何出现咳嗽、咳痰？长期慢性支气管炎导致什么后果？
2. 试述慢性支气管炎、肺气肿与慢性肺源性心脏病之间的发生发展关系。
3. 比较大叶性肺炎、小叶性肺炎与间质性肺炎的病因及病变特点。
4. 肺癌与鼻咽癌大体与组织学类型如何？各有何特殊表现？

【病例讨论】

一、病史摘要

1. 男性患者，4 岁。发热、咳嗽、咳痰 10 天，近 2 天加重，并出现哮喘而入院。体格检查：T 39.5℃，P 160 次/分，R 25 次/分。患儿呼吸急促、面色苍白、口唇发绀、鼻翼扇动，双瞳孔等大等圆。双肺闻及湿性啰音，心音钝，心律齐。实验室检查：WBC 21×10^9/L，N 0.78，L 0.22。X 线检查：两肺下叶可见多个灶状阴影。

2. 临床诊断 小叶性肺炎，心力衰竭。入院后使用大量抗生素及支持疗法等。病情逐渐加重，于入院后第三天治疗无效死亡。

二、尸体解剖结果

肺：左、右肺下叶背部散在实变区，切面可见散在粟粒至蚕豆大小不等的灰黄色病灶。镜下见病灶中可见细支气管壁充血并有中性粒细胞浸润，管腔内充满大量中性粒细胞及脱落的上皮细胞，其周围肺泡腔内可见浆液和炎细胞渗出。

三、讨论问题

1. 临床诊断是否正确？其根据是什么？
2. 患儿的死亡原因是什么？

（牛海艳　江朝娜）

实验八
消化系统疾病

【目的要求】

掌握胃与十二指肠溃疡的病理变化、后果和并发症；掌握病毒性肝炎的基本病理变化及各型肝炎的病变特点与临床病理联系；掌握肝硬化的发生、发展、病变特点及其后果；熟悉原发性肝癌与肝炎、肝硬化的关系及其病理形态特点；了解消化道肿瘤病理形态的共同特点。

【实验内容】

一、大体标本

（一）慢性胃溃疡合并穿孔及十二指肠球部溃疡

观察要点 胃1、2标本胃小弯近幽门处有一个直径1cm的椭圆形溃疡灶，胃3标本溃疡灶直径约2cm，溃疡边缘整齐，黏膜皱襞直达溃疡边缘，并见穿孔。肠15标本十二指肠球部有一直径0.8cm的圆形溃疡，溃疡较深。

（二）慢性胃溃疡癌变

观察要点 胃5标本胃幽门部黏膜有一个大小为2.5cm×2cm的椭圆形溃疡，溃疡周围黏膜隆起，正常皱襞消失。（胃4、6）胃窦部可见一直径为2.0cm的溃疡较深，溃疡周边黏膜粗糙，皱襞基本消失。

（三）溃疡型胃癌

观察要点 胃体黏膜面有一个巨大溃疡约8cm×5cm，不整形，边缘凸起，底不平，灰白色，质硬脆。

（四）浸润型胃癌

观察要点 胃幽门部约6cm×7cm范围黏膜皱襞消失，切面该处胃壁灰白色、弥漫增厚，质硬实，幽门处较为狭窄。

（五）息肉型胃癌

观察要点 胃底部有一个鹅蛋大肿物隆起于黏膜面，灰白色，质硬脆，伴有出血坏死，中央少许坏死癌组织脱落，与周围组织分界不清。

(六)胃黏液腺癌

观察要点 胃底和胃体部的胃壁弥漫性明显增厚(达 2cm),切面见胃壁为灰白色胶冻样组织所浸润。

(七)急性重型病毒性肝炎

观察要点 肝脏体积明显缩小,重量减轻,被膜有皱褶,肝组织变软如海绵状。

(八)亚急性重型病毒性肝炎

观察要点 肝体积缩小,被膜有皱褶,切面见有粟米至绿豆大的增生小结节散在分布。

(九)门脉性肝硬化

观察要点 肝脏体积缩小,重量减轻,质地变硬,表面、切面呈弥漫小结节状,结节大小为黄豆、绿豆大不等,切面结节周围有灰白色纤维组织包绕。

(十)坏死后性肝硬化

观察要点 肝脏体积缩小,质地变硬,表面凹凸不平,切面见弥漫分布大小不等的结节,多数结节直径大于 0.5cm,结节间纤维组织隔较宽,不均匀。

(十一)食管静脉曲张

观察要点 食管中下段黏膜下血管扩张充血,以下段较明显。请与正常食管黏膜比较(食管 7)。

(十二)原发性肝癌(巨块型)

观察要点 肝脏体积增大,切面见较大肿块,(肝 27)肿块大小 10cm×12cm 并有出血坏死,(肝 25)肿块大小 7cm×3cm×2cm。注意肿瘤周围肝组织为门脉性肝硬化病变。(肝 26)肿块大小为 10cm×5cm×2cm,可见有出血、坏死。

(十三)原发性肝癌(结节型)

观察要点 肝脏切面见大小不等的多个癌结节,呈灰白色,结节外肝组织显示肝硬化改变。

二、玻片标本

(一)慢性胃溃疡

观察要点 肉眼见标本凹陷处即为溃疡底部,两侧为溃疡边缘,低倍镜下见溃疡底自内向外分为四层:渗出层、坏死层、肉芽组织层和瘢痕组织层。

(二)胃腺癌

观察要点 部分黏膜由癌组织所代替,癌细胞呈不规则腺腔样排列,癌细胞核大深染，癌组织向黏膜下层及肌层浸润。

（三）急性病毒性肝炎

观察要点

1. 变质性变化 许多肝细胞体积变圆，胞浆疏松透亮即为"气球样变"，部分肝细胞体积变小，胞浆伊红深染，胞核小而浓染，称嗜酸性变。此外尚见散在的点状坏死。

2. 渗出性变化 除坏死灶的炎性细胞浸润外，汇管区也有一些淋巴细胞和单核细胞浸润。

3. 增生性变化 肝细胞再生，新生的肝细胞核大，有的双核，枯否细胞也同时肥大增生。

（四）慢性普通型肝炎（中度）

观察要点 68（1）号片肝细胞肿胀和嗜酸性变，小叶界板破坏，呈碎片状坏死，门管区见大量炎性细胞浸润。68（2）号片肝细胞气球样变性比（1）号片明显，散在嗜酸性变性。汇管区碎片状坏死及炎性细胞浸润比（1）号片轻，但纤维组织已有较明显增生，开始分隔肝小叶。

（五）急性重型肝炎（暴发性病毒性肝炎）

观察要点 肝细胞大片坏死消失，只见少许残存的结构模糊的变性肝细胞，坏死区有炎症细胞浸润，并见增生的小胆管。

（六）门脉性肝硬化

观察要点 肝组织形成大小不等的假小叶，假小叶内肝细胞索呈不规则的放射状排列，中央静脉不在小叶中央部，假小叶周围有多量纤维组织包裹（图8-1）。

（七）肝细胞癌

观察要点 标本取自肝癌组织，癌细胞呈巢状或梁状，排列紊乱，癌细胞呈圆形或多角形，大小不等，核大深染，核分裂象易见。癌细胞索之间为血窦相隔。癌肿边缘的肝组织受压萎缩（42之1号片）。

思考题 >>>

1. 慢性胃溃疡的肉眼和镜下有何病变特点？与恶性溃疡如何鉴别？
2. 急性重型肝炎与亚急性重型肝炎的肉眼及镜下改变有何不同？
3. 在形态学上如何区分门脉性肝硬化与坏死后性肝硬化？
4. 门脉性肝硬化腹水形成的原因是什么？
5. 什么叫早期肝癌？肝癌的大体分型及组织学分类如何？

【病例讨论】

一、病史摘要

1. 男性患者，45 岁。患者因腹部胀痛食欲不振 1 个月，呕血 2 次急诊入院。入院前 5 个月即感疲乏无力，腹胀腹泻，时有大便带血。1 个月前开始出现腹部胀痛，尤以右上腹明显，且渐消瘦，小便色黄量少。

2. 既往史　3 年前曾患传染性肝炎，据说已愈。

3. 入院体检　体温 37℃，脉搏 90 次/分，血压 116/80mmHg，发育正常，身体消瘦，精神萎靡，皮肤巩膜无黄染，左胸前皮肤有一蜘蛛痣，浅表淋巴结无肿大，心肺无特殊，腹部膨隆，上腹壁静脉清楚可见，有移动性浊音，肝浊音界在右第 3 肋间，肝下界在肋下 4cm 可扪及，质坚硬，表面不平，脾脏在肋下 6cm。

4. 辅助检查　血象：RBC 3.5×10^9/L，Hb 115g/L，WBC 8.5×10^9/L（N 70%，L 20%，M 8%，E 2%）。尿：黄色透明，蛋白（−），白细胞 1~2 个/高倍镜。大便：暗黑色，潜血强阳性。腹水：草黄色微混，比重 1.011，Rivalta 试验阳性，细胞总数 90×10^6/L。肝功能：GTP 80IU/L，总胆红素 30μmol/L，直接胆红素 5.2μmol/L，间接胆红素 24.8μmol/L，AFP 阳性，总蛋白 65.7g/L，白蛋白 22.1g/L，球蛋白 43.6g/L。蛋白电泳（滤纸法）：白蛋白 43.4%，α_1 - 球蛋白 7%，α_2 - 球蛋白 11.7%，β - 球蛋白 11.8%，γ - 球蛋白 26.1%，X 线检查：肺野内可见多个散在指头大圆形致密阴影。

5. 入院后禁食，输液及使用止血剂和护肝药物，出血逐渐停止，住院第 10 天下午，患者忽感右上腹剧痛，恶心，继而面色苍白，脉搏微弱，血压下降，经抢救无效死亡。

二、尸体解剖结果

1. 肝　表面可见一个直径 7cm 大小的结节，结节已破裂，裂口附有血迹。镜下见癌细胞核大深染，呈条索状排列。

2. 肺　表面及切面有散在多个圆形或卵圆形的实性病灶。镜下见病灶的结构同肝的结节一样。

3. 脾　肿大淤血（重 600g）。

4. 食管　黏膜水肿，下段黏膜下静脉曲张。

5. 腹腔　血性腹水 4500ml。

三、讨论问题

1. 本例患者的主要疾病是什么？

2. 本例有哪些病理变化？各病理变化之间的关系如何？

3. 试用病理所见解释有关临床表现，并阐明其机制。

（牛海艳 江朝娜）

实验九

淋巴造血系统疾病

【目的要求】

掌握淋巴瘤的病理分类；熟悉霍奇金病与非霍奇金淋巴瘤的病理形态特点。

【实验内容】

一、大体标本

（一）肠恶性淋巴瘤

观察要点　肠黏膜下有拳头大肿物（肠 20、21），肠 19 见有大小不等的结节，灰红色，湿润，已将肌层破坏，肿物中心出血坏死，肠系膜淋巴结成群、肿大如花生米至龙眼大（肠 19），切面灰黄色，质软而湿润。

（二）肠系膜淋巴结恶性淋巴瘤

观察要点　肠系膜淋巴结成群肿大如花生米至龙眼大，互相融合，切面灰白色，质软而湿润。

二、玻片标本

（一）非霍奇金淋巴瘤

观察要点　低倍镜下见原淋巴结结构已破坏，代之以形态较一致的瘤细胞，高倍镜下瘤细胞呈弥漫分布，圆形，胞浆少，比正常淋巴细胞略大，有异型性。

（二）霍奇金淋巴瘤

观察要点　淋巴结结构消失，代之以弥漫性增生的大量瘤细胞，瘤细胞有多种成分，一些瘤细胞与组织细胞相似，体积大，胞浆丰富，核膜较厚，核仁明显，可见核分裂。一些为多核的瘤细胞，胞浆丰富，多核或双核，有时两个核并列相似"镜影"，核膜厚，核仁明显，这种细胞称为 R－S 细胞。另可见坏死及残留或反应性增生的淋巴细胞。

思考题>>>

1. 霍奇金病有哪些类型？具有诊断意义的是什么细胞？
2. 非霍奇金淋巴瘤是如何分类的？

【病例讨论】

一、病史摘要

1. 男性患者，22 岁、工人。2 个月前患扁桃体炎后，发现左颈有一豌豆大小的淋巴结，无红痛，未经治疗。1 个月后淋巴结逐渐增大如花生大小，活动，无触痛。当地医院诊断为"慢性淋巴结炎"，予抗炎治疗。3 个月后，患者出现不规则低热，乏力、食欲差。

2. 体格检查 左颈部淋巴结增大约 3.5×4.5cm，质韧固定，左颈静脉轻度怒张，同时右颈触及有多个淋巴结肿大。肝脾无肿大，其他部位的淋巴结未能触及。

3. 实验室检查 血象无异常。外科进行左颈淋巴结活检。

二、病理检查

淋巴结结构部分破坏，在淋巴细胞为主的多种炎细胞混合浸润的背景下，可见不等量的典型 R-S 细胞及多核瘤巨细胞，病理学核分裂易见。

三、讨论问题

1. 根据患者的临床病史及淋巴结活检的镜下特点，试做出诊断。
2. 本例疾病应与哪些疾病相鉴别？

（牛海艳 江朝娜）

实验十

泌尿系统疾病

【目的要求】

掌握各型肾小球肾炎的病理变化，以解释临床出现的主要症状体征；掌握肾盂肾炎的病理变化与临床病理联系，并与肾小球肾炎病变区别。

【实验内容】

一、大体标本

（一）弥漫性毛细血管内增生性肾小球肾炎

观察要点　肾脏弥漫肿大，充血，被膜紧张，表面及切面可见出血点，形如蚤咬，皮质增宽。

（二）弥漫性新月体性肾小球肾炎

观察要点　肾体积肿大，颜色苍白，表面有少量散在分布的黑色小点，切面见皮质增宽。

（三）弥漫性硬化性肾小球肾炎

观察要点　肾脏体积缩小，重量减轻，质地变硬，表面不平呈细颗粒状，切面皮质明显变薄，肾盂黏膜光滑。

（四）慢性肾盂肾炎

观察要点　肾体积明显缩小，表面凹凸不平，呈结节状或粗颗粒状，切面肾盂黏膜粗糙，肾组织变硬，有较大瘢痕下陷。肾22见有出血，肾盂扩张。

二、玻片标本

（一）急性弥漫性增生性肾小球肾炎

观察要点　大部分肾小球体积增大，肾小球内的细胞数明显增多，主要是内皮细胞和系膜细胞的增生，并有少量中性粒细胞浸润，毛细血管腔狭窄或闭塞，呈贫血状态。

（二）新月体性肾小球肾炎

观察要点 部分肾小球体积增大，肾球囊壁层上皮细胞增生，形成"新月体"，个别新月体有不同程度纤维化，形成纤维新月体，间质有少量炎症细胞浸润。

（三）硬化性肾小球肾炎

观察要点 部分肾小球毛细血管丛萎缩，呈玻璃样变或纤维化，所属肾小管也萎缩，部分肾小球与肾小管代偿性肥大和扩张，间质纤维组织增生，内有淋巴细胞浸润（图 10-1）。

（四）急性肾盂肾炎

观察要点 肾组织中可见片、块状分布的化脓病灶，病灶中肾小球和肾小管被破坏，被大量嗜中性粒细胞替代，有些病灶已形成分界清晰的小脓肿。

思考题 >>>

1. 硬化性肾小球肾炎的肾脏缩小及表面颗粒是怎样形成的？它与哪些疾病引起的固缩肾病变相似？

2. 新月体性肾小球肾炎的病变有何特点？试以其病理变化解释临床表现。

3. 急性肾小球肾炎与急性肾盂肾炎的发病机制、病理变化和临床表现有何不同？

4. 慢性肾盂肾炎的病变有何特点？试与硬化性肾小球肾炎的病变进行比较。

【病例讨论】

一、病史摘要

1. 男性患者，34 岁。入院前 4 个月因发热、喉痛、面部浮肿，在当地卫生院肌注青霉素后退热康复。近一个月来再次出现颜面及下肢浮肿，腰酸，腹胀。在门诊治疗未见好转，症状反而加剧，并出现恶心、呕吐、食欲不振、头痛、心悸、气急，腹部胀气，右下腹隐痛，便血。既往无类似病史，但有反复脓血便史。

2. 体格检查 T 37.2℃，P 88/分，R 25 次/分，BP 170/110mmHg。营养欠佳，慢性病容，消瘦，皮肤苍白，下肢浮肿，口角糜烂。两肺听诊有少量湿性啰音。心音弱，心尖部有Ⅰ级收缩期杂音。腹部膨隆，有移动性浊音，肝下缘超过季肋 1cm，脾未触及。右上腹有压痛，腰区叩击痛。肠蠕动存在。

3. 辅助检查 血常规：RBC 230 万/mm^3，WBC 7600/mm^3，N 66%，L 24%，M 6%，E 4%。尿常规：尿比重 1.012，蛋白（+），红细胞（-），管型（++）。肝功能无异常。尿素氮 39.27mmol/L，肌酐 707.2μmol/L，CO_2 结合力 11.68mmol/L，血糖 5.56mmol/L。

4. 住院后经多方治疗，未见好转，于住院第 19 天出现高热、呼吸困难、神志不清，烦躁不安，血压下降。最后抢救无效死亡。

二、尸体解剖结果

发育好，营养差。两下肢水肿。两侧胸腔积液，右600ml，左200ml，左肺下叶有片状粘连，切面见暗红色泡沫状液体流出。镜下见肺泡充满浆液，间质充血，有灶性出血，肺膜增厚，有较多纤维素渗出物。心包腔积液100ml，心脏外膜粗糙，各瓣膜正常。镜下见心肌间质水肿，心外膜有纤维素渗出，淋巴细胞和单核细胞浸润。腹水1200ml。两侧肾脏缩小，左肾100g，右肾90g，表面呈细颗粒状，被膜不易剥离，切面皮质变薄。镜下见肾包膜增厚，大部分肾小球纤维化及玻璃样变，肾小管缩小，少量肾小球代偿性增大，肾小管扩张，腔内可见蛋白管型，间质纤维组织增生。

三、讨论问题

1. 根据临床病史和尸解所见，对本例做出病理诊断。
2. 病理组织学主要有哪些改变？试解释临床表现。
3. 该病例死因是什么？

（牛海艳　江朝娜）

实验十一

生殖系统和乳腺疾病

【目的要求】

掌握子宫颈癌、葡萄胎、绒毛膜上皮癌、乳腺癌的大体及镜下改变。

【实验内容】

一、大体标本

(一) 子宫颈癌

观察要点　子宫5子宫颈肥大，剖面下唇为甚，黏膜面粗糙不平，呈灰白色，质硬。子宫4、6见有灰白色肿物，浸润生长。子宫体及子宫附件未见明显病变。

(二) 葡萄胎

观察要点　标本取自子宫腔内刮出物，可见刮出物形如葡萄状，大小不一，透亮，并有细长灰白色的蒂彼此相连。

(三) 恶性葡萄胎

观察要点　子宫体积增大，子宫肌层切面见有葡萄状物浸润，伴有出血坏死，葡萄状绒毛突出子宫腔内。

(四) 子宫绒毛膜上皮癌

观察要点　观察要点：子宫体积增大，子宫内壁上见有血肿样肿块（经福尔马林固定后呈灰黑色）突出于子宫腔内，宫11、12标本切面见整个宫腔充满血肿样肿块，在血肿样肿块中，还掺杂有灰白色的组织。

(五) 乳腺癌

观察要点　乳腺全切标本，皮肤呈橘皮样外观，乳头下陷（乳腺2），切面上在乳头下及乳腺内见一灰白色肿物，肿瘤组织向四周脂肪组织呈浸润生长。

(六) 子宫

请自行描述。

(七) 阴茎癌

观察要点　阴茎龟头处有一菜花状肿物，灰白色，并见有坏死，肿物已向深部浸润。

（八）尖锐湿疣

观察要点　取自皮肤之肿物，肿物呈菜花状，可见乳头较尖细（皮11）。

二、玻片标本

（一）子宫颈鳞状细胞癌

观察要点　镜下见宫颈上皮正常结构消失，被癌组织取代，癌组织由异型增生的鳞状细胞构成，核大小不一，深染部分癌细胞形成巢状、条索状，有些癌细胞之间可见细胞间桥。

（二）葡萄胎

观察要点　这是从宫腔刮出的水泡状物切片，镜下可见三种主要改变：①绒毛间质高度水肿；②绒毛间质内的血管消失；③绒毛膜的滋养叶上皮细胞增生。

（三）绒毛膜上皮癌

观察要点　①癌组织有两种成分：一种癌细胞为多角形，胞浆丰富，淡染，细胞界限清楚，细胞核圆或卵圆形，细胞核膜清楚，核染色质呈细颗粒状，似细胞滋养层细胞；另一种癌细胞体积较大，胞浆丰富红染，核大深染，似合体滋养层细胞。②以上两种细胞具有异型性，并互相混杂，呈片块状或条索状排列；③癌组织无绒毛结构，无血管和间质（图2－11－1）。

（四）乳腺髓样癌

观察要点　在结缔组织中可见条索状或大片块状的癌巢，少量癌巢呈腺样，多数呈实性，癌细胞大，胞浆较多，核大呈空泡状，核仁明显，可见核分裂象。

思考题 >>>

1. 子宫颈癌有哪些病理类型？如何蔓延扩散和转移？会引起哪些后果？

2. 试从病理学角度比较葡萄胎、侵袭性葡萄胎及绒毛膜上皮癌的异同点。

3. 乳腺癌常见的病理组织学类型有哪些？如何扩散和转移？

【病例讨论】

一、病史摘要

1. 女性患者，36岁。近2个月来反复咳嗽伴咯血，咯血量多少不等，少者表现为痰中带血丝，多者则为全口血痰，为鲜红色或暗红色糊状，无胸痛，但日渐消瘦伴乏力。曾在当地医院就诊以"上呼吸道感染，支气管炎"而予以抗炎治疗，效果不佳。近一周来自觉呼吸困难伴右胸胀闷，活动时更加明显，门诊检查发现右胸腔积液收住入院。

2. 既往史 患者曾足月顺产一胎，人工流产两次，最近一次发生于半年前，流产后阴道流血淋漓不止。

3. 体格检查 T 37℃，P 92 次/分，R 26 次/分，BP 110/80mmHg，慢性病容，贫血貌。右肺叩诊浊音，听诊呼吸音减弱，左肺闻及干、湿性啰音。

4. 辅助检查 血常规，Hb 60g/L，WBC 10×10^9/L，N 80%，L 20%。右胸腔积液呈草黄色，病理检查未查见肿瘤细胞。X 线见两肺有多个棉花球样结节，界清。

5. 妇科检查 子宫增大如孕两个月大小，阴道后壁见一紫蓝色结节。取结节送病理检查。镜下见结节有异型增生的滋养层细胞，伴大片出血，未见绒毛结构。

6. 患者入院后给予化疗，20 天后复查胸片，肺部病灶体积缩小。住院 1 个月患者出现左上下肢偏瘫伴头痛、呕吐，CT 检查发现右大脑占位性病变，病情逐渐加重，继而出现昏迷。经治疗无效死亡。

二、尸体解剖结果

子宫体积增大，宫腔内可见暗红色不规则结节，肌层可见多个大小不一之出血结节。镜下见宫腔内及肌层结节均为异型增生的滋养层细胞，未见绒毛结构。两肺散在多个暗红色小结节，镜下见结节为异型增生的滋养层细胞伴有出血坏死，未见绒毛结构。右大脑半球见暗红色不规则出血灶，右小脑扁桃体有压痕。镜下见脑组织充血水肿明显，出血灶内有异型增生的滋养层细胞，未见绒毛结构。

三、讨论问题

1. 根据临床病史和尸解所见，做出病理诊断。
2. 你作为临床医师，对本例的诊疗过程中需要与哪些疾病鉴别？
3. 患者的死亡原因是什么？

（牛海艳 王明华）

实验十二

内分泌系统疾病

【目的要求】

掌握非毒性甲状腺肿与毒性甲状腺肿的病理形态特点。

【实验内容】

一、大体标本

（一）非毒性结节性甲状腺肿

观察要点　甲状腺肿大，切面见增生的纤维将甲状腺组织分割成多个大小不等的结节，纤维粗细不均，完全或不完全包绕结节。

（二）毒性弥漫性甲状腺肿

观察要点　甲状腺呈弥漫性肿大，质实，灰红色。切面见增生的大小不一的滤泡，内含多少不等的胶质。

（三）甲状腺腺瘤

观察要点　甲状腺 7 切面可见一个约龙眼大圆形肿物，甲状腺 8 肿物大小为 7cm×5cm×3cm，灰褐色，肿物有完全包膜包裹。

（四）甲状腺腺癌

观察要点　甲状腺 10 切面上见一花生米大小、灰白色结节，界线清。甲状腺 9 癌组织大小为 7cm×5cm×4cm，切面见有出血坏死。

二、玻片标本

（一）毒性弥漫性甲状腺肿

观察要点　甲状腺滤泡呈弥漫性增生，部分滤泡上皮呈高柱状，部分滤泡上皮呈立方状，腔内胶质少，近滤泡上皮的胶质周边都有大小不等的空泡，部分滤泡上皮向腔内呈乳头状突起，间质血管丰富，可见淋巴细胞浸润。

（二）甲状腺腺瘤

观察要点　肿瘤的一侧有纤维包膜，肿瘤由大小不等的滤泡组成，与正常甲状腺滤泡相似，由立方上皮被覆，腔内含有红染的胶质。

思考题 >>>

1. 非毒性甲状腺肿与毒性甲状腺肿在病因、病理变化及临床表现有何区别？
2. 如何鉴别结节性甲状腺肿和甲状腺腺瘤？
3. 简述甲状腺乳头状腺癌的病理特点。

【病例讨论】

一、病史摘要

女性患者，31 岁。因心悸、怕热多汗、食欲亢进、消瘦无力、体重减轻，来院就诊。体格检查：T 37℃，P 98 次/分，R 20 次/分，BP 150/70mmHg。双眼球突出，睑裂增宽。双侧甲状腺弥漫性对称性中度肿大，听诊有血管杂音，心尖部可闻及 I 级收缩期杂音。肺部无异常发现。肝脾未触及。实验室检查：基础代谢率 +57%（正常 −10% ~ +15%）。T_3、T_4 水平升高。甲状腺摄 I^{131} 率最高。入院后行甲状腺次全切除术，标本送病理检查。

二、病理检查结果

肉眼见表面呈分叶状，质实，灰红色，呈新鲜牛肉样外观。镜下见甲状腺滤泡弥漫性增生，滤泡上皮呈柱状，可见小乳头结构，滤泡腔内胶质少而稀薄，可见吸收空泡，间质有淋巴细胞浸润并有淋巴滤泡形成。

三、讨论问题

根据临床病史及病理检查，请做出病理诊断并提出诊断依据。

（牛海艳　王明华）

实验十三

传染病及寄生虫病

【目的要求】

掌握结核病的基本病变及其转化规律，原发性和继发性肺结核的形态特征。熟悉肺外结核病的病理形态；掌握肠伤寒、细菌性痢疾的病理变化特点及其临床病理联系；掌握流脑、乙脑的病理特点，解释它们的临床表现；掌握阿米巴病肠、肝的病变特点，并解释它们的临床表现。

【实验内容】

一、大体标本

（一）原发性肺结核

观察要点　肺 37 标本的肺切面，左肺的下叶有一黄豆大小灰黄色干酪样坏死病灶（原发病灶），同侧肺门和支气管旁淋巴结肿大，切面呈灰黄色干酪样坏死。肺 38 标本，在左肺下叶上端近肺膜下可见黄豆大灰黄色的干酪样坏死灶（原发病灶）。肺 36 标本左上叶有 3cm×3cm 大小的干酪样坏死灶，并有空洞形成，支气管旁淋巴结肿大。

（二）原发性肺结核合并支气管播散

观察要点　在左肺上叶下部靠近肺膜处有一个龙眼大的干酪样坏死灶，边缘不清楚，整个肺叶可见弥漫性芝麻大腺泡状排列的干酪样坏死灶，这是原发性肺结核向支气管播散的结果。

（三）肺粟粒性结核病

观察要点　肺叶切面见弥漫性粟粒样大灰白色圆形病灶，稍隆起，境界清楚。

（四）干酪样肺炎

观察要点　肺切面上可见肺叶呈大片干酪样坏死，灰黄色，质松脆，豆腐渣样。

（五）慢性纤维空洞型肺结核

观察要点　右肺上叶有一鸡蛋大壁厚的空洞，附近肺组织散在灰白色索状或点状病灶。

（六）肺结核瘤

观察要点　均为手术切除的肺组织，肺尖处见一鸽蛋大球形病灶（直径约为3cm），灰白色，呈同心圆状结构，病灶与周围组织界限清楚。肺45病灶中央干酪样坏死物质已脱落。

（七）局灶型肺结核

观察要点　在肺尖有一花生米大灰白色质实的病灶，境界尚清楚。

（八）浸润型肺结核

观察要点　左肺上叶有拇指头大、质实、灰白色病灶，不规则形，境界不清。

（九）肾结核

观察要点　肾脏切面可见多个散在性的灰黄色坏死灶，质松脆，似干酪，部分排出形成空洞，肾盂粗糙。

（十）肠结核

观察要点　小肠的黏膜面见多个病灶，黏膜皱襞消失，灰白色，中央有溃疡形成，溃疡呈横带状，其长径与肠轴垂直，溃疡边缘参差不齐。

（十一）肠伤寒（髓样肿胀期）

观察要点　回肠黏膜面集合淋巴小结及孤立淋巴小结明显肿胀，突出，呈脑回状，灰红色。

（十二）慢性细菌性痢疾

观察要点　黏膜增生呈不规则突起，表面附着灰白色膜状物，并可见小片坏死脱落，形成不规则的浅表性溃疡，肠壁明显增厚。

（十三）脾粟粒性结核病

观察要点　脾表面、切面见粟粒大小的灰白色病灶弥漫分布。

（十四）化脓性脑膜炎

观察要点　大脑蛛网膜下隙有灰黄色脓液积聚，尤以脑沟为显著，脑沟变浅，脑回变宽，延脑有暗红色出血灶。

（十五）结肠阿米巴痢疾

观察要点　结肠黏膜有散在溃疡，溃疡边缘有少许破棉絮样坏死物，溃疡呈潜行状，溃疡之间的黏膜正常。

二、玻片标本

（一）肺增殖性粟粒性结核病

观察要点　肺组织散布多数圆形小病灶，该病灶由上皮样细胞、朗汉斯巨细胞和淋巴细胞构成，朗汉斯巨细胞体大，胞核多个，且多数排列在细胞边缘，似马蹄状，上皮样细胞胞浆丰富，细胞界限不清，核椭圆形，淡染（图2-13-1）。

（二）肺结核的渗出性、坏死性病变

观察要点　肺组织切片中有散在性的小结节，小结主要由均质无结构的坏死物组成，周围的肺泡腔内可见炎细胞浸润。

（三）结核性淋巴结炎

观察要点　淋巴结结构被破坏，有散在的结节性病灶，有的结节中心可见干酪样坏死；有的主要由上皮样细胞及朗汉斯巨细胞组成，外有多量的淋巴细胞浸润；有的已趋向纤维化。

（四）流行性乙型脑炎

观察要点　脑组织内血管扩张充血，淋巴细胞呈袖套状浸润（67之1号片），其血管周围间隙增宽，神经细胞肿胀，尼氏小体消失，个别细胞发生坏死。另外可见着色淡略呈网状结构的软化灶。神经胶质细胞增生，呈弥漫性或聚集成群。

（五）化脓性脑膜炎

观察要点　蛛网膜下隙血管扩张充血，并有大量嗜中性粒细胞、浆液等炎症渗出物聚集，脑实质组织未见明显病变（图2-13-2）。

（六）结肠细菌性痢疾

观察要点　肠黏膜表面上皮坏死与渗出的纤维素、中性白细胞、红细胞与细菌一起形成假膜，黏膜下层充血水肿，中性白细胞浸润。

（七）结肠阿米巴痢疾

观察要点　结肠黏膜表面组织部分坏死脱落，形成一似烧瓶状缺损，深达黏膜下层。在溃疡底可见阿米巴滋养体（注意其大小、染色），溃疡边缘有少量炎细胞浸润（图2-13-3）。

思考题

1. 试述结核病的基本病变及其转化规律。
2. 原发性肺结核的病变特点如何？它与继发性肺结核有何不同？
3. 继发性肺结核的分类及其主要病变特点如何？
4. 伤寒的基本病变如何？肠伤寒的病变可分几期？各期有何特点？
5. 急性细菌性痢疾的病变特点及临床联系如何？
6. 后天性梅毒的病变发展可分几期？各期有何特点？
7. 流行性脑脊髓膜炎与流行性乙型脑炎的病变特点有何不同？
8. 肠阿米巴病的病变特点及临床疗效如何？

9. 试比较肠结核、肠伤寒、细菌性痢疾、肠阿米巴病时肠溃疡的好发部位、形态特点及临床表现上有何异同。

10. 如何区别阿米巴性肝脓肿和细菌性肝脓肿?

【病例讨论】

一、病史摘要

1. 男性患者，22 岁，农民。15 天前因受凉、发热、头痛到当地卫生院看病，接诊医生即按感冒治疗，症状没有改善，反而头痛更加剧，呈刺跳痛，尤以前额为甚。5 天前开始出现呕吐，呈喷射状，随后感到双下肢麻木无力。即急诊入院。

2. 既往史　小时候曾患过结核病。

3. 体格检查　痛苦面容，昏昏欲睡，懒言少语。T 38.5℃，P 24 次/分，R 88 次/分，BP 128/86mmHg。两肺呼吸音粗，闻及啰音。心律整。腹部有压痛，无反跳痛。颈硬，克氏征阳性。

4. 实验室检查　WBC 9.2×10^9，N 59%，L 41%。脑脊液检查：潘氏试验（＋），WBC 2×10^6/L，葡萄糖 1.79mmol/L，蛋白 1.08/L，氯化物 110mmol/L。X 线检查：右肺上叶有一个结节状、边缘模糊的云雾状阴影。脑部 CT 检查结果汇报未见异常。

5. 临床诊断　肺部感染，病毒性脑炎未能排除。给予大量抗生素及其他对症治疗。入院第五天，上午患者继续高热，烦躁不安，下午渐渐转入昏迷，最后抢救无效，呼吸心跳停止死亡。

二、尸体解剖结果

1. 肺　右肺上叶有一结节状病灶，呈灰黄色，可见小空洞形成。镜下见病灶处多量干酪样坏死，坏死周围有上皮样细胞，朗格汉斯细胞及淋巴细胞浸润，周围肺泡腔内有较多浆液渗出，抗酸染色可见较多阳性杆菌。

2. 脑　大脑脑沟变浅，脑回增宽，蛛网膜下隙可见多量灰黄色及灰白色渗出物，小脑扁桃体有压痕。镜下见脑组织水肿明显，蛛网膜及软膜小血管扩张充血，内有多量淋巴细胞浸润，其中有多个由上皮样细胞、朗汉斯巨细胞和干酪样坏死构成的病灶散在分布。

3. 肾、脾　均可见多量灰黄色及灰白色粟粒大小的病灶，镜下所见与上述器官一样。

三、讨论问题

1. 根据临床和尸解所见，患者患得主要疾病是什么?
2. 该疾病的基本病变及其转化规律如何?
3. 患者的死亡原因是什么?

（牛海艳　王明华）

第三篇　医学机能学

实验一

机能学实验概述

一、机能学实验的定义与范畴

机能学实验是一门主要研究生命机体（包括人和动物）在正常情况下及疾病或药物作用下，机体的生理功能和代谢变化及其发生发展规律的实验性科学。它是一门实践性很强的实验性科学，这门医学专业基础课程，主要涉及生理学、药理学和病理生理学三门课程的内容。

生理学、病理生理学和药理学同属机能学科，三者在实验研究和实验教学方面有很大的相似性，基本以动物为实验对象，都是以观察器官功能和代谢变化为主的动物实验研究。

动物实验按照实验的时间长短可分为急性实验（一天内），亚急性实验（几天或1周以上）和慢性实验（几个月或更长时间）。

（一）急性动物实验

急性动物实验是在较短时间内通过复制疾病和病理过程的动物模型，观察其机能和代谢变化。不需无菌操作，适用于某些病程较短的病理过程观察和分析，教学中多采用此类实验。

（二）慢性动物实验

慢性动物实验则需在无菌操作情况下，给动物施加短期或长期的致病因素，在致病因素造成的损害基本稳定、动物比较接近自然活动状态时再进行实验研究观察，这样可获得较为系统的实验资料。此外，机能学动物实验还可分为整体实验和离体实验两种形式。

二、机能学实验目的

机能学实验主要是通过学生对动物实验的基本技术操作，以达到验证和巩固所学的基本理论。在实验过程中培养学生客观地对事物进行仔细观察、比较、分析和综合的能力，独立思考、分析问题及解决问题的能力，培养学生具有科学的思维方法和认真的工作态度，团结合作及实事求是的工作作风，并掌握最基本的操作技能。

三、机能学实验的基本要求

（一）实验课前

（1）仔细阅读本实验教程，了解实验的目的、要求、步骤和操作程序。充分理解实验设计原理，预测实验结果。

（2）设计好实验原始记录的表格。

（3）结合实验内容复习有关理论知识。

（4）预测实验过程中可能会出现的问题，并制定预案。

（二）实验课中

（1）按照实验操作规程认真进行实验。应培养独立操作、独立思考和独立解决问题的能力。

（2）要养成严谨的科学态度、对实验操作严格要求，实验器材的安放整齐稳妥、有条不紊。保持实验室的整齐、清洁、安静，不要高声讨论问题，影响他人实验。

（3）要认真观察实验发生的结果和现象，想一想为什么会出现这种现象，并真实客观地记录实验结果，加上必要的文字注释，有时还需要绘制图形或曲线进行分析。实验中的每项结果都应随时记录，必要时可进行描记、拍摄等，不可单凭记忆，以免发生遗漏或错误，更不可随意修改。

（4）实验中取得的结果应考虑：

①取得了什么结果？与预测的结果是否相符？

②为什么出现这种结果？

③这种结果有什么生理意义？

④出现非预期结果的可能原因是什么等。

（三）实验课后

（1）将实验用具整理就绪，如果器械有损坏或丢失，应立即报告负责带教的教师。

（2）动物尸体、标本、纸片和废品应放在指定地点，不要随地乱丢。

（3）搞好实验室的清洁卫生工作，离开实验室前应关灯、关窗、关水龙头。

（4）认真整理实验结果并独自撰写实验报告，按时交给带教教师评阅。实验报告中应尽可能使用原始结果，若原始记录结果图只有一份，可采用复印等方法加以解决。实验报告的书写是培养科学思维和严谨求实科学作风的一种途径，应认真对待，反复推敲，不断提高书写实验报告的写作技巧和水平。

四、机能学实验报告的格式和写作要求

实验报告是对实验的总结，是表达实验研究成果的一种形式。书写实验报告是一项重要的基本技能训练，是学习书写论文的基础。它不仅有利于总结每一次实验，更

重要的是有利于培养和训练学生的逻辑思维能力、综合分析数据能力和文字表达能力。通过书写实验报告，可以熟悉撰写科研论文的基本格式，学会绘图制表方法，学习如何应用有关理论知识和查阅相关文献资料，对实验资料进行整理分析，得出实验结果；培养学生独立思考、严谨求实的科学作风。

书写实验报告应注意内容真实准确、文字简练、通顺，书写清洁、整洁，标点符号、单位度量准确，规范。

（一）实验报告的一般格式

（1）姓名、专业、年级、班级、组别、学号（此项写在实验报告本的封面）。

（2）实验序号、题目、日期、室温和湿度。

（3）主要操作者和合作者。

（4）实验对象。

（5）实验目的。

（6）实验步骤。

（7）实验结果。

（8）讨论。

（9）结论。

（二）实验报告的书写要求

1. 实验序号和题目 实验题目要能够明确表达实验的内容。

2. 实验对象

（1）人 注明性别、年龄、职业、健康状况。

（2）动物 注明来源、种属、性别、年（周）龄、体重、毛色、数量、健康状况。

3. 实验目的 相当于论文前言部分，但不要求提供背景。要直截了当地说明为什么要进行该项实验，解决什么问题，具有什么意义。

4. 实验步骤 通常按时间顺序用序号列出每一步操作，说明实验方法、实验过程中的具体步骤。

5. 实验结果 实验结果是实验中最重要的部分。应将实验中所观察到和记录到的现象忠实、正确、详细地记述下来。在实验完成之后，应对实验过程中观察到的现象和原始记录的资料和数据进行认真的核对，系统分析，对数据进行统计学处理，形成实验结果。实验结果可选用适当的表格、图表、曲线的方式，加上必要的简明扼要的文字叙述。

6. 讨论 对实验结果的讨论是根据已知的理论知识对本实验结果进行实事求是、符合逻辑的分析推理，从而推导出恰如其分的结论，最好能提出实验结果的理论意义和应用价值。如果实验出现非预期的结果，绝对不能舍弃或随意修改。要对"异常"的结果进行分析研究，找出出现"异常"结果的原因。有时，正是从某种"异常"的结果中发现新的有价值的东西，从而实现新的理论的建立，或者对实验技术的改进等。

　　7. 结论　　结论应与本次实验目的相呼应。结论是从实验结果和讨论中归纳出概括性的判断，即是本次实验所能验证的理论的简明总结。实验结论不是实验结果的简单重复，不应罗列具体的结果，也不能随意推断和引申。如果实验结果未能说明问题，就不应勉强下结论。

（高凌峰）

实验二

常用实验仪器

生理科学的发展离不开仪器的进步。近年来，随着计算机技术的迅猛发展和普及，生物信号实时采集技术日趋成熟，生物信号采集处理系统已占据主导地位，并在机能学实验中得到普及应用和不断发展与完善。

一、BL-410/420E 生物机能实验系统

在生理学、药理学、病理生理学实验中，需要对实验对象的各项生理指标进行观察、记录和测量。BL-410/420E 生物机能实验系统，可以实时记录实验对象的各种生物信息如神经干动作电位、心电、血压、张力、呼吸等，并且可以对这些信息进行存储及分析等处理。该系统是由成都泰盟科技有限公司研制开发的生物机能实验系统，是目前国内比较先进的产品。BL-410/420E 生物机能实验系统主要由以下三部分组成：IBM 兼容微型计算机、BL-410/420E 系统硬件（BL-410 多功能硬卡/ BL-420E 外置机箱）、BL-NewCentury 生物信号显示与处理软件。

实验所观察的生物信息经 BL-410/420E 硬件系统采集、放大、滤波等处理后，进入计算机，由系统软件对生物信号进行显示、记录、存储、分析处理及打印输出等。

（一）系统硬件

BL-410 多功能硬卡安装在机箱内。

BL-420E 生物机能实验系统为外置式的机箱，通过 USB 接口与计算机相连（图 3-2-1）。

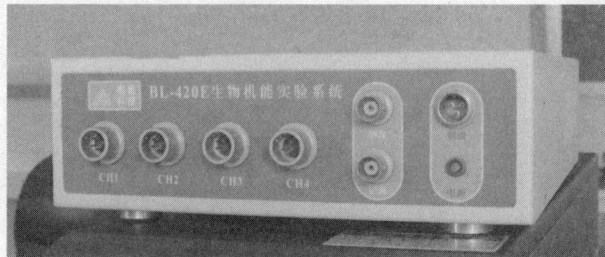

图 3-2-1 BL-420E 生物机能实验系统机盒

BL-420E 的前面板（图 3-2-2）。有 4 个信号输入接口、1 个触发输入接口、1 个记滴输入接口、一个电源指示灯和 1 个刺激输出接口。BL-410 的前面板缺少电源指

示灯，其余与 BL – 420E 相同。

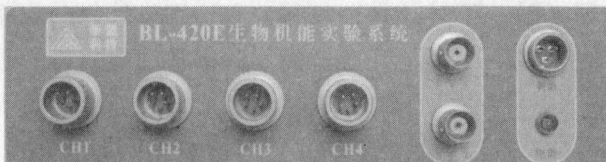

图 3 – 2 – 2　BL – 420E 生物机能实验系统前面板

其中，CH1、CH2、CH3、CH4 为生物信号输入接口，可连接引导电极、压力换能器、张力换能器等，这些接口及刺激接口的插座内均有凸槽，在拔插接头时需注意。

BL – 420E 的背面板（图 3 – 2 – 3），其左边上部为电源开关，下部为电源接口；中间下部为监听输出接口，与计算机音箱相接则可传出所引导的生物信号的声音；右边下部为一 USB 接口，通过 USB 接口线与计算机的 USB 接口相连。

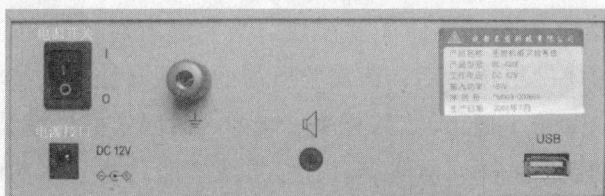

图 3 – 2 – 3　BL – 420E 生物机能实验系统后面板

（二）系统软件操作界面

1. BL – NewCentury 软件窗口主界面介绍　BL – NewCentury 软件是以中文 Windows 视窗为软件平台，其操作界面全中文图形化，使用方法直观、简便（图 3 – 2 – 4）。

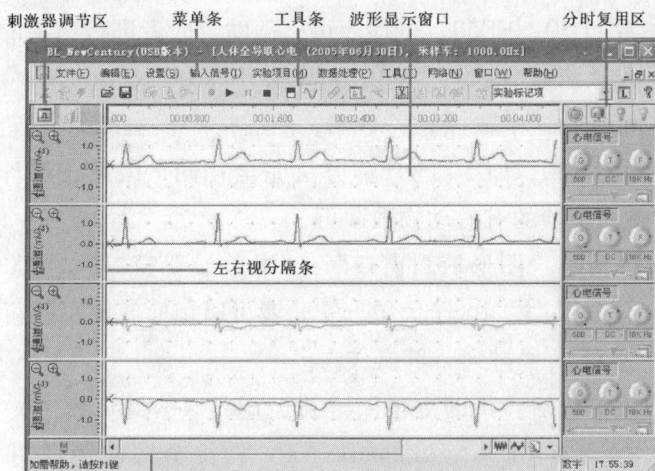

图 3 – 2 – 4　生物信号显示与处理软件主界面窗口

(1) 菜单条 显示9个顶层菜单条：文件（F）、设置（S）、输入信号（I）、实验项目（M）、数据处理（P）、工具（T）、网络（N）、窗口（W）、帮助（H）。用鼠标左键点击即可依次弹出各级子菜单。下面介绍实验中常用到的菜单项。

①设置 设置菜单中包含有工具条、状态栏、实验标题、实验人员等22项菜单选项。其中，选择实验标题菜单项可以在弹出的"设置实验对话框"中输入实验标题；选择实验人员菜单项可以将本次实验组成员的姓名及组别输入到弹出的"实验组及实验组员名单输入"对话框。这两项菜单项的改变将体现在剪辑页的打印结果中。

②输入信号 该菜单项共有1~4通道的4个子菜单。每个通道的子菜单均有"动作电位"、"神经放电"、"压力"、"张力"等与各种生理指标相应的子菜单命令。实验者可以根据前面板上所选用的通道相应地在此选择通道的输入信号类型。选好通道的输入信号类型后，用鼠标单击工具条上的"开始"命令按钮，就可启动实验。

③实验项目 包含有"肌肉神经实验"、"循环实验"、"呼吸实验"等10个子菜单，每1个子菜单又包含若干具体实验模块。当实验者对该菜单项的最底层的子菜单——具体的实验模块做出选择后，该实验所需的各项参数，系统将自动设置，包括信号采样通道（默认为第1通道）、采样率、增益、时间常数、滤波及刺激器参数等。同时系统将自动启动数据采样，使实验者直接进入实验状态。该功能可以使实验者在较理想的实验条件下快速进入实验状态进行实验。

④数据处理 数据处理菜单项包含的各子菜单项是帮助实验者对实验的数据结果进行各项处理。包括有"微分"、"积分"、"频率直方图"、"心率曲线"、"计算直线回归方程"、"t 检验"、"半衰期"、"计算 PA2、PD2、PD2'"、"计算药效参数 LD50、ED50"等20项命令。

如在实验项目"药物半数致死量（LD50）及半数有效量（ED50）"中，本菜单项中的"计算药效参数 LD50、ED50"的命令可以帮助实验者进行药物的半数致死量及半数有效量的计算。选择该命令后，"使用 Bliss 法计算 LD50（ED50）"对话框将弹出，实验者按照要求在相应的框中输入相关数据，然后按"实验结果"按钮，系统将自动计算出所需数值。因 LD50、ED50 的计算方法完全相同，因此，在计算 ED50 时，在"死亡动物数"列输入实验的有效动物数即可。

⑤窗口 本菜单项的"图形剪辑窗口"、"参数设置窗口"、"X－Y 输入窗口"、"区间测量数据显示窗口"共四个子菜单，实验者可以切换使用不同窗口。并对这些窗口进行"层叠"、"平铺"、"排列"等操作。

⑥帮助 帮助菜单包括"帮助主题"、"关于 BL－NewCentury（A）"两个命令。其中，"帮助主题"包含有 BL－NewCentury（A）软件全部使用说明书，提供使用者查阅。

(2) 工具条 共有21个常用工具的快捷按钮。表3－2－1为学生实验中部分最常用按钮的功能及用途。

表 3 - 2 - 1　BL - NewCentury 软件的常用工具条按钮功能一览表

图标	名称	功能	备注
	打开	打开已存储的原始数据文件	文件只能在程序中打开，在 Windows 中不能直接打开
	开始	在确认输入信号类型后，开始实验	启动波形显示
	停止	结束当前实验，停止实验记录	系统恢复到开机时的默认状态
	区间测量	测量选定区域内时程、最大值及最小值等	点击鼠标右键可以取消测量状态
	图形剪辑	剪辑一段图形并发送到图形剪辑窗口中	该功能只有在实验暂停状态或数据反演时才能使用
实验标记	实验标记	编辑实验标记、选择标记并添加到波形曲线旁边	包括标记选择列表和实验标记编辑对话框

（3）波形显示窗口　显示生物信号的波形，有 4 个显示通道，每个显示通道相对应于前面板上的生物信号输入接口。图 3 - 2 - 5 是波形显示窗口的其中一个通道及通道的基本信息。在某一通道上双击鼠标左键，可将这一通道窗口最大化。用鼠标左键拖动通道分隔条可以调节该通道的高度，双击鼠标后可恢复原状。

每一个通道的左边是标尺调节区。标有该通道的名称、所记录的生物信号的单位及标尺刻度。用鼠标上下移动标尺零点，则通道基线随之移动，可将图形调整至最佳位置。

图 3 - 2 - 5　波形显示窗口的一个通道及通道基本信息

（4）刺激器调节区　有两个按钮命令，分别是进行设置电刺激器参数及启动、停止电刺激用。用鼠标左键点击刺激器参数图标即可弹出一个对话框。在对话框里可以对电刺激的模式、方式、波宽、波间隔及刺激频率等进行设置。

（5）分时复用调节区　有四个不同的区域：控制参数调节区、显示参数调节区、通用信息显示区、专用信息显示区，分别有四个不同按钮切换。其中最常用的控制参数调节区是显示对应通道的信号类型及其数值，并有增益调节“G”、时间常数调节“T”、滤波调节“F”、扫描速度调节等功能键。这些功能键通过单击鼠标左、右键来控制。

（6）数据滚动条及反演按钮区　可快速查找和定位记录的信息，调节四个通道的扫描速度。

（7）左右视分隔条　移动分隔条可将波形显示窗口分隔为左、右两个视窗。其功能为可同时观察比较两个不同时间段内的信号图形而不影响正在进行的实验。其中，左侧视窗为过去时段的波形，而右视窗为正在进行记录的波形。该分隔条功能在数据反演时亦可使用，即左、右窗口显示的是两个不同时段内所记录的信号图形。

BL－NewCentury 软件使用的总原则是：当菜单各级命令及按钮命令如以灰色雕刻效果出现时，则表明当前状态下该命令或按钮不能使用。

2. 图形剪辑窗口介绍　在本窗口中，可以对实验结果进行一些基本的图形编辑操作。有两种方法可以进入图形剪辑窗口：一是在点击工具条上的"图形剪辑"命令按钮后自动进入；另一种是在菜单条上的"窗口"，选择子菜单"图形剪辑窗口"命令即可。退出图形剪辑窗口的方法是选择图形剪辑工具条上的退出命令按钮。图形剪辑窗口界面分为图形剪辑页和图形剪辑工具条（图3－2－6）。

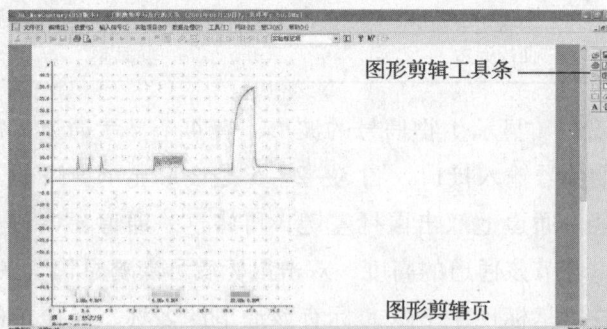

图 3 - 2 - 6　图形剪辑窗口

（1）图形剪辑页　借助图形剪辑工具可在此拼接和修改从主界面的原始数据通道剪辑过来的波形图。

（2）图形剪辑工具条　包含 12 个与图形剪辑相关的命令按钮。当进入图形剪辑窗口的时候，工具条上的大部分命令按钮是处于灰色的不可用的状态，只有在图形剪辑页上的任意位置单击鼠标左键后，工具条上的命令按钮才可使用。图形剪辑工具条的功能（表3－2－2）。

表 3 - 2 - 2　图形剪辑窗口常用工具条按钮功能一览表

图标	名称	功能	备注
	打开	打开存储的图形文件	
	另存为	将当前剪辑页以图形文件形式存贮	该图形文件可以在图形剪辑页中重新打开，也可以在 Windows 的其他图像应用软件中打开和使用
	打印	打印当前剪辑页	将打印包括设置好的实验标题、实验组及成员姓名等

续表

图标	名称	功能	备注
↺	撤销	撤销上一条操作功能命令（粘贴、刷新、选择并移动、擦除、写字等）	
▯	刷新	清空整个剪辑页	
⬚	选择并移动	选择一块区域进行移动或复制到剪辑页的其他位置	当选择该命令后，剪辑页中鼠标的位置将变成中空的 + 字，点击鼠标移动框住选择的区域，再将鼠标移动到该区域上即可移动该选择区域。
⬕	擦除	擦除选择的区域	当选择该命令后，鼠标的位置将变成中空的 + 字，点击鼠标移动框住选择的区域，松开鼠标后将擦除选择的区域
A	写字	在剪辑页中写字，功能同"Word"文本框	当选择该命令后，鼠标的位置将变成中空的 + 字，点击鼠标移动框住选择的区域，松开鼠标后将出现一个矩形的写字区域，有一文本光标在写字区域内闪烁指定写字位置
⬛	退出	退出图形剪辑页，恢复原始数据通道窗口	唯一退出图形剪辑页的方法

建议实验者在完成实验记录后，才用此图形剪辑功能，否则可能会影响实验原始数据的正常记录。

（三）操作步骤

1. 开机 开启计算机，打开 BL－420E 生物机能实验系统背面的电源开关（BL－410 无电源开关）。

2. 运行软件 在 Windows 桌面上，鼠标双击"BL－420E＋生物机能实验系统"快捷图标，进入 BL－NewCentury 软件的主界面。

3. 开始实验及结束实验记录 确定连接好各传感器及输入线后，则可以进行以下操作。

（1）在菜单条项上选择"输入信号"，在弹出的下拉式菜单中选定通道（与前面板上的输入接口通道对应），及通道的输入信号类型。然后在工具条中选择"开始"按钮，启动波形显示进入实验。

开始实验的另一个途径是菜单条上选择"实验项目"，在下拉式菜单中依次选定实验内容后，系统将自动启动波形显示进入实验状态（默认第一通道）。

（2）当完成本次实验的所有观察项目后，选择工具条上的"停止"按钮，此时将弹出一个提示保存本次实验的对话框，实验者给文件起名后确认保存，结束本次试验。

例 1 神经干动作电位的引导实验

方法 1：

（1）将神经干标本置屏蔽盒中，引导线连接至系统前面板的 CH1 通道接口。

（2）依次选择菜单条项中"实验项目"——"肌肉神经实验"——"神经干动作

电位的引导"。

方法 2："输入信号"——"通道 1 选择"——"动作电位"，点击工具条上的"开始"命令按钮。

例 2 家兔动脉血压的观察

方法 1：

（1）在前面板的输入接口 CH2 安装好血压传感器。

（2）依次选择菜单条项中"实验项目"——"循环实验"——"兔动脉血压调节"。

方法 2："输入信号"——"通道 2 选择"——"压力"，点击工具条上的"开始"命令按钮。

（3）实验过程中的一些操作 如遇到观察的图形幅度小，则可适当调节控制参数调节区上的"G"增益按钮；调节扫描速度调节键则可改变扫描信号的速度；当需要在实验的某个阶段进行标记时，可选择特殊实验标记项或使用通用实验标记按钮。

（4）图形剪辑 结束实验观察记录后，往往需要对大量的实验结果进行图形剪辑。其步骤为：

①打开存贮的实验文件，利用数据滚动条将感兴趣的波形区域停留在显示屏上。

②选择"图形剪辑"按钮，通过点击鼠标左键并拖动选择出波形后，图形剪辑窗口将自动弹出，选择的图形出现在图形剪辑页的左上角。这时，可以用鼠标将图形移动到剪辑页适当的位置。用鼠标左键在剪辑页上任意位置点击一下后，将激活各个剪辑工具，从而可以对剪辑的图形进行编辑。

③点击图形剪辑工具条上的"退出"按钮，将退出图形剪辑窗口。

④重复以上步骤则可剪辑到多段图形后，点击图形剪辑工具条上的"打印"或"存盘"均可。

二、常用换能器

换能器是一种能将机械能、化学能、光能等非电量转换为电能的器件或装置。在生物医学实验研究中，有许多被测参量是非电量，如血压、心搏、肌肉收缩、温度变化等。为了便于记录和分析上述各被测参量，必须用换能器将它们转换成电参量。换能器的种类很多，如压力换能器、张力换能器、心音换能器、呼吸换能器等。机能学实验中最常用的是前两类换能器。

（一）压力换能器

1. 用途与原理 这类换能器主要用于测量血压、中心静脉压、胃肠道内压等。换能器内部有一平衡电桥，该电桥的一部分由敏感元件构成，它可以把压力的变化转换成电阻值的变化。当外界无压力时，电桥平衡，换能器输出为零。

当外界压力作用于换能器时，敏感元件的电阻值发生变化，引起电桥失衡，从而换能器产生电信号输出。电信号的大小应与外加压力的大小呈线性相关（图3－2－7）。

2. 使用方法　测血压前，应从换能器的侧管，缓缓注入抗凝液体，并排尽换能器内的气泡。将换能器与大气相通，调节换能器上的调零旋钮，使直线保持与基线重叠，以此来确定此时的压力为零。再将换能器与充满抗凝液体的测压导管相通，即可进行压力测量。用完后应及时清除换能器内的液体或血液，并用蒸馏水洗净晾干。

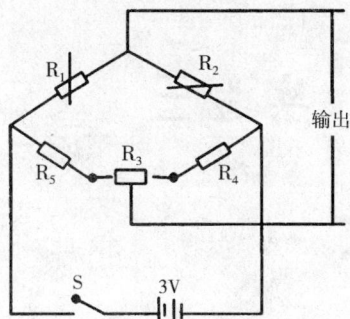

图3－2－7　换能器原理图

3. 注意事项　压力换能器有一定的测压范围，使用时应注意被测压力的大小。对超出检测范围的压力不宜测量；换能器应水平固定在支架上，其高度与被测动物心脏处于同一水平，不得随意改变其位置；在正式记录前，换能器应预热30min，待零位稳定后方可进行测量；另外，在压力换能器构成闭合测压管道系统时，严禁用注射器通过侧管，向闭合测压管道内用力推注，以免损坏换能器；使用中要轻拿轻放，避免摔、碰及剧烈震动。

（二）张力换能器

1. 用途与原理　主要用于记录肌肉收缩、离体肠管收缩、心肌收缩等曲线。其工作原理与压力换能器相似。张力换能器把张力信号转换成电信号输出。张力换能器有多种规格，根据被测张力的大小选用合适量程的换能器。常用的有5g、10g、30g、50g、100g。

2. 使用方法　用丝线把实验对象与换能器的应变梁相连，尽量使受力方向与应变梁的运动方向一致，并且在同一条直线上，开启记录装置，选择适当的灵敏度，即可描记收缩曲线。

3. 注意事项　张力换能器有一定的测力范围，超出此范围的张力不宜测量，以免损坏换能器。实验过程中，应防止水滴进入换能器内部；在安装调整实验装置时，不要用手压或碰撞应变梁，以免变形太大，影响灵敏度或损坏；换能器应水平安装在支架上；在正式记录前，换能器应先通电预热30min，以确保精度；在测量时应避免风直接吹在测量物体上。

（吉丽敏　高凌峰）

实 验 三

常用实验器械

手术器械是机能学实验过程中的必备物品。正确掌握各种常用手术器械结构及性能，是顺利完成机能学实验的基本保证。

一、哺乳类动物手术器械

（一）手术刀

手术刀由刀柄和刀片两部分组成。刀柄、刀片有不同型号，可根据手术部位及性质进行选择。实验过程中，手术刀主要用于切开皮肤和脏器及软组织。手术刀的正确执法一般有四种（图3-3-1a、b、c、d）。

1. 执弓式（图3-3-1a）是最常用的一种执刀方式，动作范围广而灵活，主要用于颈部、腹部等切口。

2. 执笔式（图3-3-1b），用力轻柔，操作灵活准确，用于短小、精细切口。

3. 握持式（图3-3-1c），全手握持刀柄，拇指与示指紧捏刀柄刻痕处。用于范围广、组织坚厚的切口。

4. 反挑式（图3-3-1d），刀刃向上挑开，以免损伤深部组织。

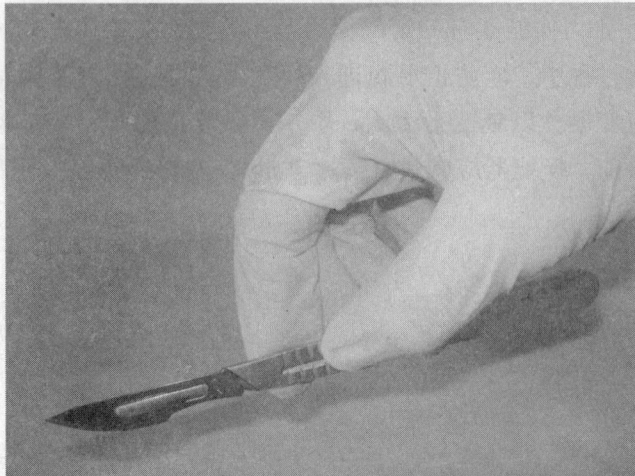

a.

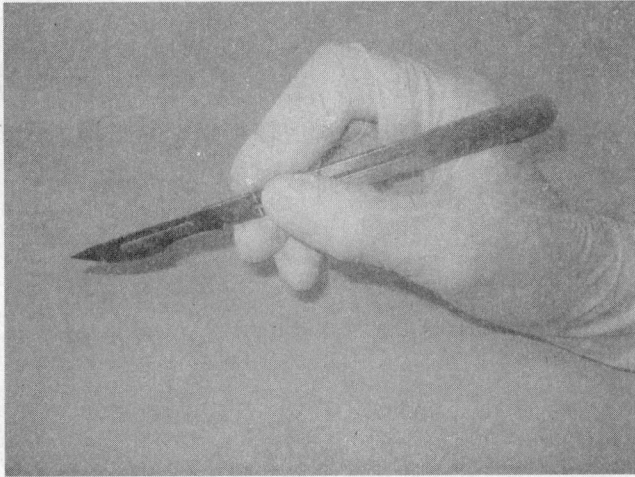

b.

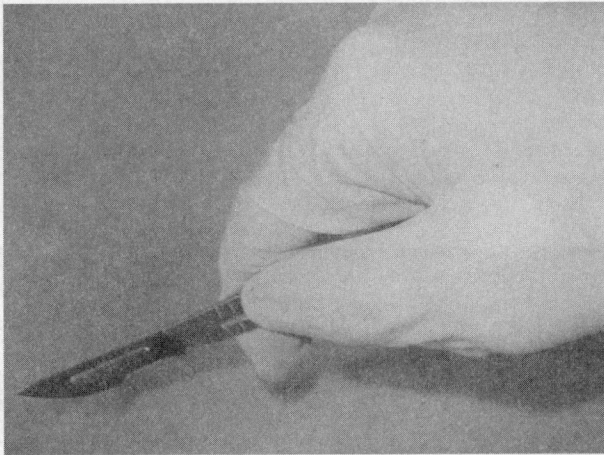

c.

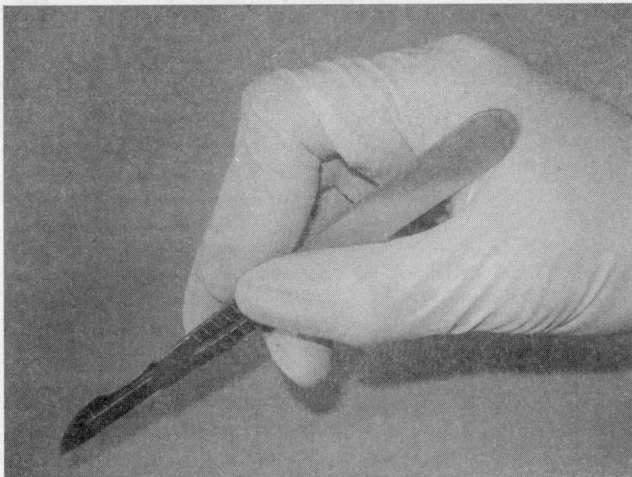

d.

图 3 - 3 - 1　手术刀的正确执法

（二）剪刀

常用剪刀有手术剪、眼科剪、粗剪等。手术剪又称为组织剪，可分弯、直两种，主要用于剪皮肤、筋膜、肌肉等组织。眼科剪较精细，易损坏，只能用于剪神经、血管、输尿管、薄膜等细软组织。粗剪为日常普通剪，一般用于剪毛、线、骨头等坚硬物质。剪刀的正确执法（图3-3-2a、b）。

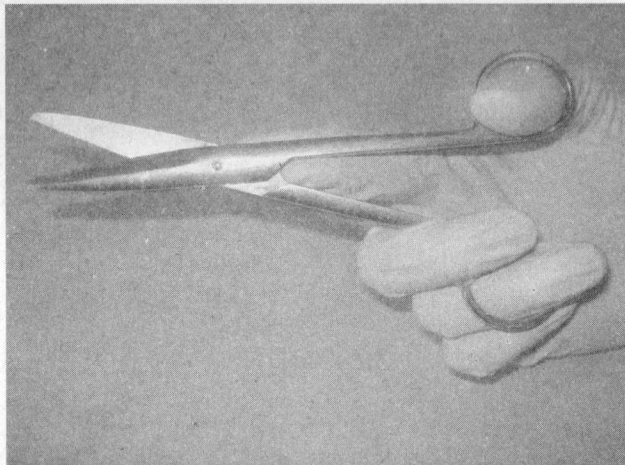

a.

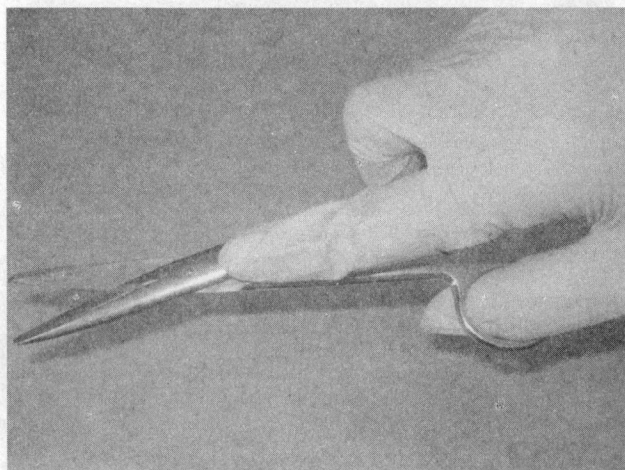

b.

图3-3-2 剪刀的正确执法

（三）镊子

常用镊子有有齿镊、无齿镊及眼科镊三种。有齿镊，前端有齿，主要用于夹持皮肤、皮下组织、筋膜等坚韧组织，不可用于夹持血管、神经、脏器等脆弱组织。无齿镊，前端平，其尖端无钩齿，可用于夹持组织、脏器及一些细软组织。眼科镊较小巧，主要用于夹持血管等细软组织。镊子的正确执法（图3-3-3）。

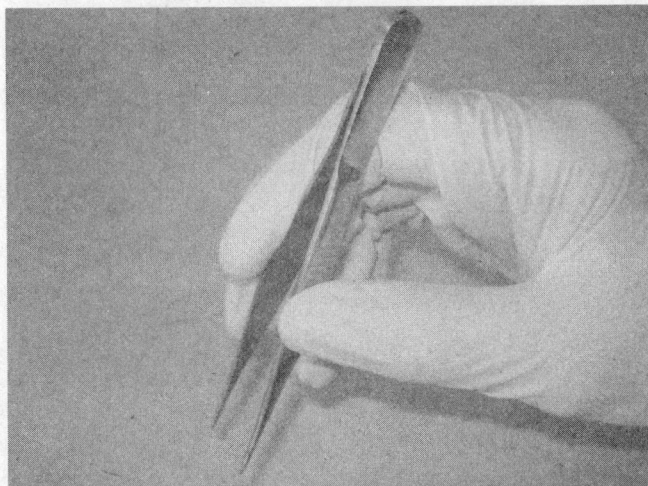

图 3 - 3 - 3 镊子的正确执法

(四) 钳子

常用钳子有组织钳、血管钳、咬骨钳等。组织钳因其头端有细齿故又称鼠齿钳，主要用于夹持和牵拉皮肤、筋膜。血管钳又称止血钳，有直、弯两种，可用于钳夹血管及出血点，也可以用于分离筋膜、肌肉等组织。咬骨钳则用于打开颅腔和骨髓腔时咬切骨质。钳子正确执法同剪刀。

(五) 其他 (图 3 - 3 - 4)

1. 动脉夹 为一有弹性的夹子，常用于动脉插管时夹闭动脉，阻断血流。

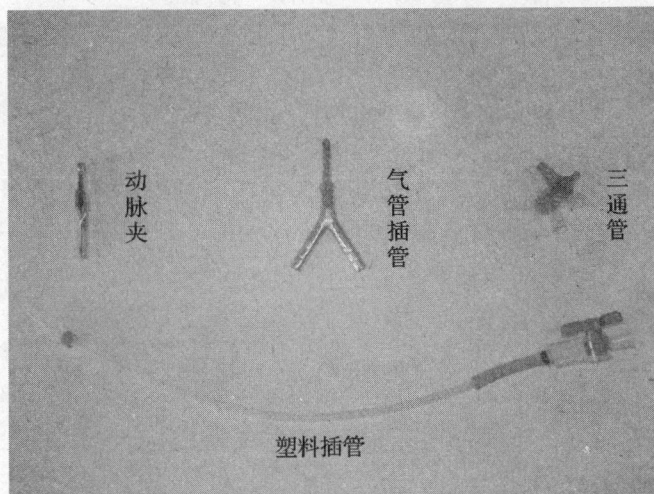

图 3 - 3 - 4 动脉夹、气管插管等器械

2. 气管插管 呈 Y 形管，在动物实验过程插入气管，以保证动物呼吸通畅，便于

实验记录。

3. 塑料插管 由粗细不等的塑料管制成,可用于动脉、静脉、输尿管等插管。

4. 三通管 实验过程中可根据需要改变液体流动方向,主要用于静脉给药、输液等。

二、蛙类动物手术器械

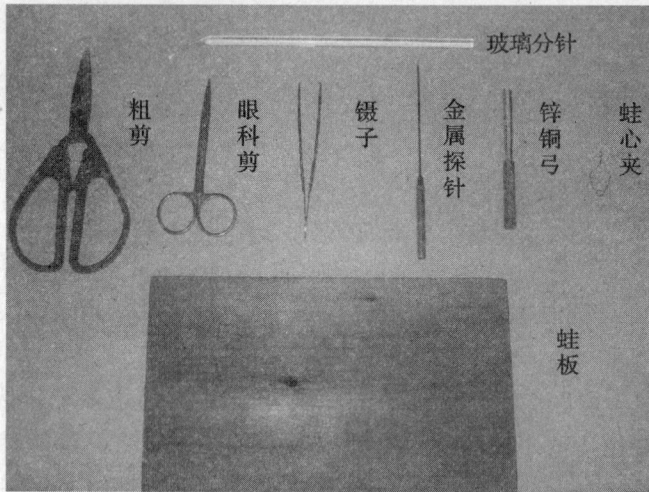

图 3 - 3 - 5 蛙类动物手术器械

蛙类动物手术器械如图 3 - 3 - 5 所示。

(一) 剪子

普通粗剪主要用于剪切蛙类的皮肤、骨头等粗硬组织;眼科剪主要用于剪切血管、神经、心包膜及脏器等细软组织。

(二) 镊子

有齿镊主要用于夹持皮肤、皮下组织、筋膜等坚韧组织。无齿镊,可用于夹持肌肉、脏器及一些细软组织。眼科镊则用于夹持及分离血管、神经等细软组织。

(三) 玻璃分针

为玻璃制品,前端较细尖而圆滑,主要用于分离蛙类的血管、神经等。

(四) 金属探针

前端较尖锐,主要用于破坏蛙类的脑和脊髓。

(五) 锌铜弓

实为一个由铜条(片)和锌条(片)组成的原电池。与神经肌肉标本接触可产生电流而刺激,可用于检查标本的兴奋性。

（六）蛙心夹

实验中一端夹住蛙心心尖，另一端通过丝线与张力换能器相接，可描记蛙心的舒缩活动。

（七）蛙板

为一个长方形的木板，规格一般为 20cm×15cm，可通过固定钉将蛙类的四肢固定于其上面，以进行标本的分离。为了保证神经肌肉标本具备良好的兴奋性，制备标本时可在蛙板上置一大小合适的玻璃片。

（何　佟　高凌峰）

实验四

常用实验动物的生理常数和
生理溶液的配制

内环境稳定是细胞进行正常生命活动的基础。机能学实验在进行离体器官或组织实验时，应尽可能使标本处于近似体内的环境中，以保证其正常的功能活动。因而，常常需要配制相应的生理溶液（或称生理代用液），为实验标本提供适宜的生理环境，不同的动物其组织器官对氧和营养物质等生理成分的需求有一定差异，各种实验的目的也不尽相同，所以各种生理盐溶液的成分也有所不同。

一、常用实验动物一般生理常数

以下为常用实验动物的生理常数、各项生物学指标数值，供在机能学实验过程中将结果与正常各项生理指标进行对比（表3 - 4 - 1）。

表3 - 4 - 1　常用实验动物的生理常数

动物种类	血压 （kPa）	心率 （次/分）	呼吸 （次/分）	平均体温 （℃）	血量 （ml/100g 体重）
狗	9.3 ~ 16.7	100 ~ 200	20 ~ 30	38.5	7.8
家兔	10.0 ~ 14.0	150 ~ 220	59 ~ 90	39.0	7.2
猫	10.0 ~ 17.3	120 ~ 180	30 ~ 50	38.5	7.2
大鼠	13.3 ~ 16.0	250 ~ 400	100 ~ 150	38.0	6.0
小鼠	12.7 ~ 16.7	400 ~ 600	136 ~ 216	37.4	7.8
豚鼠	10.0 ~ 12.0	180 ~ 250	100 ~ 150	39.0	5.8
蛙		30 ~ 60			4.2 ~ 4.9

二、常用生理溶液成分与含量

机能学实验中常用的生理溶液有数种，其成分和用途也各不相同，最简单的生理溶液为0.9%氯化钠溶液（用于恒温动物）和0.65%氯化钠（用于变温动物）。常用的还有以下几种：任氏液用于离体蛙类骨骼肌标本和蛙心标本；克氏液用于气管平滑肌标本；乐氏液用于豚鼠心、兔心标本和子宫平滑肌标本；拜氏液用于离体蛙心；台氏液用于哺乳类动物的肠平滑肌标本和心肌标本，其成分含量和用途见表 3 - 4 - 2。

表 3 - 4 - 2　常用生理溶液成分与含量（单位：mmoL/L）

名称	适用组织	NaCl	KCl	NaHCO$_3$	MgCl$_2$	NaH$_2$PO$_4$	CaCl$_2$	Glucose	KH$_2$PO$_4$
任氏液	蛙心	115.6	1.2	2.68	–	–	1.05	–	–
拜氏液	离体蛙心	111.2	1.9	–	0.13		2.2	–	–
Adler 液	猫心	100.0	5.4	42.0	2.6	0.8	3.6	7.55	–
Gaddum 液	大白鼠结肠	154.0	5.4	1.78			0.27	0.0056	
标准台氏液	心脏组织	136.9	2.68	11.9	1.05	0.42	1.8	5.55	
乐氏液	兔心	154.0	5.6	2.4			2.1	5.0	
纳氏台氏液	乳头肌、心房	136.9	5.4	11.9	1.05	0.42	1.8	5.55	
改良台氏液	犬心浦肯野纤维	137.0	4.0	12.0	0.5	1.8	2.7	5.55	
改良台氏液	犬心浦肯野纤维	147.0	5.4	Tris 1.0	0.5	–	1.8	11.0	
克氏液	肝、脑、肾、脾和肺	94.8	4.7	24.48	Na - Pyrurate 4.0	MgSO$_4$·7H$_2$O 3.4	2.52	11.0	1.18
克 - 亨氏液	血管	118.0	4.7	24.48	Na - Pyrurate 2.0	MgSO$_4$·7H$_2$O 3.4	2.52	5.55	1.18

三、生理溶液所需药物浓度与剂量的计算

（一）溶液浓度的表示方法

浓度是指单位容积的溶液中所含主药的分量（或溶质的量），在机能学实验中常用到的药液浓度表示方法有四类：质量浓度、比例浓度、摩尔浓度和体积分数。

1. 质量浓度　指每 1L 或 100ml 溶液中所含溶质的克数或毫克数，用 %（g/ml、mg/ml）或 %（g/L）表示。如 10% 的葡萄糖，表示每 100ml 溶液中含有葡萄糖 10g。这种表示方法最常用。

2. 比例浓度　指 1g 或 1ml 的溶质，配制成 Xml 溶液，用 1：X 表示。常用于表示稀溶液的浓度。如：1：10 000（10^{-4}）乙酰胆碱，即表示 10 000ml 溶液中含有乙酰胆碱 1g。

3. 摩尔浓度　指 1L 溶液中所含溶质的摩尔数，用 mol/L 表示。如 0.1 mol/L KCl 溶液，指 1L 溶液中含有 KCl 7.45g，分子量为 74.5。

4. 体积分数　指 100ml 溶液中所含药物的毫升数。如 10% 甲醛溶液，表示 100ml 溶液中含有甲醛 10ml，此种表示方法适用于液体药物。

（二）溶液浓度配制的换算方法

实验溶液配制时，无论用哪种方法，都应遵循"配制前后溶质的量不变"这条原则。

1. 用纯药配制溶液时，所需药量 = 所需溶液量 × 所需浓度

如：配制5%的硫酸镁1000ml，需要硫酸镁的量为：$1000 \times 5\% = 50$（g）

2. 已有一定体积的浓溶液，需配制成稀释溶液时，所需稀释溶液的量 =（浓溶液浓度/稀释溶液浓度）×浓溶液的量

如：现有体积分数95%的酒精70ml，可配制成70%酒精为：（95%/70%）×70 = 95（ml），即可配制成70%的酒精95ml。

3. 含结晶水化合物与不含结晶水化合物的换算：$X =（W \times MH_2O）/M$

式中 W 表示无水物质的重量；X 为结晶水物质的重量；M 为无水物质的克分子量；MH_2O 为含结晶水物质的克分子量。如，配制溶液需无水 $MgSO_4$（分子量为120.37）5克，需要含有结晶水的 $MgSO_4 \cdot 7H_2O$（分子量为246.48）多少克？即，（5×246.48）/$120.37 = 10.24$（g）。

（三）剂量的换算

动物实验所用药品的剂量，一般按动物的每公斤体重需要多少毫克或克（mg/kg 或 g/kg）来计算。实验使用时，应从已知的药物溶液浓度，换算出相当于每千克体重，应该注射的药物溶液的量的毫升数，这样方便于给药，更有利于实验的顺利进行。如，狗体重9kg，腹腔注射戊巴比妥钠30mg/kg，现有3%的戊巴比妥钠溶液，应注射多少毫升？

计算方法：狗每 kg 体重应注射戊巴比妥钠的量为30mg，注射的浓度为3%，则戊巴比妥钠溶液的注射量为1ml/kg。现在狗的体重是9kg，应注射戊巴比妥钠溶液的量 = $1ml \times 9 = 9ml$。

四、配制生理溶液的常用试剂及配制方法

（一）常用试剂

机能学实验所用的试剂无论科研还是教学，都必须要采用甲类试剂（G. R.：一级品又称保证试剂或优质纯，瓶签上以绿色为标志；A. R：二级品或称分析试剂，瓶签上以红色为标志；C. P.：三级品或称化学纯，瓶签上以蓝色为标志）配制生理溶液，若条件允许，最好采用分析纯，实验效果会更理想。选用试剂时还应注意试剂是否含有结晶水，有些具有较强吸湿性，因而配制溶液前应取出置于烤箱内烤干，一般为120℃加热4h，待冷却后精确称量。配制生理溶液的常用药品见表3－4－3。

表3－4－3 生理溶液的常用试剂

药品名称	常用浓度	分子式	分子量
氯化钾（Potassium Chloride）	5%	KCl	74.5
氯化钠（Sodium Chloride）	20%	NaCl	58.44
氯化镁（Magnesium Chloride）	5%	$MgCl_2$	95.21

续表

药品名称	常用浓度	分子式	分子量
氯化钙 (Calcium Chloride)	5%	$CaCl_2$（无水）	110.99
硫酸镁 (Magnesium Sulfate)	10%	$MgSO_4 \cdot 7H_2O$	246.47
碳酸氢钠 (Sodium Bicarbonate)	10%	$NaHCO_3$	84.01
磷酸二氢钾 (Potassium Acid Phosphate)	1%	KH_2PO_4	136.09
磷酸二氢钠 (Sodium Acid Phosphate)	1%	$NaH_2PO_4 \cdot 2H_2O$	156.01
磷酸氢二钠 (Sodium Hydrogen Phosphate)	5%	$Na_2HPO_4 \cdot 12H_2O$	358.14
乙二胺四乙酸 (EDTA)	10mmol/L	$C_{10}H_{16}N_2O_8$	292.24
三氢甲基氨基甲烷 (Tris)	10mmol/L	$C_4H_{12}NO_3$	121.14
葡萄糖 (Glucose)	50%	$C_6H_{12}O_6 \cdot H_2O$	198.17

机能学实验中，常用的生理溶液有许多种。尽管各生理溶液的成分、含量和用途各家主张不一样，但都是大同小异。

(二) 配制方法

机能学实验中常用的生理溶液一般应在实验前才临时配制，并且不宜放置过久，因为其放置过久，很容易造成污染或溶液里的某些药物成分发生变化，从而影响实验结果。配制好的生理溶液应为无色透明、较清晰的液体，若出现混浊或生成絮状物即不应使用，需重新配制。配制生理溶液的方法，可按表3－4－3所示各药品的浓度，将各成分分别配制成一定浓度的基础液（也叫原液），然后在临用前按一定的分量（见表3－4－4、表3－4－5）混合稀释成生理溶液。

(三) 配制生理溶液时的注意事项

1. 如果生理溶液中要求加入碳酸氢钠或磷酸二氢钠，同时又要加入氯化钙时，氯化钙溶液必须在其他的基础液混合并加入蒸馏水稀释，且需完全溶解后，最后才能加入氯化钙溶液，并且需一边搅拌一边缓缓滴加进入，否则会有钙盐沉淀生成，出现白色浑浊。这是由于生理溶液中的磷酸（或碳酸）根负离子容易与溶液中的钙离子发生反应，生成不溶性的白色磷酸（或碳酸）钙沉淀。

2. 配制所用的蒸馏水应当采用新鲜的，且 pH 约在 7.2~7.8 之间，否则会影响实验结果。

3. 葡萄糖应该在实验使用时才能临时加入，加入葡萄糖的生理溶液不宜放置太久，以免细菌污染从而出现混浊。

4. 实验所用的生理溶液，如果根据实验要求需要加热时，温度不宜超过 50~60℃，以免溶液中的某些成分发生改变从而引起生理溶液发生沉淀。

5. 盛有生理溶液的玻璃器皿必须清洗干净晾干后方可使用。

表3-4-4 机能学实验中常用生理溶液的配制方法（单位：g）

药品名称	任氏液	乐氏液	台式液	拜氏液	克氏液	Gaddum 液
氯化钠	6.5	9.0	8.0	6.5	6.6	9.0
氯化钾	0.14	0.42	0.2	0.14	0.35	0.4
氯化钙	0.12	0.24	0.2	0.24	0.28	0.03
碳酸氢钠	0.20	0.1～0.3	1.0	0.8	2.1	0.15
磷酸二氢钠	0.01	-	0.05	0.02	Na_2HPO_4 0.16	-
氯化镁	-	-	0.1	-	0.29	-
葡萄糖	2.0（可不加）	1.0～2.5	1.0	2.0	1.0（可不加）	1.0
		含氧	含氧		含氧	
蒸馏水加至	1000ml	1000ml	1000ml	1000ml	1000ml	1000ml

表3-4-5 机能学实验中常用生理溶液浓度及成分（单位：ml）

成分	拜氏液	任氏液	乐氏液	台式液	Gaddum 液
20% 氯化钠	32.5	32.5	45.0	40.0	4.5
5% 氯化钾	2.8	2.8	8.4	4.0	0.8
5% 氯化钙	4.8	2.4	4.8	4.0	0.06
10% 碳酸氢钠	2.0	2.0	1.0	10.0	0.15
1% 磷酸二氢钠	1.0	1.0	-	5.0	-
5% 氯化镁	-	-	-	2.0	-
葡萄糖（g）	2.0	2.0（可不加）	1.0～2.5	1.0	1.0
蒸馏水加至	1000ml	1000ml	1000ml	1000ml	1000ml

（王丹妹　高凌峰）

实验五
机能学动物实验常用的基本方法

在机能学实验中，由于常用到实验动物来做各种实验，因此，掌握机能学动物实验的基本方法为后续的科研工作打下基础。机能学动物实验常用的基本方法主要有以下几种。

一、动物实验的常用操作技术

动物的常用操作技术包括实验动物的捕捉、固定、编号、去毛、给药途径、麻醉、取血、处死方法等。这是进行动物实验最基本的方法技术，实验者必须掌握。

（一）实验动物的捕捉、固定与标号方法

1. 家兔 自笼内取出时，应用手抓住其项背近后颈处皮肤，提离笼底，再用另外一只手托住其臀部，将其重心承托在掌上。切忌强提兔耳或某一肢体，强行从笼中拖出。按实验要求固定家兔。

2. 小白鼠 用右手轻抓鼠尾，提起置于鼠笼上，小白鼠自有前爬的趋势，将鼠尾略向后拉，用左手的拇指、示指和中指抓住小鼠两耳后项背部皮毛，以无名指及小指夹住鼠尾即可。

3. 蛙类 抓拿蛙类时宜用左手将其握住，以中指、无名指和小指压住其左腹侧和后肢，拇指和示指分别压住其右、左前肢，用右手进行操作。

对于动物的编号，可用苦味酸溶液涂在毛上进行标号。根据动物数量的多少来决定标号法，常用 1~9 号标号法，也可用 1~999 号标号法。

（二）实验动物的去毛方法

实验动物手术视野的大小由手术的部位和实验的难易程度所决定。一般去毛的范围大于手术视野，不管采用何种方法去毛，原则上是不损伤皮肤的完整性。常用的去毛方法有以下几种。

1. 剪毛法 用剪刀紧贴皮肤依次剪去被毛，并用湿纱布擦去手术视野中剪好部位留下的毛，剪下的毛应集中放在一容器内，防止动物毛发到处飞扬而影响手术视野的清洁及实验室卫生。切忌一手提起被毛，另一手剪，这样容易剪伤皮肤，并且使得修剪的被毛不整齐。

2. 拔毛法 一般用于家兔的耳缘静脉注射。拔毛可刺激局部皮肤，可使血管扩张。

3. 剃毛法 大动物慢性实验手术时需剃毛，剃前应先将被毛剪短，用刷子蘸肥皂水将需剃毛部位的毛刷湿，然后用剃刀顺毛发的生长方向将被毛剃净。

4. 脱毛法 用于动物无菌手术，先将脱毛处的被毛剪短，用脱毛剂在局部轻涂一层，温水洗净所脱落的毛发，擦干局部，涂一层凡士林即可。

（三）实验动物的给药途径

实验动物的给药途径，可根据实验目的、动物种类和药物剂型而定，常用方法有：经口给药（口服和灌胃）；注射给药（皮下注射、皮内注射、肌内注射、腹腔注射、静脉注射、淋巴囊注射）

（四）实验动物的麻醉

麻醉不仅可以减少疼痛，使动物安静，便于手术，而且可以减轻手术动物发生全身性应激反应。麻醉方法可分为局部和全身麻醉两种。

局部麻醉常用于表层手术，如颈部和股部手术。常用1%普鲁卡因溶液沿手术切口部位做浸润注射。全身麻醉常用于较深部位或较广泛的手术。

全身麻醉用的麻醉剂可分为吸入麻醉和注射麻醉两类。吸入麻醉常用的有乙醚，多用于大白鼠、小白鼠和豚鼠。注射麻醉常采用静脉注射或腹腔注射给药。

注射麻醉剂有一定的浓度和剂量控制，由于不同麻醉剂作用的时间长短不一，而且不同动物个体对麻醉剂的敏感性和耐受性不同，因此，在注射过程中应密切注意实验动物的实时表现，以决定麻醉剂的实际用量。

（五）实验动物的取血法

1. 家兔 耳缘静脉、耳中央动脉、颈外静脉、颈总动脉、股静脉、股动脉、心脏取血法。

2. 大鼠和小鼠 尾静脉、眶后静脉丛、断头、颈静脉、颈动脉、股静脉、股动脉取血法。

3. 豚鼠 耳缘切割、心脏取血法。

（六）实验动物处死法

1. 暴力法。

2. 大量放血法。

3. 开放性气胸法。

4. 空气栓塞法。

5. 化学药物致死法。

二、急性动物实验常用手术方法

动物的手术方法与人体手术方法基本相同，其步骤包括动物的麻醉、去毛、消毒

（教学实验常省略）、皮肤的切开、皮下组织的分离、止血、打结、缝合技术等。这是活体动物进行整体急性实验时常要用到的技术方法，也是局部解剖学和外科学中要涉及的技术，因此，这项技术必须掌握。

（一）切开、止血和结扎

1. 切开　根据实验需要，确定手术部位及切口大小，剪去被毛，切开时先用左手撑平皮肤，右手持手术刀，刀刃与皮肤垂直，手腕适当用力，一次性切开皮肤全层，切口笔直，按解剖层次逐层分离。

2. 止血

（1）压迫止血　术中出血较少，用纱布沾湿生理盐水，在出血部位压迫片刻即可止血。

（2）钳夹止血　用血管钳垂直钳夹出血点片刻即可止血。

（3）结扎止血　如果压迫止血、钳夹止血无法止住出血即可采用结扎止血法，用血管钳垂直钳夹出血点，用丝线绕过血管钳夹点，把钳尖稍翘起结扎，边扎紧边松开血管钳（需2人配合），再打第2个结。

在实际操作中常混合使用。

3. 结扎　结扎是手术操作中常用的基本方法，结扎的关键是打结，打结必须两根线交叉来打，不能打活结或滑结。

（二）组织的分离

1. 锐性分离法　主要用于皮肤、黏膜及较韧的组织。

2. 钝性分离法　主要用于肌肉、神经及血管的分离。

（三）颈部手术

1. 气管插管术　切开皮肤、分离皮下组织直至气管暴露，用血管钳将气管与背后的软组织分离，穿较粗的丝线备用，用手术刀或手术剪在甲状软骨下2cm左右的位置，从气管软骨上横切一小口，再向头端剪一小切口，成倒"T"型切口，向胸端插入口径适宜的气管插管，用已备好的丝线迅速结扎好气管插管并固定在气管插管的分叉处。以免家兔气管切口上的渗血流入气管，引起窒息。如果气管腔内有黏液，应用干棉球吸干净后再插入气管插管。

2. 颈总动脉插管术　颈总动脉位于气管两侧较深位置，手术方法同气管插管方法，暴露气管，用皮钳将皮肤及组织夹起，左手抓住皮钳，用示指及中指从皮肤外面托起手术部位，使颈部气管旁组织外翻，在气管两侧用血管钳分开斜行的胸锁乳突肌，可见到血管神经鞘，（内有颈总动脉、迷走神经、交感神经、减压神经）。颈总动脉呈粉红色，有搏动感，小心分离鞘膜，将颈总动脉分离出来，长度约为3～4cm，下穿两根丝线备用，备好充满肝素生理盐水的动脉插管，于远心端结扎血管，近心端丝线下方用动脉夹夹住血管，用眼科镊柄托起颈总动脉，用锋利的眼科剪呈45度角在动脉向心方向剪一小斜口，向心脏方向插入备好肝素生理盐水的动脉插管，结扎固定好插管的尖端，并将结扎线固定在动脉插管的小突起处，确认插管结扎好后，连接描记装置后才打开动脉夹。

3. 颈外静脉插管术 颈外静脉位于颈部两侧皮下（位置浅），胸锁乳突肌外侧。暴露皮肤切口后，在皮下小心向外侧分离即可找到暗红色，粗大壁薄的颈外静脉。分离及插管方法同颈总动脉插管术，但不需要用动脉夹夹住血管，如果观察中心静脉压则必须从右颈外静脉徐徐向心脏方向插入插管直至右心房口（家兔约 5～6cm），连接中心静脉压观察装置，观看液面随呼吸上下波动则表示达到右心房口，用备好的丝线结扎固定。

4. 迷走神经、减压神经、交感神经和膈神经分离术 颈总动脉、迷走神经、交感神经和减压神经位于颈部气管两侧较深部位的血管神经鞘内，手术方法同颈总动脉插管术，找到血管神经鞘，小心分离鞘膜，即可见到与颈总动脉伴行的三根神经，其中最粗的一条神经，即为迷走神经，较细的为交感神经，减压神经是三条神经中最细的一条，位于迷走神经和交感神经之间，常与交感神经伴行，但位置常有变异。仔细辨别清楚后，以玻璃分针细心地分离出迷走神经、交感神经和减压神经穿线备用。减压神经如果分离成功，在连上神经引导电极及记录装置后即可观察到先大后小的三角形群集放电波形，从监听器中可以听到类似火车开动的声音。

膈神经由第 4，5 颈神经腹支汇合而成，在颈部下 1/5 处与臂丛神经交叉进入胸腔，它不在血管神经鞘内。在颈椎旁的肌肉上可见一条较细而垂直下行的神经，即为膈神经。在臂丛神经上方仔细分离出 2cm 左右的一段，下穿用生理盐水润湿的丝线，经神经引导电极引导，即可观察到梭形群集放电波形，从监听器中可听到与呼吸节律相同的声音。

迷走神经的分离主要用于观察心血管活动的神经调节，而减压神经和膈神经的分离主要是观察两个不同系统的神经放电波形。

（四）腹部手术

1. 输尿管插管术 动物麻醉仰卧固定在兔手术台上，剪中下腹部的被毛，在耻骨联合上缘向上做正中切口，长度约 4～5cm。沿腹白线切开腹壁和腹膜，找到膀胱，将膀胱向上外翻，在膀胱底部两侧找到呈灰白色、条索状、质硬的输尿管，仔细分离输尿管，在输尿管下穿两条丝线，将靠近膀胱端结扎，使输尿管内尿液充盈。沿输尿管的走行方向向上，用眼科剪在输尿管上剪开一个小口，插入充满生理盐水的硅胶管，可见到尿液沿硅胶管向下流出，结扎固定好插管。输尿管插管主要用于观察尿液量和质的变化。注意：两侧输尿管分别结扎。用生理盐水纱布覆盖手术视野，以保持腹腔内容物的湿度和温度。

2. 十二指肠插管术 动物仰卧固定在兔手术台上，剪上中腹部的被毛，用 1% 普鲁卡因作局部浸润麻醉，从剑突下做长约 6～8cm 的上腹部正中切口，打开腹腔，暴露出胃，沿胃幽门向下找出十二指肠，用小圆缝合针作荷包缝合，从荷包中央剪一小口，将细硅胶管插入十二指肠腔内约5cm，收缩荷包缝合并打结，然后再用缝线在小硅胶管上另外打一个结固定，以防硅胶管滑脱。将肠管回纳腹腔，只留硅胶管一端于腹外，用三角缝合针全层缝合腹壁，将动物松绑，放在实验台上观察和进一步实验。

3. 肝切除术　手术方法同上，暴露肝脏，术者左手示指和中指在镰状韧带两侧将肝脏往下压，右手持剪刀剪断肝与横膈之间的镰状韧带。辨明肝脏各叶，用粗棉线沿肝左外叶、左中叶、右中叶和方形叶之根部围绕一周并结扎，待上述肝叶变成暗褐色后用组织剪逐叶剪除肝叶。保留右外叶及尾状叶。

（五）股部手术

在股三角区，由外至内分别为股神经、股动脉和股静脉。

1. 股动脉插管术　动物麻醉固定在手术台上，剪去腹股沟部位的被毛，用手指触摸到股动脉搏动最明显处，沿其走向做皮肤切口（注意：此处动脉、静脉位置较浅），分离皮下筋膜，暴露出股三角区，用血管钳或玻璃分针仔细分离长度约3～4cm，穿两根丝线，远心端结扎，在近心端用动脉夹夹住，向心脏方向剪一小斜口，插入充满肝素生理盐水的动脉插管，结扎固定好。股动脉插管主要用于放血或测量动脉血压。

2. 股静脉插管术　手术方法同上，只是静脉血是回心血，在插管时不必用动脉夹夹住近心端。股静脉插管主要用于输血、补液、注射药物等，输液时要注意排空输液管内的空气。

（高凌峰）

实验六

坐骨神经腓肠肌标本制备

【目的与原理】

本实验目的在于学习破坏两栖类动物脑—脊髓法，掌握坐骨神经腓肠肌标本的制备方法，熟悉两栖类动物手术器械的正确操作和使用。

两栖类动物的基本生命活动与哺乳类动物相似，而其离体组织所需的生活条件比较简单，易于控制。因此，常用蟾蜍或蛙的坐骨神经腓肠肌标本来观察兴奋和兴奋性、刺激与肌肉收缩等基本生理现象和过程。

【实验对象】

蟾蜍或青蛙。

【实验器材和药品】

1. 器械　蛙类手术器械一套（包括粗剪刀、有齿镊、眼科剪、眼科镊、探针、锌铜弓、玻璃分针、蛙板、玻璃板、固定针等）。

2. 药品　任氏液。

3. 其他　瓷盘、培养皿、小烧杯、棉花、棉线、纱布、滴管等。

【实验步骤和观察项目】

一、破坏大脑和脊髓

取蟾蜍（蛙）一只，用自来水冲洗干净，用布包裹蟾蜍（蛙）四肢躯干露出头部，用左手握住蟾蜍（蛙），并用示指按压头部前端，拇指按压背部，使头部前俯；右手持金属探针由头前端沿中线向尾方划触、触及凹陷处即为枕骨大孔。将探针由凹陷处垂直刺入，刺破皮肤即入枕骨大孔，这时将探针尖端转向头方，向前探入颅腔内，然后向各方搅动探针，以捣毁脑组织。如探针确在颅腔内，术者可感觉出针在四面皆壁的腔内。脑组织捣毁后，将探针退出；再由枕骨大孔刺入，并转向尾骨方向，与脊髓平行刺入脊管，以

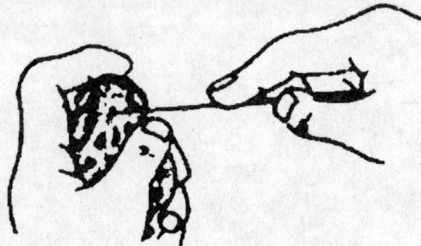

图 3 - 6 - 1　两栖类动物捉拿与
捣毁脑髓的方法

破坏脊髓。脑和脊髓是否完全破坏，可检查动物四肢肌肉的肌张力是否完全消失。拔出探针后，用干棉球压迫针孔止血（图3-6-1）。

二、剪除躯干上部及内脏

左手握住蟾蜍后肢、用拇指压住骶骨，使蟾蜍头与内脏自然下垂，右手持粗剪刀，在骶髂关节水平以上0.5～1cm处横向剪断脊柱，沿脊柱两侧剪除内脏及头胸部（注意：勿损伤坐骨神经），留下后肢、骶骨、脊柱以及紧贴于脊柱两侧的坐骨神经。

三、剥皮

左手持有齿镊夹紧脊柱断端（注意不要夹住或压迫神经），右手捏住其上的皮肤边缘、用力向下剥掉全部后肢的皮肤（图3-6-2）。把标本放在盛有任氏液的培养皿中浸泡。将手及用过的粗剪刀、有齿镊等手术器械洗净后，再继续下面的步骤。

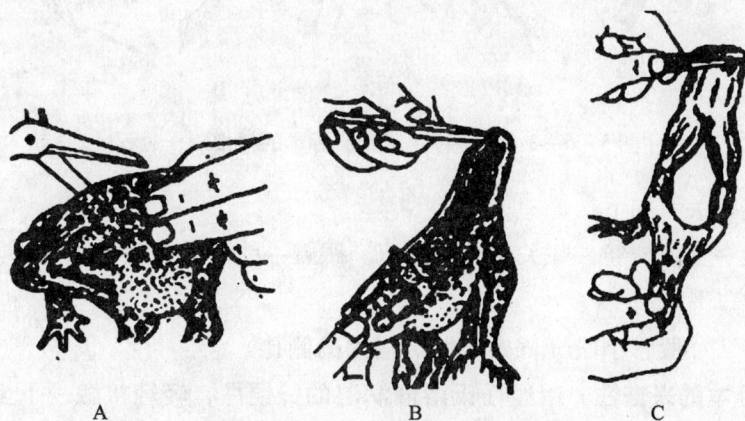

图3-6-2　两栖类动物坐骨神经腓肠肌标本的制作过程
A，B 剪除躯干上部和内脏　C 剥掉后背及下肢皮肤

四、分离两腿

用有齿镊夹住脊柱标本提起，背面朝上，剪去向上突起的尾骨（注意：勿损伤坐骨神经）。然后，沿正中线用粗剪刀将脊柱和耻骨联合中央剪开两侧大腿，并完全分离。将两条腿浸入盛有任氏液的培养皿中。

五、制作坐骨神经腓肠肌标本

1. 分离坐骨神经　取一条腿放置在蛙板上的玻璃板上，用一固定针将粗制标本的脊柱固定在蛙板上（腹面朝上），将下肢拉直并向外旋转至腓肠肌朝上，用另一固定针将跖骨部固定在蛙板上，用玻璃分针沿脊柱旁游离坐骨神经至尾骨处、再循坐骨神经沟（股二头肌和半膜肌之间的缝隙处），找出坐骨神经的大腿段，用玻璃分针仔细剥离，用眼科剪剪断坐骨神经的所有分支，并将神经分离直至膝关节处。

2. 分离腓肠肌 用玻璃分针或眼科镊将腓肠肌跟腱分离，并穿线结扎。在结扎远端用粗剪刀剪断跟腱，左手执线提起腓肠肌，用手术剪剪去与其周围联系的组织，但保留腓肠肌起始点与股骨的联系（注意：勿损伤支配该肌的神经分支）。

3. 游离坐骨神经腓肠肌标本 将该后肢股部所有肌肉从膝关节起沿股骨剥离并剪去，以粗剪刀在股骨上中1/3处剪断股骨，剪下一小段与神经相连的脊柱（约1~2个脊椎骨）在膝关节下将小腿剪掉，留下的即为坐骨神经腓肠肌标本（图3-6-3）。

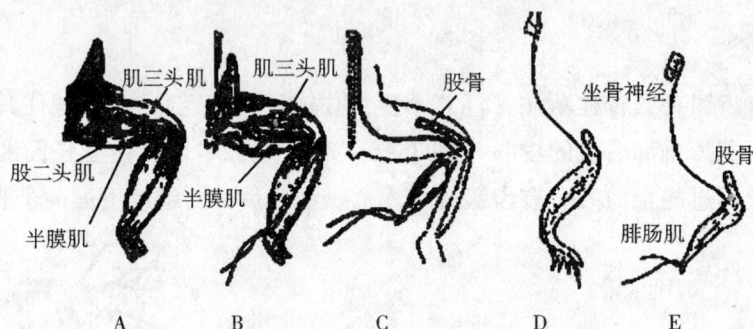

图3-6-3 坐骨神经腓肠肌标本的精细制作过程

其各部连接关系如下：

脊柱小块→坐骨神经→膝关节→腓肠肌→跟腱→线（连接张力换能器）

↓

股骨小段（固定于肌肉槽内的侧孔）

4. 检查标本的兴奋性 用经任氏溶液润湿的锌铜弓，轻轻接触一下坐骨神经，如腓肠肌发生迅速而明显的收缩，则表明标本的兴奋性良好，即可将标本放在盛有任氏液的培养皿中备用。

【注意事项】

1. 沿脊柱中央把下半身及后肢劈开左右两大半时，要沿脊柱正中剪开，否则会损伤坐骨神经。

2. 神经分离需用玻璃分针，分离过程中操作必须精细，避免用金属器械碰、夹，以免损伤神经，同时要注意持针顺神经走行方向由脊柱向外周分离，以免将神经束损伤。坐骨神经周围的组织和神经的分支，可用玻璃分针钝性分离或用眼科剪剪掉。

3. 所用的器械要洁净，接触蟾蜍（蛙）皮肤的用具必须洗净后使用。

4. 应经常用任氏液湿润标本，防止标本干燥。

思考题 >>>

1. 如何检查坐骨神经腓肠肌标本的兴奋性？

2. 根据个人体会，总结制备新鲜完整的坐骨神经腓肠肌标本过程中的注意事项和体会。

（许闽广　高凌峰）

实验七
阈刺激、阈上刺激与最大刺激

【目的与原理】

本实验的目的是通过实验，了解刺激强度与反应之间的关系，使学生掌握阈刺激、阈上刺激和最大刺激的概念。

活的神经肌肉组织具有兴奋性，能接受刺激发生兴奋反应。但刺激要引起组织兴奋，其强度、持续时间和强度－时间变化率都必须达到阈值。一般来说，兴奋性高的组织其阈值低，相反，兴奋性低的组织则阈值高，因此，阈值常作为衡量组织兴奋性高低的客观指标。

不同种类组织的兴奋性高低不同，同一组织的不同单位其兴奋性高低也不同。例如腓肠肌是由许多肌纤维组成的，各条肌纤维的兴奋性高低并不相同。实验中，采用单一方波电刺激直接（或通过神经间接）刺激腓肠肌时，如刺激强度太弱，则不能引起肌肉收缩，只有达到一定强度时，才能引起肌肉发生最微弱的收缩。这种刚能引起最小反应的最小刺激强度称阈强度（或称强度阈值，简称阈值）。刚达到阈强度的刺激称阈刺激。这时引起的肌肉收缩称阈收缩。以后随着刺激强度的增加，肌肉收缩也相应的逐步增大，这时刺激的强度超过阈值故称为阈上刺激。当刺激强度增大至某一数值时，肌肉出现最大收缩反应。此时如再继续增加刺激强度，肌肉收缩却不再增大。这种能使肌肉发生最大收缩反应的最小刺激强度称为最适强度。具有这种强度的刺激称为最大刺激。最大刺激引起的肌肉收缩称最大收缩。可见在一定范围内，骨骼肌收缩的大小决定于刺激的强度，这是刺激与组织反应之间的一个普遍规律。

【实验对象】

蟾蜍或青蛙。

【实验器材和药品】

1. **仪器** 生物机能实验系统（生物信号记录分析系统）、张力换能器。
2. **器械** 蛙类手术器械一套、肌动器、支架、双凹夹等。
3. **药品** 任氏液。

【实验步骤和观察项目】

一、实验步骤

1. 仪器装置　准备好生物机能实验系统（生物信号记录分析系统）及张力换能器的记录装置。

2. 手术操作　按坐骨神经腓肠肌标本制备的方法，制备坐骨神经腓肠肌标本，并置于任氏液中泡浸 10～15min。将标本的股骨残端固定于肌动器的螺旋孔内，将跟腱与张力换能器悬臂的着力点用丝线连接，通过调节丝线紧张度，使腓肠肌处于自然拉长的长度，坐骨神经则搭在肌动器的刺激电极上，同时将刺激输出线的两个接头夹在肌动器的刺激电极上。

二、观察项目

选择："输入信号"\"通道1"\"张力"，增益（G）：20～50、时间常数（T）：DC、高频滤波（F）：10Hz，显示速度：500ms/div～1.0s/div；刺激参数的选择包括以下几项，模式：粗电压、刺激方式：单次刺激、延时：100ms、波宽：0.5～1.0ms、波间隔：99ms、频率：10Hz、强度1：0.05～3V、（以上参数可根据实际情况进行调整）。由弱到强地缓慢增大强度，直至某一强度时，肌肉开始微弱收缩，并在电脑显示屏上显示出一次收缩曲线，即为阈收缩，此时所用的刺激为阈刺激，记录此时的刺激强度。待肌肉恢复（即曲线回到原位置）后，再继续增大刺激强度，观察并记录收缩反应。每次增加刺激 0.05V，肌肉收缩也相应增大，显示屏上显示出的曲线也相应地增高。但当肌肉收缩达到一定高度时再增大刺激强度，肌肉收缩曲线不能继续升高，即为最大收缩，所用的刺激称为最大刺激。在剪辑实验结果时，应注明阈刺激与最大刺激（图 3 - 7 - 1）。

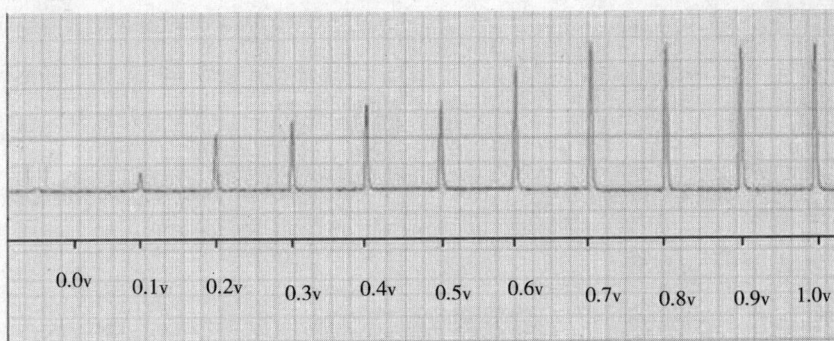

图 3 - 7 - 1　阈刺激、阈上刺激和最大刺激曲线

【注意事项】

1. 每两次刺激之间要让肌肉休息半分钟，并用任氏液湿润标本，以保持良好的兴奋性。

2. 如有肌肉收缩，则待肌肉收缩完全恢复至基线后，再进行下一次刺激，使每次肌肉收缩的曲线起点均在同一水平上。

3. 应将坐骨神经与刺激电极紧密接触。

思考题 >>>

1. 骨骼肌的收缩与刺激强度之间的关系如何？

2. 为什么在阈刺激和最大刺激之间，骨骼肌收缩会随刺激强度的增强而增强？

（许闽广　高凌峰）

实验八

骨骼肌的单收缩、复合收缩和强直收缩

【目的与原理】

本实验的目的在于观察刺激频率和肌肉收缩形式之间的关系，从而认识机体在自然状态下肌肉的收缩形式、产生机制及其生理意义。

收缩是肌肉兴奋的外在表现。肌肉收缩有两种形式，即等长收缩和等张收缩。给活的肌肉一个短暂的有效刺激，肌肉会发生一次等长或等张收缩，此称为单收缩。单收缩的全过程可分为潜伏期、收缩期和舒张期。其具体时间和收缩幅度可因不同动物和肌肉以及肌肉当时的机能状态的不同而有所不同。如蛙腓肠肌的单收缩共历时约 0.12s，其中潜伏期约 0.01s，收缩期约 0.05s，舒张期约 0.06s。若给肌肉相继两个有效刺激，且使两个刺激的间隔时间小于该肌肉单收缩的总时程，则引起肌肉的收缩可以总和起来，出现一连续的收缩，称之为复合收缩。当给肌肉一串有效刺激时，可因刺激频率不同，肌肉呈现不同的收缩形式。如果刺激频率很低，即相继两个刺激的间隔时间大于单收缩的总时程，肌肉出现一连串的在收缩波形上彼此分开的单收缩。若逐渐增大刺激频率，使后一个刺激总是落在前一个刺激引起的肌肉收缩的舒张期，肌肉则呈现锯齿状的收缩波形，称之为不完全强直收缩。再增大刺激频率使后一个刺激总是落在前一次肌肉收缩的收缩期，肌肉将处于完全的持续的收缩状态，看不出舒张的痕迹，称之为完全强直收缩。强直收缩的幅度大于单收缩的幅度，并且在一定范围内，当保持刺激的强度和作用时间不变时，肌肉的收缩幅度随着刺激频率的增大而增大（图 3 - 8 - 1）。

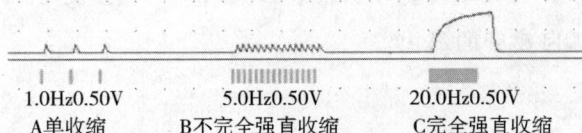

1.0Hz0.50V   5.0Hz0.50V   20.0Hz0.50V
A单收缩   B不完全强直收缩   C完全强直收缩

图 3 - 8 - 1 蛙排肠肌收缩曲线

【实验对象】

蟾蜍或青蛙。

【实验器材和药品】

1. 仪器　生物机能实验系统（生物信号记录分析系统）、张力换能器。

2. 器械　蛙类手术器械一套、肌动器、培养皿、支架、双凹夹等。

3. 药品　任氏液。

【实验步骤和观察项目】

一、实验步骤

1. 仪器装置　准备好生物机能实验系统及张力换能器的记录装置。

2. 手术操作　制作坐骨神经腓肠肌标本，将其浸泡在任氏液中数分钟，待其兴奋性稳定。然后，将已制备好的坐骨神经腓肠肌标本用丝线系于张力换能器上，通过调节丝线紧张度，使腓肠肌处于自然拉长的长度。坐骨神经则搭在肌动器的刺激电极上，同时将刺激输出线的两个接头，夹在肌动器的刺激电极上。

二、观察项目

1. 观察骨骼肌单收缩　启动单次刺激，增加刺激强度，直至肌肉出现一次单收缩。

2. 观察复合收缩　启动双刺激，逐步缩小两个刺激的间隔时间，直至出现双刺激引起的复合收缩。

3. 观察不完全与完全强直收缩　启动串刺激，并逐渐增大刺激频率，直至出现不完全强直收缩和完全强直收缩。

【注意事项】

1. 每次刺激之后必须让标本有一定的休息时间，并给标本滴加任氏液。

2. 注意应将坐骨神经与刺激电极紧密接触。

思考题 >>>

1. 不同的骨骼肌，引起完全强直收缩的刺激频率是否相同？为什么？

2. 同一块肌肉，其单收缩、复合收缩和强直收缩的幅度是否相同？为什么？

3. 请解释离体肌肉疲劳的原因。

（许闽广　高凌峰）

实验九

人体心电图描记

【目的与原理】

学习人体心电图的描记和测量方法，了解正常人体心电图三个基本波形及两个间期和 ST 段的生理意义，掌握心电图的分析方法，判断心率、心律及心脏兴奋起源、传导和恢复过程中有无异常。

人体是个容积导体，心脏兴奋时产生的生物电变化，通过心脏周围的体液传导到体表。如在体表安放引导电极，记录出来的心脏电位变化，即为心电图。心电图反映了整个心脏兴奋的产生、传播及恢复过程中的生物电位变化。由于引导电极的位置和导联方式不同，心电图的波形可有所不同，但一般都有 P 波、QRS 波群和 T 波及 P-R、Q-T 两个间期和 S-T 段（图 3-9-1）。P 波代表心房去极化过程；QRS 波群反映了心室去极化过程；T 波则表示心室复极化过程。P-R 间期为心房兴奋传导至心室兴奋所需要的时间；Q-T 间期表示心室开始去极化到完成复极，恢复到静息电位所需要的时间。

【实验对象】

人体（健康学生志愿者）。

【实验器材和药品】

1. **仪器** 心电图机。
2. **药品** 电极膏（或生理盐水）、75% 酒精棉球等。
3. **其他** 检查床，分规。

【实验步骤和观察项目】

一、实验步骤

（一）描记前的准备

1. 复习心电图机使用方法

（1）连接好心电图机的电源线、地线和导联线，并接通电源，预热 5min。

（2）让受试者去掉手表，舒适、放松地静卧在检查床上，暴露心前区胸部。

（3）安放标准肢体导联和胸导联电极。按规定连接好导联线：红色（右手）；黄色（左手）；绿色（左足）；黑色（右足）。安放胸部 V_1、V_2、V_3、V_4、V_5、V_6 六个胸导联电极。

2. 复习心电图机中心电图导联的基本原理。

（二）心电图描记

描记前校正输入信号电压放大倍数，使 1mv 标准电压使描笔振幅为 10mm（记录纸上纵坐标为 10 小格）。走纸速度定为 25mm/s。

先后描记标准肢体导联 Ⅰ、Ⅱ、Ⅲ；加压单极肢导联 aVR、aVL、aVF；和胸导联 V_1、V_2、V_3、V_4、V_5、V_6。

在心电图记录纸上注明各导联名称，受试者姓名、性别、年龄及记录日期。

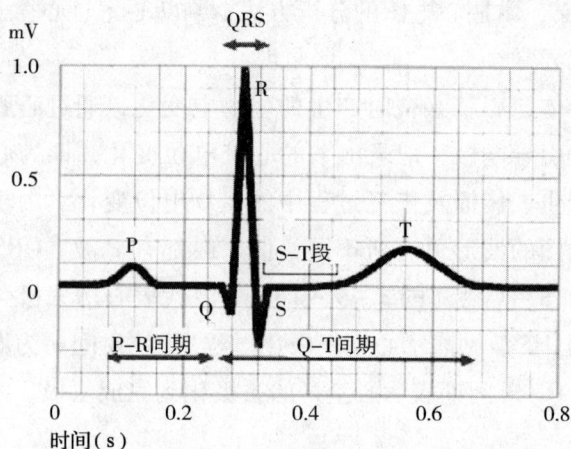

图 3 - 9 - 1　正常人体心电图

二、观察项目

1. 辨认 P 波、QRS 波群、T 波及 P - R 间期、Q - T 间期和 S - T 段。

2. 测量 P 波、QRS 波群及 T 波的电压幅值和 P - R 间期、Q - T 间期时间。

3. 测定心率。

将相邻两个心动周期的 R - R 间期测定值（秒）代入下述公式，以求得心率。

心率 = 60/［R - R 间期或 P - P 间期（秒）］=（次/分）。

注：R - R 间期或 P - P 间期为相邻两个 R 波或 P 波之间的时间。

【注意事项】

1. 描记心电图时，受试者应尽量放松，冬季气温低时应注意保暖，避免寒冷产生肌电干扰。电极要紧贴皮肤，防止记录过程中电极脱落。

2. 记录心电图时，先将基线调至中央。基线不稳或有干扰时，应排除后再进行描记。在变换导联时，须先关掉输入开关，再操作导联选择开关。

3. 测量波幅幅值时，注意向上波应测量基线上缘至波峰顶点距离；向下波为基线下缘至谷底距离。

4. 记录完毕，将电极擦干净，把心电图面板各控制旋钮转回原处，最后切断电源。

思考题》》》

1. 正常心电图有哪三个波和哪两个间期？它们各表示什么生理意义？
2. 为什么不同导联引导出来的心电图波形有所不同？
3. 为什么正常心电图中 T 波方向和 QRS 波群主波方向一致？
4. 试述心室肌细胞动作电位与心电图的 QRS – T 波的时间关系。

（许闽广　高凌峰）

实验十

人体心音听诊

【目的与原理】

了解正常心音的产生机制和特点，初步掌握听诊方法，辨别正常第一心音与第二心音，为临床心音听诊打好基础。

心音是由于心肌收缩、瓣膜关闭、血流冲击血管壁以及形成的湍流所引起机械震动而产生的声音。将听诊器置于受试者胸壁心前区位置，可听到心音。在每一个心动周期中，通常可听到两个心音，即第一心音和第二心音。第一心音表示收缩期开始，其音调低、持续时间较长，在心尖部听得最清楚，它的产生主要是由于房室瓣（包括二尖瓣和三尖瓣）关闭；第二心音标志舒张期开始，其音调高、持续时间较短，在心底部听得较清楚，它的产生主要是由于半月瓣（包括主动脉瓣和肺动脉瓣）关闭。

【实验对象】

人体（健康学生志愿者）。

【实验器材和药品】

听诊器。

【实验步骤和观察项目】

一、实验步骤

（一）确定听诊部位

1. 受试者解开上衣，面向亮处静坐在检查者对面。

2. 参照图 3 - 10 - 1，认清心音听诊部位。

（1）二尖瓣听诊区　左锁骨中线内侧第 5 肋间处（心尖搏动处）。

（2）三尖瓣听诊区　胸骨右缘第四肋间处或胸骨剑突下。

（3）主动脉瓣听诊区　胸骨右缘第 2 肋间处（主动脉瓣第一听诊区）或胸骨左缘第 3、4 肋间（主动脉瓣第二听诊区）。

（4）肺动脉瓣听诊区　胸骨左缘第 2 肋间处。

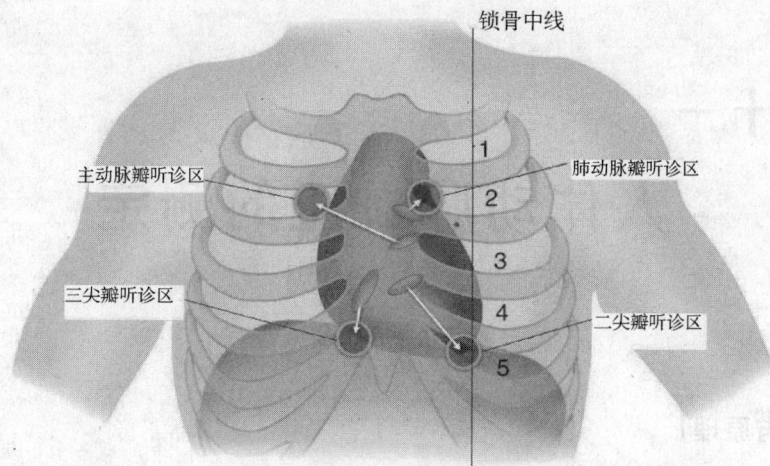

图 3 - 10 - 1　人体心音听诊部位

（二）心音听诊

1. 检查者戴好听诊器，以右手拇指、示指和中指轻持听诊器的胸件，置于受试者胸壁皮肤上，按二尖瓣、肺动脉瓣、主动脉瓣及三尖瓣听诊区顺序依次听诊。

2. 在每个听诊区，区分第一心音和第二心音。根据心音的性质（音调高低、持续时间）和间隔时间的长短来仔细区别第一心音和第二心音。若难以区别时，可在听心音的同时，用手触诊颈动脉搏动，与搏动同时出现的心音为第一心音。

二、观察项目

比较不同听诊部位两个心音的声音强弱。

【注意事项】

1. 听诊时环境应保持安静，如果呼吸音影响听诊时，可嘱咐受试者暂停呼吸。

2. 正确使用听诊器，听诊器耳件方向应与外耳道一致（向前下方）。听诊器的胸件要不紧不松地紧贴胸壁皮肤，不要隔着衣服听诊。

思考题 >>>

1. 比较你所听到的第一心音和第二心音有什么不同？

2. 心音听诊区是否就在各个瓣膜解剖位置在胸壁上的投影区上？

3. 心音听诊一般应包括哪些内容？

（许闽广　高凌峰）

实验十一

人体动脉血压的测定

【目的与原理】

学习间接测量法（听诊法）测定人体动脉血压的原理，掌握测定人体肱动脉收缩压和舒张压的方法和血压正常值的表示方法。

间接法测量动脉血压原理是用血压计的袖带在所测动脉外施加压力，再根据血管内血流声音的变化来测定血压。通常血液在血管内流动时听不到声音，但如果在血管受外力变狭窄时，则血流通过狭窄处形成湍流可发出声音。当缠于上臂血压计袖带内压力超过收缩压时，完全阻断了肱动脉的血流，此时在肱动脉的远心端（袖带靠近肘窝处）听不到声音，也触不到肱动脉的脉搏。当缓慢放气减小袖带内压，在其压力降低达到肱动脉收缩压的瞬间，血液在血压达到收缩压时才能通过被压迫变窄的肱动脉，形成湍流，此时能在肱动脉的远心端听到声音和触到脉搏，此时袖带内压力的读数相当于收缩压。若继续放气，当袖带内的压力越接近于舒张压，通过的血流量也越多，血流持续时间越长，听到的声音也越清晰。当袖带内压力等于或稍低于舒张压的瞬间，血管内血流由断续的流动变为连续流动，此时声音突然由强变弱或消失，脉搏也随之恢复正常，此时袖带内的压力相当于舒张压（图3 – 11 – 1）。

【实验对象】

人体（健康学生志愿者）。

【实验器材和药品】

血压计，听诊器。

【实验步骤和观察项目】

一、实验步骤

（一）熟悉血压计的结构

常用血压计有两种类型，常用的是汞柱式血压计也称水银检压计（图3 – 11 – 2A），另一种是弹簧式血压计（图3 – 11 – 2B）。前者比较精确，后者方便携带。两种

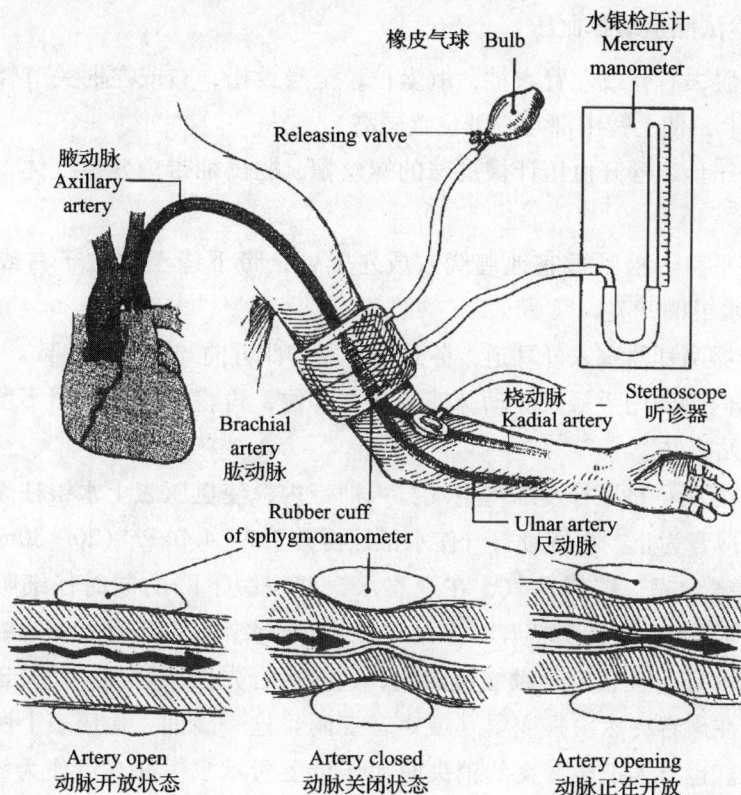

图 3 - 11 - 1　间接法测量血压原理示意图

血压计均由检压计、袖带和橡皮气球三部分组成。汞柱式血压计的检压计是一个标有 0 ~ 40kPa（0 ~ 300mmHg）（1mmHg = 0.133kPa，1kPa = 7.5mmHg）刻度的玻璃管，上端与大气相通，下端与水银贮槽相通。袖带是一个外包布套的长方形橡皮囊，借橡皮管分别和检压计的水银槽及橡皮球相通。橡皮球是一个带有螺丝帽的球状橡皮囊，供充气和放气之用。近年来又有一种新型的电子血压计（图 3 - 11 - 3）在临床上应用。

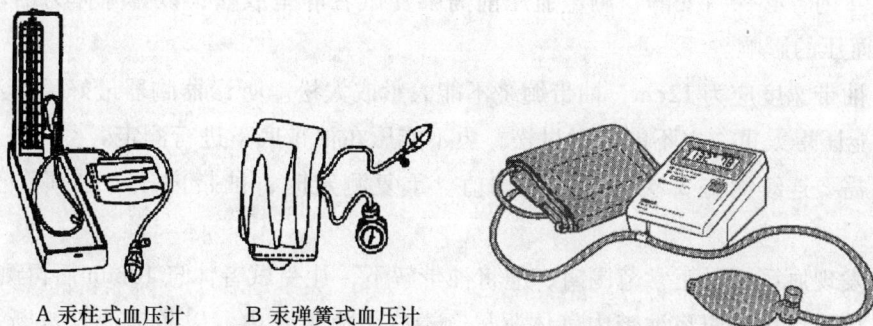

图 3 - 11 - 2　汞柱式血压计及弹簧式血压计

图 3 - 11 - 3　电子血压计

（二）听诊法测量动脉血压

1. 受试者脱去右臂或左臂衣袖，取坐位，全身放松，右或左肘关节轻度弯曲并外展置于实验桌上，使上臂中部与心脏位置同高。

2. 打开血压计，松开血压计橡皮球的螺丝帽，驱出袖带内残留气体，后将螺丝帽旋紧。

3. 将袖带平整、松紧适宜地缠绕右或左上臂，带下缘至少位于右或左肘关节上2cm处，开启水银槽开关。

4. 将听诊器两耳器塞入外耳道，务必使耳器弯曲方向与外耳道一致。

5. 在肘窝内侧先用手触及肱动脉搏动所在部位，再将听诊器胸器不留缝隙地轻轻压在上面并紧贴皮肤。

6. 测量收缩压：挤压橡皮球将空气打入袖带内，使血压表上水银柱逐渐上升到听诊器听不到脉搏音为止，再继续打气使水银柱再升2.7～4.0kPa（20～30mmHg）。随即慢慢松开气球螺丝帽，缓缓放气，在观察水银柱缓缓下降的同时仔细听诊，在听到"崩"样第一声清晰而短促脉搏音时，血压表上所示水银柱高度即代表收缩压。

7. 测量舒张压：使袖带继续缓慢放气，这时声音先依次增强，后又逐渐减弱，最后完全消失。在声音突然由强变弱（或声音变调）这一瞬间，血压表上所示水银柱高度代表舒张压。也有人把声音突然消失时血压计上所示水银柱高度作为舒张压，若取后者，需另外0.67kPa（5mmHg）进行校正。

8. 血压记录常以收缩压/舒张压 kPa 或 mmHg 表示，如收缩压、舒张压分别为14.70kPa（110mmHg）和9.33kPa（70mmHg），记为 14.70/9.33kPa（110/70mmHg）。

二、观察项目

列表记录每次测得同学的血压值，测量并记录3次，计算平均值作为该同学的正常血压值。

【注意事项】

1. 室内务必保持安静，测量血压前需嘱受试者静坐放松，以排除体力活动及精神紧张对血压的影响。

2. 袖带宽度应为12cm，袖带缠绕不能太紧或太松。听诊器胸器最好用膜型。安放时既不能压得太重，也不能接触过松，更不能压在袖带底下进行测定。

3. 需要连续测定3次并取其平均值。重复测定时，袖带内压力必须降至零后再打气。

4. 发现血压超过正常范围时，应将袖带解下，让受试者休息10min后再测。

5. 血压计用毕应将袖带内气体驱尽、卷好、放置盒内，以防玻璃管折断；关闭水银贮槽开关以防水银泄漏。

思考题 >>>

1. 正常男女成人的血压值范围是多少？你测得的同学血压值是否正常？

2. 试述哪些因素可影响血压的正确测定。

3. 当袖带内充气达到一定压力后，放气速度为何不宜太快或太慢？

（许闽广　高凌峰）

实验十二

不同剂量的硫喷妥钠对其作用的影响

【目的与原理】

本实验目的是观察不同剂量的硫喷妥钠对小白鼠作用的差异。

巴比妥类药是镇静催眠药。随剂量由小到大，相继出现镇静、催眠、抗惊厥和麻醉作用，甚至出现呼吸麻痹致死。

【实验对象】

小白鼠 30 只，体重 18～22g，性别不限。

【实验器材和药品】

1. 器械 1ml 注射器、天平、小白鼠观察罩。

2. 药品 0.2%、0.4% 和 0.8% 硫喷妥钠溶液，3% 苦味酸溶液。

【实验步骤和观察指标】

将小白鼠随机分成三组，经编号、称体重并观察其正常活动后，各组分别按 0.1ml/10g 的给药体积由腹腔注射不同浓度的硫喷妥钠溶液。给药剂量为：大剂量组 80mg/kg（0.8% 硫喷妥钠，0.1ml/10g）；中剂量组：40mg/kg（0.4% 硫喷妥钠，0.1ml/10g）；小剂量组：20mg/kg（0.2% 硫喷妥钠，0.1ml/10g）。

给药后观察并比较小白鼠活动情况，翻正反射消失（即作用开始时间）、恢复（即醒转时间）及维持时间。计算麻醉发生率，将结果填入下表（表 3 – 12 – 1）。

表 3 – 12 – 1　不同剂量硫喷妥钠对小白鼠翻正反射的影响

组　别	n	剂　量（mg/kg）	翻正反射消失	发生率
小剂量	10	20		
中剂量	10	40		
大剂量	10	80		

（刘启兵）

实验十三
不同给药途径对硫酸镁作用的影响

【目的与原理】

本实验目的是观察不同给药途径对药物作用的影响。

硫酸镁口服不易吸收，产生泻下和利胆作用；注射可吸收，产生抗惊厥作用。

【实验对象】

家兔，体重 1.5～2.0kg，雌雄不拘。

【实验器材和药品】

1. 器械　10ml、20ml 及 50ml 注射器、导胃管、张口器、小烧杯、棉花球。

2. 药品　5%硫酸镁溶液、1%氯化钙溶液、3%苦味酸溶液。

【实验步骤和观察指标】

取家兔二只，称重，标记为甲、乙号，先观察正常活动（即肌张力，呼吸频率）情况，然后给甲兔缓慢静脉注射 5%硫酸镁 175mg/kg（3.5ml/kg），如见兔肌肉松弛不能站立、呼吸明显抑制时，立即静脉缓慢注射 1%氯化钙 0.4ml/kg，直到肌张力和呼吸恢复（不一定注射完全部剂量，根据具体情况而定）。用 5%硫酸镁 800mg/kg（16ml/kg）给乙兔灌胃，观察动物有无上述不良反应，并解释为什么给药途径不同出现的作用也不同。将结果记录于表 3－13－1。

表 3－13－1　硫酸镁溶液静脉注射及灌胃对家兔的不同作用

兔号	体重	药物	剂量	给药前		给药途径	给药后		解救结果
				肌张力	呼吸		肌张力	呼吸	
甲									
乙									

【注意事项】

1. 给药前抽好硫酸镁和氯化钙。
2. 兔耳缘静脉注射硫酸镁时必须缓慢，否则中毒难以解救。
3. 中毒时应保留针头，立即用氯化钙按其针头注入及时解救。
4. 硫酸镁或氯化钙剂量可按动物个体情况，适当增加或减少。

5. 家兔灌胃为示教实验。

思考题 >>>

1. 影响药物作用的因素有哪些?

2. 不同剂量的巴比妥类药物的作用特点是什么?

（刘启兵）

实验十四

有机磷酸酯类药物中毒与解救

【目的和原理】

本实验观察有机磷酸酯类药物中毒的症状及血液胆碱酯酶的抑制情况，根据阿托品和解磷定对有机磷酸酯类药物中毒的解救效果，分析和比较两药作用的特点和机制。

有机磷酸酯类为持久性抗胆碱酯酶药。胆碱酯酶（AChE）与之结合后丧失活性，乙酰胆碱在体内堆积引起机体中毒。胆碱酯酶复活药能与有机磷酸酯类结合或将磷酰化胆碱酯酶中的酶置换出来；阿托品阻断 ACh 与 M 受体结合，对有机磷酸酯类药中毒有解救作用。

【实验对象】

家兔，体重 2.0～2.5kg。

【实验器材和药品】

1. **器械**　10ml、20ml 注射器、测瞳孔尺。

2. **药品**　5%敌百虫溶液，0.05%硫酸阿托品溶液，0.5%碘解磷定溶液。

3. **其他**　干棉球，滤纸、小烧杯。

【实验步骤和观察指标】

1. **实验步骤**　取 2.0～2.5kg 家兔两只，称体重，标记为甲、乙号。观察下列指标，活动情况。呼吸（频率、幅度、节律是否均匀）、瞳孔大小、唾液分泌、大小便、肌张力及有无肌震颤等，分别记录于下表（表 3－14－1）。

将两兔分别固定于兔箱内，各自经一侧耳缘静脉注入 5%敌百虫溶液 2ml/kg，注毕，立即记录时间并密切观察上述各项指标的变化，加以记录。如 20min 后尚未出现中毒症状，可追加 1/3 剂量。中毒症状明显后，立即给甲兔静脉注射 0.05%硫酸阿托品溶液 4 ml/kg，给乙兔静脉缓慢注射 0.5%碘解磷定溶液 5ml/kg，然后每隔 5min 再检查上述指标一次，分别记录于下表（表 3－14－1）。实验结束时，给甲、乙两兔分别补充注射碘解磷定和阿托品以防兔子死亡。

2. **观察指标**　观察记录并比较两兔中毒症状，消除的情况及两药解毒作用的特点。

表 3 -14 -1 有机磷酸酯类药物中毒与解救

兔号	体重 (kg)	观察 阶段	活动 情况	呼吸情况 （次/分）	心率 （次/分）	瞳孔 （mm） 左　右	唾液 分泌	大小便 次数及 性状	肌张力 及震颤
甲		给药前							
		给敌百虫后							
		给阿托品							
乙		给药前							
		给敌百虫后							
		给碘解磷定							

【注意事项】

要缓慢注射碘解磷定，否则容易导致动物呼吸抑制而死亡。

思考题 >>>

1. 有机磷酸酯类药物中毒治疗抢救原则有哪些？

2. 根据本次实验结果分析有机磷酸酯类药物中毒机制和碘解磷定、阿托品的解毒机制。

（刘启兵）

实验十五

药物抗药物性惊厥实验

【目的和原理】

本实验的目的是通过戊四氮等药物引起惊厥，再观察苯巴比妥、戊巴比妥和乙醚的抗惊厥作用。

过量的中枢神经兴奋药可兴奋脊髓中枢神经引起惊厥的中毒反应。中枢神经抑制药可抑制中枢神经的兴奋而缓解惊厥。

【实验对象】

小白鼠（18～22g，雌雄不限）。

【实验器材和药品】

1. 器材 鼠笼1个、烧杯4个、1ml注射器4个、5号半针头4个、天平1台。

2. 药品 0.5%苯巴比妥钠溶液、0.5%戊巴比妥钠溶液、1%戊四氮（或0.05%回苏灵或2.5%尼可刹米）溶液、乙醚棉花球、生理盐水。

【实验步骤和观察指标】

1. 实验步骤 取小鼠4只，称重后给第1只小鼠皮下注射1%戊四氮溶液0.1ml/10g（或0.05%回苏灵溶液0.1ml/10g或2.5%尼可刹米溶液0.2～0.3ml/10g），观察小鼠惊厥的情况（以后肢强直为惊厥指标）。第2只小鼠，按上法给1%戊四氮溶液（或0.05%回苏灵溶液0.1ml/10g或2.5%尼可刹米溶液0.2～0.3ml/10g），待惊厥发生时立即用0.5%的戊巴比妥钠溶液0.1ml/10g腹腔注射。观察小鼠的反应有何变化。第3只小鼠先腹腔注射0.5%苯巴比妥钠溶液0.1ml/10g，30分钟后按上法给1%戊四氮溶液（或0.05%回苏灵溶液0.1ml/10g或2.5%尼可刹米溶液0.2～0.3ml/10g），观察其反应与前2只小鼠有何不同。第4只小鼠先腹腔注射生理盐水0.1ml/10g，30分钟后按上法给1%戊四氮溶液（或0.05%回苏灵溶液0.1ml/10g或2.5%尼可刹米溶液0.2～0.3ml/10g），观察其反应与前3只小鼠有何不同。一出现惊厥发作，立即在罩小鼠的烧杯内投入含有0.5～1ml的乙醚棉花球，待惊厥停止，即将乙醚棉球拿开。

2. 观察指标 观察小鼠的反应与以上三鼠又有何异同。

思考题 >>>>

讨论该实验的药理作用和临床意义。

（刘启兵）

实验十六

药物镇痛实验

【目的和原理】

本实验的目的是通过物理热的刺激或化学酒石酸锑钾的刺激制造疼痛，然后通过不同镇痛机制的药物缓解疼痛，使疼痛反射缓解或消失。

物理或化学造成的痛觉刺激，通过感觉传入神经将冲动传入中枢，最后传到大脑皮层高级中枢，经过综合分析得出痛的感觉，并通过反射弧（感受器→传入神经→中枢→传出神经→效应器）产生效应（如逃避、痛苦痉挛等）。药物可以通过激动中枢内的内阿片肽受体产生镇痛效应，或抑制前列腺素合成酶减少前列腺素的合成，减弱外周痛觉对感受器刺激等等，缓解疼痛产生镇痛效应。

一、热板法

【实验目的】

观察对比哌替啶的镇痛效应。

【实验对象】

小白鼠 10 只（18～22g，雌性）。

【实验器材和药品】

1. 器材 恒温水浴、鼠笼、1ml 注射器、大烧杯（800～1000ml）、秒表。

2. 药品 0.25% 杜冷丁（哌替啶）溶液、生理盐水。

【实验步骤和观察指标】

将恒温水浴加水使水而触及大烧杯的底部，调节水浴温度恒定于 55±0.1℃。取小白鼠数只，于实验前将小白鼠分别放入烧杯内并立即使用秒表记录时间，自小白鼠放入烧杯开始，到出现舔后足为止，此段时间作为该鼠的痛阈值。凡小白鼠在 30s 内不舔后足或逃避、跳跃者则弃之。将筛选后的小鼠 10 只编号，随机分为 2 组，重复测每只小鼠的正常痛阈值一次，将每只小白鼠所得 2 次正常痛阈值平均后，作为该鼠给药前痛阈值。然后一组腹腔注射 0.25% 杜冷丁溶液 25mg/kg，另一组给同容量的生理盐水作为对照，药后 15min、30min、60min、90min 各测小白鼠的痛阈 2 次分别填入下表

（表3－16－1）。如果药后放入大烧杯内60min仍无反应，即将小白鼠取出，以免时间太长把脚烫伤，痛阈可按60min计算。

表3－16－1 小白鼠痛阈对照表

组 别	动物数	药前痛阈平均值（s）	药后痛阈平均值（min）及提高%			
			15min（%）	30min（%）	60min（%）	90min（%）
杜冷丁						
对照组						

实验完毕后，所测的痛阈按下列公式计算。

$$痛阈提高百分率 = \frac{用药后平均反应时间 - 用药前平均反应时间}{用药前平均反应时间} \times 100$$

根据每组不同时间的痛阈提高百分率作图，横坐标代表时间，纵坐标代表痛阈提高百分率（痛阈值%），画出曲线借以比较各药的镇痛程度，作用开始时间及维持时间。

【注意事项】

1. 小鼠以雌性为好，因雄性小鼠过热时睾丸易下垂，阴囊触及热板而致反应过敏。

2. 室温在15℃左右较好，过低则小鼠反应迟钝，过高则敏感，易产生跳跃，不易得到正确的实验结果。

思考题》》》

根据实验结果讨论杜冷丁镇痛作用的机制。

二、扭体法

观察杜冷丁、颅痛定的镇痛效应，掌握扭体法镇痛实验的方法。

【实验对象】

小白鼠（18～22g）。

【实验器材和药品】

1. 器材 1ml注射器、鼠笼、粗天平、秒表。

2. 药品 0.05%酒石酸锑钾水溶液、生理盐水、0.2%杜冷丁生理盐水溶液、0.2%颅痛定（罗通定）生理盐水溶液。

【实验步骤和观察指标】

取体重18～22g的健康小白鼠9只，随机分成3组，其中2组为实验组，1组为对照组，每组3只动物，第一组腹腔注射0.2%杜冷丁（哌替啶）溶液20mg/kg，第二组腹腔注射0.2%颅痛定10mg/kg，第三组对照组腹腔注射生理盐水0.1ml/10g，注射药物后半小时，每鼠均由腹腔注射 0.05％酒石酸锑钾 0.25mg，观察 10min 内各组出现的扭体反应（腹部内凹，后腿伸张，臀部高起）数，分别填入下表（表 3 - 16 - 2）。

表 3 - 16 - 2　小白鼠扭体反应数对照表

组　别	鼠　数	药　物	扭体反应数	无扭体反应数
对照组		生理盐水 0.1ml/10g		
1		0.2％杜冷丁 0.1ml/10g		
2		0.2％颅痛定 0.1ml/10g		

实验完后，综合全实验室结果计算药物镇痛百分率：

$$药物镇痛百分率 = \frac{实验组无扭体反应动物数 - 对照组无扭体反应动物数}{对照组扭体反应动物数} \times 100$$

【注意事项】

1. 酒石酸锑钾用时宜新配，存放过久，往往使作用减弱。

2. 酒石酸锑钾的药量随室温的变化而相应改变，室温于 10 ~ 15℃ 时，酒石酸锑钾的给药量以 0.4ml/只为宜。

3. 每个实验组的动物数最好在 50 只左右。

思考题 >>>

根据实验结果讨论杜冷丁、颅痛定的镇痛特点和机制。

（刘启兵）

第四篇　医学免疫学与病原生物学

实验一

凝集反应

颗粒性抗原（细菌、红细胞等）与相应的抗体结合，在适量电解质（通常是 8.5g/L NaCl 溶液）存在的条件下出现凝集现象，称为凝集反应。

凝集反应的方法有两种：直接法和间接法。颗粒性抗原与抗体直接结合，出现凝集现象，称为直接凝集反应。如玻片凝集反应和试管凝集反应。将可溶性抗原预先吸附于一种与免疫无关的颗粒性载体表面，然后与相应的抗体结合，出现凝集现象，称为间接凝集反应。如类风湿因子（rheumatoid factor，RF）检测。

【目的要求】

掌握凝集反应原理、方法及其应用原则。

【实验原理】

1. 玻片凝集反应 玻片凝集反应是在玻片上将细菌等颗粒性抗原与其相应抗体混合，如出现凝集块者为阳性反应。混合后均匀混浊，无凝集块出现者为阴性反应。本试验可应用于已知抗体（免疫血清）检测未知抗原，是定性试验。如细菌鉴定和人类 ABO 血型鉴定。

2. 试管凝集反应（微量反应法） 试管凝集反应是在试管内将待检血清做对倍稀释后，加入等量的已知颗粒性抗原与待检血清混合，然后观察试管内有无凝集块出现。如出现凝集块者为阳性反应。混合后仍均匀混浊，无凝集块出现者为阴性反应。根据血清凝集效价判定待检血清中相应抗体的含量。即在试管内用已知颗粒性抗原检测未知抗体的相对含量的半定量试验，如肥达试验、外－斐试验。试验也可在微量反应板上进行，称为微量反应法。

3. 间接凝集反应——类风湿因子检测 类风湿因子（RF）是一种抗"自身变性 IgG"的 IgM 类抗体（也称抗球蛋白抗体），它能与人变性 IgG 结合。利用人变性 IgG 吸附于聚苯乙烯胶乳颗粒上作为检测试剂，加入待检血清，待检血清中若含有 RF，可与胶乳颗粒结合出现凝集反应。是一种间接凝集试验。RF 主要见于类风湿性关节炎（rheumatoid arthritis，RA），也可见于其他结缔组织病。

【实验内容】

一、玻片凝集反应

1. 材料

（1）1:20 痢疾免疫血清，1:20 伤寒免疫血清。

（2）伤寒沙门菌菌液，痢疾志贺菌菌液。

（3）生理盐水，玻片，微量移液器，消毒缸等。

2. 方法

（1）取洁净玻片 2 张，各用记号笔划分三等份，如图 4-1-1 所示。

（2）在玻片的左上角分别标记 1 和 2。

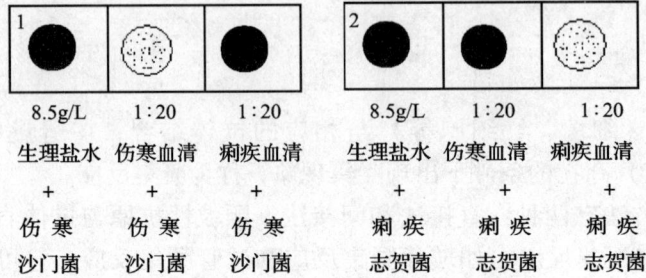

1		
8.5g/L	1:20	1:20
生理盐水	伤寒血清	痢疾血清
+	+	+
伤寒	伤寒	伤寒
沙门菌	沙门菌	沙门菌

2		
8.5g/L	1:20	1:20
生理盐水	伤寒血清	痢疾血清
+	+	+
痢疾	痢疾	痢疾
志贺菌	志贺菌	志贺菌

图 4-1-1　玻片凝集反应示意图

（3）用微量移液器分别吸取生理盐水、1:20 伤寒免疫血清、1:20 痢疾免疫血清各 20μl 按上图位置放在玻片上，注意在换取另一种血清时要更换移液器的 TIP 头，以免混淆血清产生错误结果。使用过的 TIP 头放入消毒缸内。

（4）用微量移液器吸取伤寒沙门菌菌液 20μl 加入 1 号玻片的生理盐水中，充分混匀，再吸取伤寒沙门菌菌液 20μl 加入 1:20 伤寒免疫血清中混匀，更换移液器 TIP 头，再吸取伤寒沙门菌菌液 20μl 加入 1:20 痢疾免疫血清中，混匀。

（5）同法吸取痢疾志贺菌菌液 20μl 分别加入 2 号玻片上的生理盐水、1:20 伤寒免疫血清和 1:20 痢疾免疫血清中，使用过的 TIP 头放入消毒缸内。

（6）轻轻摇动玻片，1~2min 后观察结果。

3. 结果判断　液体变清，并有乳白色凝集块出现者为阳性。液体仍然混浊，无凝集块出现者为阴性（图 4-1-2）。

记录结果之后，将玻片放入含消毒液的指定容器内，切勿任意放置或冲洗。

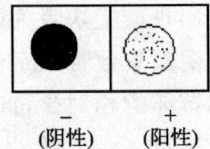

-	+
（阴性）	（阳性）

图 4-1-2　玻片凝集反应结果示意图

二、试管凝集反应（微量反应法）

1. 材料

（1）1:20 伤寒免疫血清。

（2）伤寒沙门菌菌液，甲型副伤寒沙门菌菌液。

（3）生理盐水，TIP 头，微量移液器，U 型微量反应板。

（4）恒温培养箱等。

2. 方法

（1）在 U 型微量反应板上预先做好实验标记。

（2）于两横排 1～10 孔中各加入生理盐水，每孔 50μl。

（3）分别在两横排的第 1 孔内加入 1：20 伤寒免疫血清 50μl，每排各从第 1 孔开始作对倍稀释至第 9 孔，从第 9 孔混匀后弃去 50μl。

血清对倍稀释方法：

用微量移液器将第 1 孔的溶液连续吸吹 3 次，使其充分混匀。注意：吸取溶液时 TIP 头插入孔底，吹出溶液时 TIP 头离开液面，沿孔壁吹下（先反复练习吸吹方法，勿使产生气泡，待掌握操作方法后进行正式试验），吸出 50μl 移入第 2 孔 同法吸吹 3 次使充分混匀后再吸出 50μl 移入第 3 孔，如此作对倍稀释至第 9 孔，吸吹混匀后吸出 50μl 弃去。此时第 1～9 孔的血清稀释度依次增加一倍，即血清对倍稀释法或倍比稀释法。

（4）两横排血清对倍稀释完毕后，第 1～9 孔的血清稀释度分别为 1：40，1：80，1：160，1：320，1：640，1：1280，1：2560，1：5120，1：10240。

（5）第一横排从第 10 孔至第 1 孔各加入伤寒沙门菌菌液 50μl/孔。第二横排同法各加入甲型副伤寒沙门菌菌液 50μl/孔。

（6）充分混匀后，置 45℃ 恒温箱孵育 1h 后取出，室温静置 15min（表 4－1－1），观察并记录结果。

表 4－1－1　试管凝集试验反应（微量法）的操作步骤

孔号	1	2	3	4	5	6	7	8	9	10
生理盐水（μl）	50	50	50	50	50	50	50	50	50	50
1：20 伤寒免疫血清（μl）	50	50	50	50	50	50	50	50	50（弃去50）	—
血清稀释度	1：40	1：80	1：160	1：320	1：640	1：1280	1：2560	1：5120	1：10 240	—
菌液（μl）	50	50	50	50	50	50	50	50	50	50
血清最终稀释度	1：80	1：160	1：320	1：640	1：1280	1：2560	1：5120	1：10240	1：20 480	—

充分混匀后，置 45℃ 孵育 1h，取出室温静置 15min 观察结果

3. 结果判断

（1）先观察生理盐水对照孔（第 10 孔）。此孔细菌应不发生凝集，液体混浊，管底沉淀物呈圆形，边缘整齐。此沉淀物为细菌悬液在静置 1h 过程中，因重力作用自然下沉形成。然后自第 1 孔开始依次观察孔内液体的混浊程度及孔底凝集块的大小（图 4－1－3），并依次判定凝集程度（表 4－1－2）。

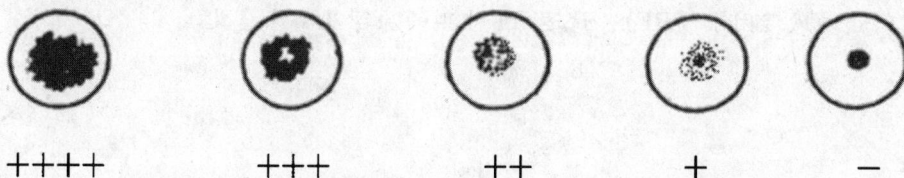

++++　　　+++　　　++　　　+　　　-

图 4－1－3　试管凝集反应（微量法）孔底凝块观察及判定

表4-1-2 凝集程度判定方法

凝集物	上清液	凝集程度
全部凝集	澄清透明	++++ （凝集块大，为最强凝集）
大部分凝集	基本透明	+++ （凝集块较大，为强凝集）
有明显凝集	半透明	++ （凝集块明显，为中度凝集）
很少凝集	基本混浊	+ （凝集块不明显，为弱凝集）
不凝集	混浊	- （未见凝集块，为不凝集）

（2）凝集效价（血清凝集滴度）的判定：通常以能与一定量的抗原发生肉眼可见明显凝集（++）的血清最高稀释度为血清凝集效价。

三、间接凝集反应——类风湿因子检测

1. 材料

（1）1:20 待检血清。

（2）胶乳试剂。

（3）阳性控制血清（可直接使用）。

（4）阴性控制血清（可直接使用）。

（5）玻片、滴管。

2. 方法 试验前应将试剂和血清标本恢复到室温。

（1）取洁净玻片1张，用记号笔划分三等份。

（2）在玻片的三个格中分别加入1:20待检血清、阳性对照血清和阴性对照血清各1滴。

（3）轻轻摇匀胶乳试剂，然后每格加入胶乳试剂各1滴。

（4）立即持续摇动玻片，1~3min后观察结果。

3. 结果判断

出现均匀凝集颗粒者为阳性。未出现凝集颗粒者为阴性。

记录结果之后，将玻片放入含消毒液的指定容器内，切勿任意放置或冲洗。

思考题 >>>

1. 根据你的试验结果说明抗原抗体反应的特异性。

2. 何谓血清凝集效价（滴度）？血清凝集效价与血清抗体浓度的相关性？

3. 何谓类风湿因子（RF），试述RF检测的原理及临床意义。

（杨 文）

实验二

沉 淀 反 应

可溶性抗原（血清、细胞裂解液或组织浸出液等）与相应抗体结合后在一定条件下出现肉眼可见的沉淀现象称为沉淀反应。沉淀反应的方法有快速免疫消浊比浊法、琼脂扩散法、免疫电泳法等，本试验主要介绍快速免疫消浊比浊法。

【目的要求】

熟悉血清补体测定原理和方法；掌握血清补体测定的临床意义。

【实验原理】

人血清中补体 C3、C4 成分与其相应抗体（羊抗人补体 C3，羊抗人补体 C4）在液相中相遇，立即形成抗原抗体复合物，发生沉淀反应并产生一定浊度。该浊度的高低与样品中补体成分 C3、C4 的含量成正比。因此，检测其浊度即可测知血清中补体 C3、C4 的含量。本法也可用于检测血清 IgG，IgA，IgM 的含量。

【实验内容】

快速免疫消浊比浊法：补体 C3、C4 含量测定。

1. 材料

（1）待检血清。

（2）补体单体成分 C3 试剂。

羊抗人补体单体成分 C3 血清、表面活性剂、防腐剂、保护蛋白。

（3）补体单体成分 C4 试剂。

羊抗人补体单体成分 C4 血清、表面活性剂、防腐剂、保护蛋白。

（4）补体单体成分 C3、C4 标准血清。

补体单体成分 C3：1.40g/L。

补体单体成分 C4：0.32g/L。

表面活性剂及防腐剂。

（5）手动或自动的紫外分光光度计。

2. 注意事项

（1）试剂稳定与贮存　本试剂自生产之日起置 2～8℃冷藏可稳定 1 年，在 18～25℃条件下可稳定 14 天。

（2）标本的收集与处理　本法使用血清样本。如果样本若不能及时检测则应置于2~8℃保存。

待检血清样品、标准血清、质控血清先用生理盐水以1：11的比例稀释（0.1ml血清加1ml生理盐水）。

3. 方法

（1）C3测定

①按试剂实际用量从试剂瓶内吸出C3试剂，并将其平衡至室温。

②标记空白管、标准管、样品管、质控管。

③各管内分别加入蒸馏水、已稀释的补体单体成分标准血清、待检血清和质控血清各100μl。

④各管内分别加入C3试剂1ml。

⑤各管内分别加入生理盐水1ml。

⑥将各管置于37℃恒温箱孵育20min后取出，在分光光度计上，调波长为340nm，再以空白管调零后，分别检测标准管、样品管和质控管的吸光度，如表4-2-1所示。

表4-2-1　补体C3含量测定各管加入的成分和量

	空白管	标准管	样品管	质控管
蒸馏水	100μl			
补体C3标准血清		100μl		
待检血清			100μl	
质控血清				100μl
C3试剂（含羊抗人C3）	1ml	1ml	1ml	1ml
生理盐水	1ml	1ml	1ml	1ml
37℃孵育20min，于340nm波长测吸光度				

（2）C4测定

①从试剂瓶内吸出试验所需用量的C4试剂，并将其平衡至室温。

②标记空白管、标准管、样品管、质控管。

③各管内分别加入蒸馏水、已稀释的补体单体成分标准血清、待检血清和质控血清各200μl。

④各管内分别加入C4试剂1ml。

⑤各管内分别加入生理盐水1ml。

⑥将各管置于37℃恒温箱孵育20min后取出，在分光光度计上，调波长为340nm，再以空白管调零后，分别检测标准管、样品管和质控管的吸光度，如表4-2-2所示。

表 4 - 2 - 2 补体 C4 含量测定各管加入的成分和量

	空白管	标准管	样品管	质控管
蒸馏水	200μl			
补体 C4 标准血清		200μl		
待检血清			200μl	
质控血清				200μl
C4 试剂（含羊抗人 C4）	1ml	1ml	1ml	1ml
生理盐水	1ml	1ml	1ml	1ml

37℃孵育 20min，于 340nm 波长测吸光度

4. 结果判断

（1）计算 补体单体成分 C3（g/L）$= \dfrac{样品管吸光度}{标准管吸光度} \times$ C3 标准液浓度（g/L）

补体单体成分 C4（g/L）$= \dfrac{样品管吸光度}{标准管吸光度} \times$ C4 标准液浓度（g/L）

亦可将至少三种不同浓度的 C3 或 C4 标准血清绘制标准曲线，在所测得的 C3 或 C4 标准曲线上查找，即可得到样品中的 C3 或 C4 的含量。

（2）正常值 补体单体成分 C3：0.80～1.60g/L

补体单体成分 C4：0.10～0.40g/L

5. 临床意义 补体成分测定对免疫缺陷疾病、自身免疫疾病、免疫复合物性疾病等的诊断有一定价值。通常补体单体成分 C3、C4 在系统性红斑狼疮、肾炎时呈下降趋势；而在急性感染、传染病早期呈上升趋势。

思考题 >>>

补体单体成分 C3、C4 含量测定的临床意义。

（杨 文 王永霞）

实验三

补体参与的反应

由 IgG 类或 IgM 类抗体与相应抗原结合形成抗原抗体复合物，免疫复合物中的 IgG 或 IgM 具有激活补体的功能，与适量补体结合可以引起复合物的溶解反应，这种反应称为补体参与的抗原抗体反应。

【目的要求】

掌握溶血反应的原理及结果观察；掌握兔抗 SRBC 免疫血清鉴定的原理；熟悉该方法的操作及结果判断。

【实验原理】

1. 溶血试验 绵羊红细胞（SRBC）与其相应抗体（抗 SRBC）结合，在适量补体参与下可出现肉眼可见的溶血现象，此为补体参与的溶血反应。因此，抗 SRBC 又称溶血素。

2. 溶血素的滴定 SRBC 作为颗粒性抗原在体外与其相应抗体（兔抗 SRBC 免疫血清）结合，玻片试验即可出现肉眼可见的凝集块，即凝集试验阳性。当 SRBC 在试管中与其相应免疫血清结合后，在补体作用下，将导致 SRBC 裂解，发生补体参与的溶血反应。当反应体系中的 SRBC 和补体量一定时，其溶血反应程度与溶血素的效价呈正比，此即为补体参与的溶血试验，由此可测定溶血素的效价。

【实验内容】

一、溶血试验

1. 材料

（1）免疫血清　2 单位抗 SRBC（即溶血素）。

（2）1% SRBC 悬液。

（3）补体　2 单位补体。

（4）生理盐水。

（5）器材　试管、吸管、试管架、恒温水浴箱等。

2. 方法

（1）取 5 支小试管，编号列于试管架上。

（2）1，3，4 管各加入生理盐水 0.25ml，第 5 管加入生理盐水 0.5ml。第 2 管不加生理盐水。

（3）第 1，2，4 管各加 2U 溶血素 0.25ml。

（4）第 1，2，3，5 管各加入 1% SRBC 悬液 0.25ml。充分混匀，静置 15min。

（5）第 2，3，4 管各加入 2 单位补体 0.25ml。充分混匀，静置 37℃ 水浴箱 30min，取出观察结果，如表 4 − 3 − 1 所示。

表 4 − 3 − 1 溶血反应

孔号	1	2	3	4	5
生理盐水（ml）	0.25	–	0.25	0.25	0.5
溶血素（2 单位）（ml）	0.25	0.25	–	0.25	–
1% SRBC 悬液（ml）	0.25	0.25	0.25	–	0.25
充分混匀，静置 15min					
补体（2 单位）（ml）	–	0.25	0.25	0.25	–
充分混匀，静置 37℃ 水浴箱 30min，取出观察结果					
观察结果					

3. 结果判断

完全溶血：溶液深红色，完全透明。记录：完全溶血（阳性）。

不完全溶血：溶液浅红色，不透明。记录：不完全溶血（阴性）。

4. 结果分析

绵羊红细胞（抗原）与适量的溶血素（绵羊红细胞的相应抗体）特异性结合后，在一定量补体（豚鼠血清）参与下，可引起绵羊红细胞溶解（溶血），根据结果分析如下：

第 1 管中只有 SRBC 和溶血素，没有补体参与。结果：不溶血（表示试验阴性）。

第 2 管中有 SRBC 和溶血素，还有补体参与。结果：溶血（表示试验阳性）。

第 3 管中只有 SRBC 和补体，没有溶血素。结果：不溶血（表示试验阴性）。

第 4 管中只有溶血素和补体，没有 SRBC。结果：不溶血（表示试验阴性）。

第 5 管中只有 SRBC，没有溶血素和补体。结果：不溶血（表示试验阴性）。

各管所加生理盐水只是补足液体容量，使各试验管的最终容量一致。

二、溶血素的滴定

1. 材料

（1）免疫血清 溶血素。

（2）1% SRBC 悬液。

（3）补体 豚鼠新鲜血清。

（4）生理盐水。

（5）器材 试管、吸管、试管架、恒温水浴箱、玻片等。

2. 方法

（1）按图 4 − 3 − 1 稀释溶血素。

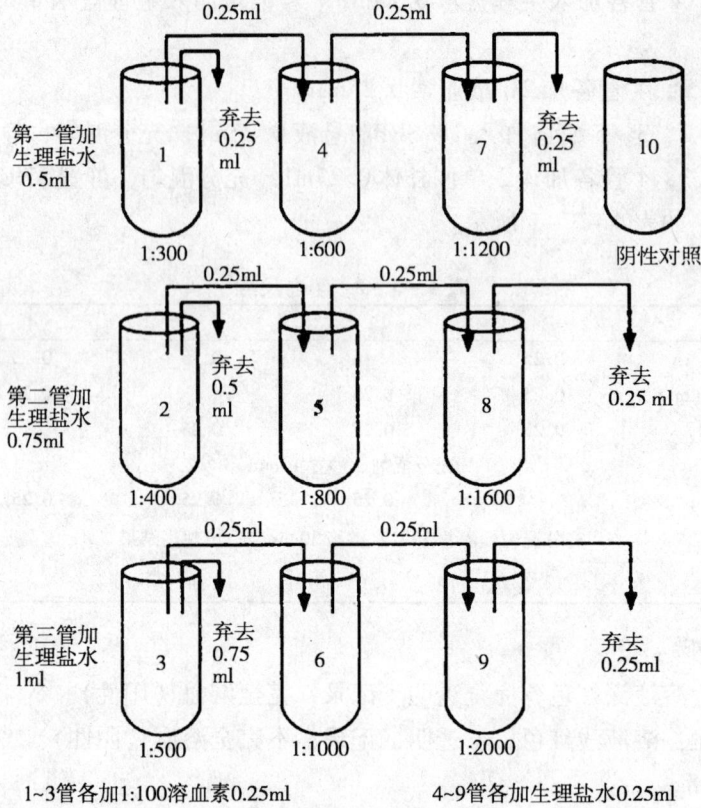

图4－3－1　溶血素的稀释图

①取10支小试管，编号列于试管架上，加入生理盐水，第1管0.5ml，第2管0.75ml，第3管1ml，第4～9管各0.25ml。

②溶血素（1：100）分别加入1、2、3号管，每管0.25ml，即成1：300、1：400、1：500稀释之溶血素，然后再进行倍比稀释。使溶血素稀释度从第1～9管分别为1：300、1：400、1：500、1：600、1：800、1：1000、1：1200、1：1600、1：2000。

（2）按表4－3－2顺序加入各成分，第10管不加溶血素，为绵羊红细胞对照管。

表4－3－2　溶血素效价的滴定

试管	溶血素0.25ml	1% SRBC（ml）	生理盐水（ml）		补体1：30（ml）		结果观察
1	1：300	0.25	0.25		0.25		完全溶血
2	1：400	0.25	0.25	充分混匀，静置15min	0.25	充分混匀，静置37℃水浴箱30min	完全溶血
3	1：500	0.25	0.25		0.25		完全溶血
4	1：600	0.25	0.25		0.25		完全溶血
5	1：800	0.25	0.25		0.25		完全溶血
6	1：1000	0.25	0.25		0.25		大部分溶血
7	1：1200	0.25	0.25		0.25		半溶血
8	1：1600	0.25	0.25		0.25		不溶血
9	1：2000	0.25	0.25		0.25		不溶血
10	－	0.25	0.25		0.25		不溶血

3. 结果判断　观察溶血现象，以呈现完全溶血的血清最高稀释度为溶血素效价，如上表中溶血素效价为1∶800。

4. 注意事项

（1）实验所用补体应采用豚鼠新鲜血清。

（2）补体性质极不稳定，需对实验条件和各个环节加以严格控制。

思考题 >>>

1. 补体参与的溶血机制。

2. 溶血素效价的滴定采用哪种方法？应注意哪些事项？

（杨　文）

实验四

免疫标记技术

　　免疫标记技术是指用荧光素、酶、放射性同位素或电子致密物质等标记抗体或抗原进行的抗原抗体反应。此技术优点很多：特异、敏感、快速、能定性和定量甚至定位，易于观察。

【目的要求】

　　通过抗核抗体的检测，了解免疫荧光技术的原理和类型，熟悉抗核抗体检测的临床意义；通过 HBsAg 的检测，了解酶联免疫吸附试验的原理和类型，熟悉双抗体夹心法的原理及其临床意义。

【实验原理】

　　1. 免疫荧光检测法——抗核抗体的间接免疫荧光检测　　系统性红斑狼疮（systemic lupus erythematosus，SLE）是一种自身免疫性疾病，患者血清中出现抗细胞核抗体（antinuclear antibody，ANA）。以小白鼠肝细胞核作为抗原基质，加患者血清（第一抗体），再加荧光标记的抗人 IgG（第二抗体）进行间接免疫荧光试验（indirect immuno-fluorescence assay，IFA），若患者血清中有 ANA，即与肝细胞核抗原结合，再与荧光标记的抗人 IgG 结合，在荧光显微镜下可见细胞核显示黄绿色特异荧光（图 4 - 4 - 1）。ANA 检测对自身免疫性疾病如系统性红斑狼疮的诊断有一定意义。

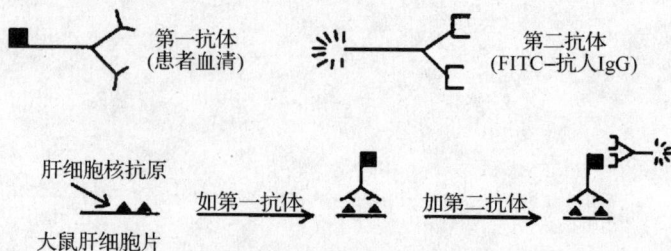

图 4 - 4 - 1　抗核抗体的间接免疫荧光检测示意图

　　2. 酶联免疫吸附试验（ELISA）——双抗体夹心法检测 HBsAg　　以特异性抗体（抗 - HBs）致敏载体表面，然后将含有抗原的标本加入致敏的载体一起孵育，洗去未结合的抗原，加入酶标特异抗体（酶标抗 - HBs）。酶标抗体就连接到已结合于致敏载体表面的抗原上，孵育后，洗去未结合的酶标抗 - HBs。最后加入底物溶液，根据颜色反应来判定抗原含量。

在双抗体夹心法的基础上进一步发展了双位点一步法。该法是针对抗原分子上两个不同且空间距离较远的抗原决定簇，分别制备两种单克隆抗体，在包被时使用一种单抗，酶标记时使用另一种单抗。测定时将含待测抗原标本和酶标记抗体同时加入反应体系，只进行一次温育，在洗涤后即可加底物进行显色。这种方法的优点是简化了操作，缩短了反应时间，但当待测抗原浓度过高时会抑制夹心复合物的形成，使显色降低。必要时可将标本适当稀释后重新测定。

【实验内容】

一、免疫荧光检测法——抗核抗体的间接免疫荧光检测

1. 材料

（1）小白鼠肝组织印片或冰冻切片。

（2）患者血清。

（3）荧光标记抗人 IgG。

（4）丙酮、PBS、50% 缓冲甘油盐水（PBS + 等量甘油）。

（5）阳性血清和阴性血清。

2. 方法

（1）将小白鼠肝印片浸于丙酮中固定 5min，再用 PBS 漂洗 3 次，每次 3min，取出晾干，$-20℃$ 保存备用。

（2）用 PBS 稀释患者血清，使成 1∶5，1∶10，1∶20……1∶1280 稀释度。

（3）将不同稀释度的患者血清 10μl 分别加入鼠肝切片上，同时做阳性对照（已知 ANA 阳性血清）和阴性对照（正常人血清），放湿盒内，置 37℃30min。

（4）用 PBS 洗去切片上未结合的患者血清、阳性对照血清和阴性对照血清，然后再用 PBS 漂洗 3 次，每次 3min，晾干。

（5）分别滴加适当稀释的荧光标记抗人 IgG（1∶10）10μl。放湿盒内 37℃30min。同上法用 PBS 洗涤 3 次，晾干。

（6）在染好的玻片上滴加 50% 缓冲甘油盐水，加盖玻片后荧光镜检。

3. 结果判断 先观察阴性对照和阳性对照，然后观察试验标本。整个肝细胞核着色发出黄绿色荧光者为阳性，不发荧光者为阴性。

4. 临床意义 因血清中存在不同性质的特异性 ANA，它们同检测底物靶抗原结合，经 IFA 法检测，呈现形态各异的荧光染色模型。6 种常见的荧光染色模型与疾病的关系如下：

（1）均质型 又称弥散型。核质染色体均匀一致，中期细胞染色质阳性（亦呈均质型）。此染色型与抗 dsDNA 抗体、抗组蛋白抗体有关。常见于 SLE。

（2）斑点型 又称颗粒型，核斑块型。核质染色呈斑点状、斑块状，核仁阴性，

中期细胞染色质阴性。此荧光染色型与抗 ENA 抗体有关。见于 SLE，干燥综合征（SS），硬皮病等。

（3）核仁型　核仁着染荧光，中期细胞染色质阴性。见于硬皮病等。

（4）核膜型　又称周边型。荧光染色在核膜周围，中期细胞染色质阴性。此荧光染色型与抗核层蛋白抗体相关。见于 SLE 等。

（5）着丝点型　又称散在斑点型。核内均匀散布大小较一致的着染荧光细颗粒（40～60 个），无核膜结构，中期细胞染色质着丝点密集排列。如中期细胞阳性，可判断抗着丝点抗体阳性。见于硬皮病等。

（6）胞浆型　细胞胞浆荧光染色阳性。见于原发性胆汁性肝硬化（PBC）。

二、酶联免疫吸附试验（ELISA）——双抗体夹心法检测 HBsAg

1. 材料

（1）包被抗 – HBs 反应条。

（2）患者血清、HBsAg 阳性对照血清、HBsAg 阴性对照血清。

（3）酶结合物（辣根过氧化物酶 – 抗 – HBs）。

（4）洗涤液（使用前作 1:20 稀释）。

（5）显色剂（H_2O_2）A、显色剂（TMB）B（四甲基联苯胺）。

（6）终止液。

（7）恒温箱、酶标仪等。

2. 方法

（1）在已包被抗 – HBs 的反应条的试验孔内加入待测标本，每孔 50μl，并设 HBsAg 阳性对照 2 孔（加入 HBsAg 阳性对照标本，每孔 50μl），HBsAg 阴性对照 2 孔（加入 HBsAg 阴性对照标本，每孔 50μl），空白对照 1 孔（不加血清），然后除空白对照孔外，各孔加入酶标 – 抗 – HBs，每孔 1 滴（50μl）。充分混匀后置 37℃ 孵育 30min。

（2）手工洗板：弃去反应条孔内液体、拍干、用洗涤液注满每孔，弃去拍干，同法反复洗涤五次后拍干（洗板机洗板：选择洗涤五次程序洗板，洗涤液注满每孔，浸泡时间不短于 20s，洗涤程序完成后拍干）。

（3）加显色剂：先加显色剂 A，每孔 1 滴（50μl），然后再加显色剂 B，每孔 1 滴（50μl），混匀，37℃ 孵育 10min。

3. 结果判断

比色法：每孔加终止液 1 滴（50μl），混匀，用分光光度计进行比色（波长 450nm），先用空白孔校零点，然后读取各孔光密度（OD）值。

$$\frac{样品\ OD\ 值}{阴性对照平均\ OD\ 值} \geq 2.1$$ 判断为阳性，否则为阴性。

备注：（1）阴性对照平均 OD 值 低于 0.05 作 0.05 计算，高于 0.05 按实际 OD 值计算。

（2）阳性对照 OD 值≥0.8，实验结果有效。

4. 注意事项

（1）试剂盒置 2～8℃保存。

（2）使用前试剂应摇匀，并弃去 1～2 滴后垂直滴加。

（3）从冷藏环境中取出试剂盒内全部瓶装试剂及待测标本所需微孔条，置室温平衡 30min 后再行测试，余者应及时封存于冰箱中保存以备后用。

（4）待测标本不可用 NaN_3 防腐。

（5）不同批号试剂请勿通用。

（6）结果判断须在 10min 内完成。

（7）若浓缩洗涤液出现结晶时，请置 37℃至溶解。

（8）结果判断应根据不同试剂盒的说明书进行适当调整。

5. 临床意义 血清中检测到 HBsAg 可确证有乙型肝炎病毒（HBV）感染，但不一定是乙型肝炎患者。

思考题》》》

1. 免疫荧光反应的原理。

2. ANA 检测的临床意义。

3. 酶联免疫吸附试验的原理。

（杨 文）

实验五
单个核细胞分离及细胞免疫功能检测

T 细胞介导免疫应答的特征是由 T_{DTH}（Th1）细胞介导的以单个核细胞（淋巴细胞和单核细胞）浸润为主的炎症反应和 T_C（CTL）细胞发挥的特异性细胞毒效应。

临床上反复发作的病毒感染，胞内菌感染、真菌感染、寄生虫感染，常令人想到细胞免疫缺陷，而肿瘤患者、长期使用免疫抑制剂的患者也常有细胞免疫缺陷，必须进行细胞免疫检测。

细胞免疫检测首先是单个核细胞分离，然后进行 T 细胞数量和功能的测定。

【目的要求】

了解淋巴细胞分离方法；了解人类 T 细胞的主要表面标志 SRBC – R（CD2）的检测方法及其临床意义。

【实验原理】

1. 葡聚糖 – 泛影葡胺法分离单个核细胞 葡聚糖 – 泛影葡胺分离淋巴细胞的方法是一种密度梯度离心法，采用葡聚糖 – 泛影葡胺（Ficoll – Hypaque）混合液（比重介于 1.075 ~ 1.092 之间）作为分离液，加入外周血进行离心，离心后不同比重的血细胞在分离液中呈梯度分布，红细胞和多核白细胞比重较大（1.092），分布于最底层，单个核细胞比重较小（1.075 ~ 1.090），分布于血浆与分离液的交界处，界限清楚，层次分明。将该层细胞吸出，即为单个核细胞（主要是淋巴细胞），如图 4 – 5 – 1 所示。

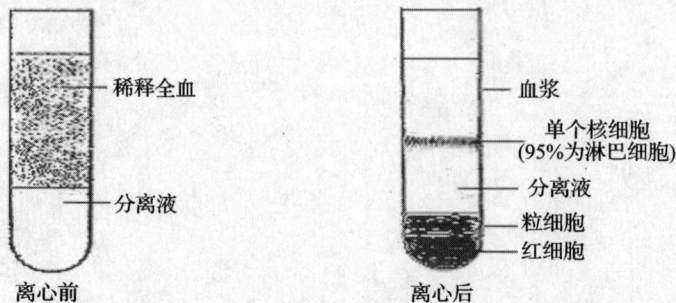

图 4 – 5 – 1　血细胞在密度梯度分离前后的分布示意图

2. T 细胞总数测定——Et 花环试验　绵羊红细胞受体（SRBC – R 或称 CD2）、CD3 和 TCR 是人类 T 细胞的主要表面标志。常用 CD3$^+$ 细胞数或 E 花结形成细胞数来测定 T 细胞总数。本试验主要介绍 E 花结试验。

人外周血 T 细胞表面有 SRBC 受体（又称 E 受体），若将人外周血淋巴细胞与 SRBC 按适当比例混合，SRBC 便会黏附于 T 细胞的周围形成花结，称为 E 花结或自然形成花结。显微镜检查凡吸附三个 SRBC 以上的淋巴细胞即 E$^+$ 细胞（T 细胞）。计算 E$^+$ 淋巴细胞百分率可反映机体 T 细胞总数。

正常人 E$^+$ 淋巴细胞百分率约为 60% ~ 80%，T 细胞总数可作为判断机体细胞免疫功能的指标之一。

【实验内容】

一、葡聚糖 – 泛影葡胺法分离单个核细胞

1. 材料

（1）肝素抗凝血。

（2）单个核细胞分离液：葡聚糖 – 泛影葡胺（Ficoll – Hypaque）混合液（比重介于 1.075 ~ 1.092 之间）。

（3）（200U/ml）肝素，用生理盐水配成。

（4）Hank 液。

（5）其他：注射器、吸管、毛细吸管、微量移液器、微量移液器吸嘴（TIP 头）、血细胞计数板（图 5 – 2）、玻片、盖玻片、水平离心机、显微镜等。

2. 方法

（1）取肝素抗凝血 2ml，加等量 Hank 液稀释。

（2）用毛细吸管吸吹稀释后的血液，使其混匀后，吸取血液沿试管壁缓缓加到含有 2ml 单个核细胞分离液的试管中，使血液与分离液形成明显的界面（分离液：稀释血液约为 1∶2）。

（3）水平离心，2000r/min，20min。小心取出试管，由于细胞比重不同，离心后管内液体分成四层：第一层为血浆；第二层为单个核细胞（95% 为淋巴细胞），此层很薄，似白雾状，应仔细观察；第三层为分离液；第四层为红细胞与粒细胞。

（4）用毛细吸管小心吸出单个核细胞层

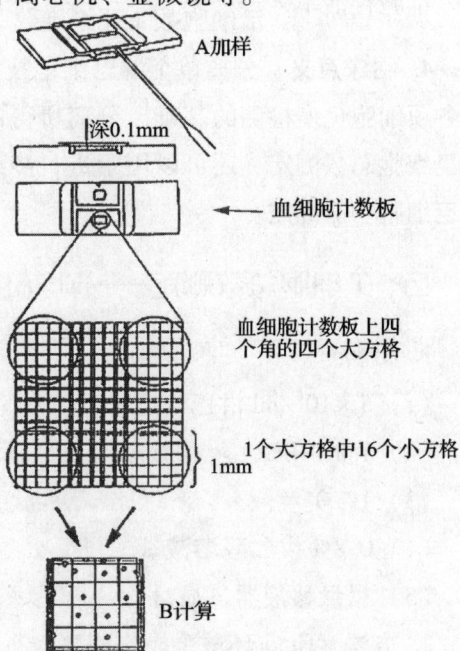

图 4 – 5 – 2　血细胞计数板图解

（含大量淋巴细胞与少量单核细胞）置于另一试管中，加入 Hank 液 3～4ml，洗涤离心，1500r/min，10min，倾弃上清。重复洗涤 2 次。

（5）末次离心后，弃去上清液。加入含 10% 灭活小牛血清 Hank 液 1ml，混匀后进行计数。

计数方法：

①加样：将淋巴细胞悬液混匀，吸取 10μl 加入到 40μl 含 10% 灭活小牛血清的 Hank's 液中，混匀后再吸取 10μl 加入到血细胞计数板上。

②加盖玻片：取盖玻片轻轻覆盖于标本上，静置片刻，置显微镜下计算淋巴细胞数。

③计算血细胞计数板上四个角的四个大方格中淋巴细胞总数，注意位于上边和右边的压边细胞计算入内，左边和下边的压边细胞则不计算在内。

④按下列公式求出单个核细胞总数。

$$单个核细胞总数 = \frac{四个大方格中单个核细胞总数}{4} \times 稀释倍数 \times 细胞悬液毫升数 \times 10^4$$

（6）细胞存活率检测：取 10μl 淋巴细胞悬液加入 0.4% 台盼蓝染色液 10μl，混匀。取 10μl 加入血细胞计数板，静置片刻，置显微镜高倍镜下观察。

3. 结果判断 活细胞不着色，折光性强。死细胞由于染料可渗入细胞内，故死细胞被染成蓝色，死细胞体积较大，无光泽。正常情况下，活细胞存活率应在 95% 以上。

计数 200 个细胞中的死亡细胞数并计算其存活率：

$$细胞存活率 = \frac{活细胞数}{活细胞数 + 死细胞数} \times 100\%$$

4. 临床意义 分离单个淋巴细胞技术是进行细胞免疫试验的重要技术之一，是进行各项细胞免疫检测的基础。分离所得的单个核细胞可满足许多实验需要，不仅用于淋巴细胞总数测定，还可以用于进一步纯化淋巴细胞，进行淋巴细胞分类鉴定及各种淋巴细胞功能测定。

二、T 细胞总数测定——Et 花环试验

1. 材料

（1）5×10^6/ml 淋巴细胞。

（2）1%SRBC、含 10% 灭活小牛血清 Hank 液。

（3）1% 美兰液。

（4）0.8% 戊二醛溶液。

（5）微量移液器、显微镜、TIP 头、玻片、盖玻片。

2. 方法 Et 花环试验操作程序

（1）单个核细胞分离

肝素抗凝血 2ml ＋Hank's 液 2ml 液稀释

↓

沿管壁缓慢加入到含有 2ml 淋巴细胞分离液的试管中

↓

2000r/min　20min

↓

吸出淋巴细胞层加入到另一试管中，再加 3ml～4ml Hank's 液，混匀

↓

1500r/min　10min

↓

倾去上清，吸干余水，加 3ml Hank's 液，混匀

↓

1500r/min　10min

↓

倾去上清，吸干余水。加入含 10% 灭活小牛血清 Hank 液 1ml，混匀后进行计数和计算细胞存活率，配制 $5 \times 10^6/ml$ 细胞悬液

↓

（2）Et 花环试验形成试验

取 $5 \times 10^6/ml$ 细胞悬液 0.1ml，加入灭活小牛血清 0.1ml，1% SRBC 0.1ml，混匀

↓

37℃水浴　5min

↓

500r/min　5min

↓

置 4℃冰箱 2h

↓

吸去大部分上清（只留 1 滴，约 50μl），轻轻旋转混匀

↓

沿管壁加入 0.8% 戊二醛溶液 1 滴，再轻轻旋转混匀，置 4℃固定 20min

↓

轻轻旋转使沉淀的细胞重悬浮，吸 30μl 悬液加于玻片上，再加 30μl 1% 美兰液，混匀，盖上盖玻片

↓

高倍镜检查，计算 200 个淋巴细胞中的 E^+ 细胞数，计算 E^+ 细胞百分数（%）

3. 结果判断　E^+ 细胞：能结合 3 个以上 SRBC 者为 E^+ 细胞。正常值：60%

~80%。

思考题 >>>

单个核细胞分离的临床意义?

（王 英）

实验六

微生物的形态与结构的观察

微生物是众多个体微小、结构简单、肉眼直接看不见必须借助光学显微镜或电子显微镜放大数百倍、数千倍，甚至数万倍才能观察到的微小生物的总称。

【目的要求】

了解细菌、病毒、真菌的基本形态；细菌的特殊结构及其常用的检查方法；初步掌握细菌涂片的制作、革兰染色方法；掌握油镜的原理和使用方法。

【实验内容】

一、细菌的形态与结构

各种细菌在一定环境条件下，有相对恒定的形态与结构。细菌的体积微小，以微米（μm）作为测量单位。由于细菌无色半透明，因此必须通过显微镜并用适当的染色方法使细菌着色后才能观察清楚其形态。了解细菌的形态与结构是鉴别细菌进行微生物学诊断的重要方法之一。此外，对分析细菌的致病性和免疫发生的机制等方面，也有一定的意义。

（一）细菌的基本形态

细菌的基本形态有球形、杆形和螺旋形三大类。不同的细菌又可表现出不同的排列方式，在细菌的鉴别上有一定的参考价值。

1. 材料　乙型溶血性链球菌、脑膜炎奈瑟菌、炭疽芽孢杆菌、霍乱弧菌示教片。

2. 方法与结果　使用显微镜的油镜观察上述细菌。比较各菌的形态、排列、染色性各有何特点，并将结果记录于实验报告上。

（二）细菌的特殊结构（示教）

细菌的特殊结构仅为某些细菌所具有，而且特殊结构的形成受到一定条件的限制。虽然特殊结构不是细菌生存所必需的，但它们的存在将赋予细菌一定的功能，在致病性、抗原性以及细菌的鉴别上都有一定的意义。

1. 材料　破伤风梭菌芽孢示教片、肺炎链球菌荚膜示教片、伤寒沙门菌鞭毛示教片。

2. 方法与结果　使用显微镜的油镜，观察上述细菌。比较各菌的形态、排列、染色性、特殊结构，并记录于实验报告上。

二、病毒的形态与结构

病毒的基本性状包括：①体积微小，介于 20～250nm 之间，能通过细菌滤器，需要电镜才能观察到；②结构简单（非细胞型）；③只含有一种类型的核酸（DNA 或 RNA）；④专性活细胞内寄生；⑤以复制方式进行繁殖；⑥对抗生素不敏感，但对干扰素敏感。有些病毒在宿主细胞内增殖后，在细胞的一定部位（胞核、胞质或两者兼有）出现一个或多个、圆形或椭圆形、嗜酸性或嗜碱性的斑块状结构，即包涵体，对病毒感染的辅助诊断具有一定的价值。

1. 材料 狂犬病毒包涵体，H – E 染色标本。

2. 方法与结果 通过光学显微镜或录像片观察狂犬病毒包涵体，可见其位于神经细胞胞浆内，为嗜酸性包涵体，圆形或椭圆形，红色，细胞浆内可见 1 个或数个大小不等的 Negri 小体。包涵体的周围有一不染色光带称为明晕。记录于实验报告上。

三、真菌的形态与结构

真菌是一大类具有细胞壁，不含叶绿素，由单细胞或多细胞组成，按无性或有性方式繁殖的真核细胞型微生物。真菌的形态有单细胞和多细胞两种。单细胞真菌（酵母菌和酵母样真菌）的结构较为简单，呈圆形或椭圆形，如隐球菌，只是由母细胞发芽而繁殖；大多数的真菌为多细胞，基本结构为菌丝与孢子两部分。由于菌种不同，可出现不同形式的菌丝和孢子。菌丝和孢子的形态各异，可作为真菌诊断的依据。

1. 材料 白假丝酵母菌（革兰染色）、皮肤癣菌（乳酸酚棉蓝染色）。

2. 方法与结果 高倍镜下观察真菌细胞的形态、排列、染色性，注意菌丝和孢子的形态。

（1）白假丝酵母菌为革兰阳性单细胞真菌，菌体呈卵圆形、大小不等、染色不均，可见到假菌丝呈藕节状，丛生的芽生孢子呈圆形或卵圆形。

（2）皮肤癣菌的观察

菌丝：①真菌丝；②假菌丝；③有隔菌丝；④无隔菌丝；⑤气中菌丝；⑥营养菌丝；⑦球拍样菌丝；⑧鹿角样菌丝；⑨螺旋样菌丝；⑩梳状菌丝；⑪结节状菌丝。

孢子：①大分生孢子；②小分生孢子；③厚膜孢子；④关节孢子；⑤孢子囊孢子。

四、革兰染色法

细菌的染色方法很多，其中最为广泛使用的一种鉴别性染色法是由丹麦医生 Christian Gram 于 1884 年创建的革兰（Gram）染色法。此法可将细菌分为革兰阳性菌和革兰阴性菌两大类。

1. 原理 ①革兰阳性菌细胞壁结构较致密，肽聚糖层厚，脂质含量少，乙醇不易透入；革兰阴性菌细胞壁结构疏松，肽聚糖层薄，含大量脂质，乙醇易渗入。②革兰阳性菌等电点（pI 2~3）比革兰阴性菌（pI 4~5）低，在相同 pH 条件下，革兰阳性菌所带负电荷比革兰阴性菌多，故与带正电荷的碱性染料结晶紫结合牢固，不易脱色。③革兰阳性菌菌体含大量核糖核酸镁盐，可与碘、结晶紫牢固结合，使已着色的细菌不被乙醇脱色；革兰阴性菌菌体含核糖核酸镁盐很少，故易被脱色。

2. 材料

（1）菌种　金黄色葡萄球菌菌液、大肠埃希菌菌液。

（2）染色液　结晶紫染液、卢戈碘液、95% 酒精、稀释石炭酸复红。

（3）其他　玻片、生理盐水、酒精灯、接种环等。

3. 方法

（1）工具　接种针和接种环：由环（针）、金属柄和绝缘柄三部分组成（图 4 - 6 - 1）。

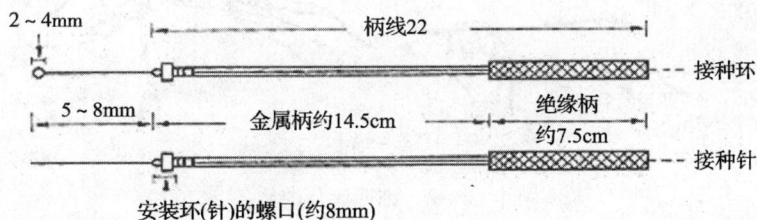

图 4 - 6 - 1　接种环和接种针的结构

（2）细菌涂片标本的制作

①涂片（图 4 - 6 - 2）　取洁净玻片一张，用记号笔划分两格并标记金黄色葡萄球菌和大肠埃希菌，用接种环按无菌操作取 1~2 环金黄色葡萄球菌液在玻片上涂成直径约 1cm 的均匀薄膜，然后立即将接种环烧灼灭菌。同法取大肠埃希菌液于另一格中涂片。每次取菌前后注意将接种环灭菌。

②干燥　涂片一般在室温下自然干燥，若须迅速干燥，可在火焰上方的热空气中加温干燥，但切勿紧靠火焰，以免将标本烤干。

③固定　细菌的固定常用火焰加热法，即将上述已干的涂片在酒精灯火焰上迅速通过三次，以玻片反面触及皮肤，热而不烫为度。固定的目的是杀死细菌，并使菌体与玻片粘附牢固，染色时不被染液和水冲掉，同时固定可凝固细胞质，改变细菌胞壁对染料的通透性。

（3）革兰染色步骤

①初染　涂片置于染色架上，滴加结晶紫染液 1~2 滴，1min 后用水冲洗，倾去余水。

②媒染　滴加碘液 1~2 滴，1min 后水洗，倾去余水。

③脱色　95% 的酒精脱色，加酒精后轻轻晃动玻片，约 30s 后水洗，倾去余水。

④复染　滴加稀释石炭酸复红 1～2 滴，30s 后水洗，倾去余水。

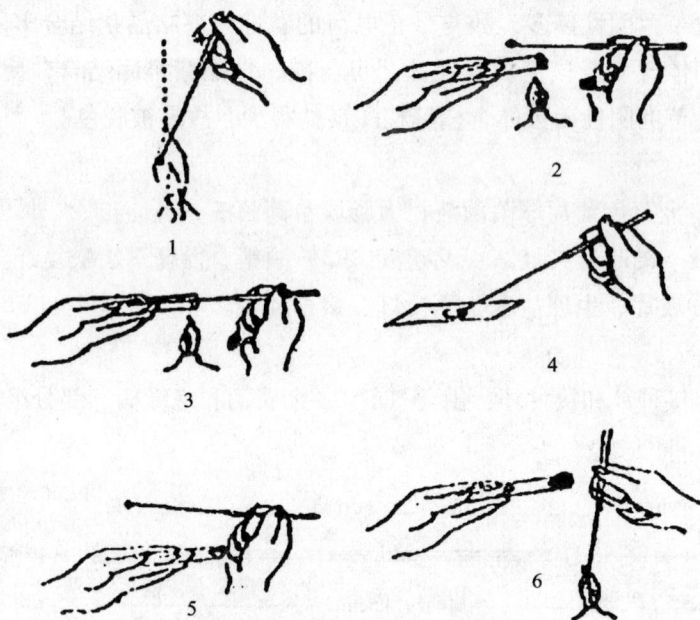

图 4-6-2　细菌涂片的制备

待标本自干或用吸水纸印干后，在涂片上滴加镜油，置油镜下观察。

4. 结果观察　观察两种细菌的形态、排列、染色性，记录于实验报告。

五、显微镜测微尺的使用

测微尺的使用：显微镜测微尺是用来测量镜下所见物体大小的方法，检验人员应具备使用测微尺的基本技能。

1. 材料　①物镜测微尺：又称物尺或校正尺（为一片中央具有刻度的标尺，全长 1mm，划分为 10 大格，每大格又分 10 小格，每 1 小格长 0.01mm，仅作校正用。②目镜测微尺：又称目尺（为一直径约为 2cm 的圆形玻片，其上刻有 0～100 的刻度，分成 10 大格，每格又分 10 小格）。目尺在使用时被放在目镜的光阑上。

校正目尺的格值　①将物尺置于镜台上，先用低倍镜在较暗的光线下找物尺上的标尺，然后移动物尺，使目尺的刻度与物尺的左端刻度完全重叠，此时从右边找完全相重叠的刻度，记录二标尺的重叠区范围内各多少格数。对高倍镜也应做同样的校正。②应用以下公式计算目尺的每格长度（格值）：

$$目尺每格格值 = \frac{物尺格数}{目尺格数} \times 0.01 \quad （格尺单位由 mm 转为 \mu m）$$

2. 测量标本　为了减少测量误差，应对每一目尺的格值测量三次，求其平均值。此外，镜上目尺如要用在另一显微镜测量时，必须重新校正。用已校正格值的目尺即可测出镜下物体的大小。例如：当用低倍镜测出某种寄生虫卵的长度为目尺的 4 格，而已知每格等于 $15\mu m$ 时，则该虫卵长度为：$15\mu m \times 4 = 60\mu m$

思考题 >>>

1. G^+ 菌和 G^- 菌的细胞壁有何异同？这些差异与染色性、抗原性、毒性、对某些药物敏感性的关系如何？

2. 简述青霉素和溶菌酶的作用机制。

（杨　文）

实验七
微生物的分离培养

【目的要求】

了解细菌、病毒和真菌的培养方法；了解细菌在固体、液体、半固体培养基的生长情况。

【实验内容】

一、细菌的分离培养

细菌的生长条件包括：①营养物质；②适宜温度；③一定的酸碱度；④适当的气体环境等。我们可根据细菌对营养、pH、渗透压的要求制备细菌培养基。把细菌接种于培养基后，放恒温（一般为37℃）箱内培养一定时间（通常18~24h），细菌便可大量繁殖，可进一步观察和研究其生物学特性。

在接种和分离培养细菌时，常用接种环来蘸取细菌或标本，接种针则主要供作穿刺培养和挑取单个菌落之用。在使用接种环或接种针时，一般用右手以执笔式握持，左手持培养基。

接种程序通常分为：①灭菌接种环（针）；②待冷；③蘸取细菌或标本；④进行接种；⑤灭菌接种环（针）5个步骤。不同的培养基，接种方法不尽相同，生长现象也各异：若细菌在液体培养基中生长，可表现为液体均匀浑浊、出现菌膜或沉淀等不同现象；若在固体培养基上生长，可观察到菌落或菌苔；在半固体培养基中可见扩散生长或沿接种线生长。

分离培养法

临床上各种被检材料（如脓、痰、血、便等）除了含有待检的致病菌外，还常混杂有多种非致病菌。因此，需要进行分离培养以获得纯种细菌。常用的方法是平板划线分离培养法。

1. 材料 大肠埃希菌和金黄色葡萄球菌混合液、营养琼脂平板。

2. 方法 琼脂平板培养的方法很多，现以分区划线接种法为例。此方法可通过划线分离，充分利用培养基表面，分离出单个生长的菌落。

（1）在平板的底部用记号笔写上组别、标本名称或编号、日期等记号。

（2）右手握持接种环（执笔式）通过火焰灭菌，冷却后，取一接种环上述细菌混合液。

（3）再以左手握持平板培养基，使平板略呈垂直方向，并靠近火焰周围，以免空气中杂菌落入；然后将蘸有菌液的接种环，先在培养基一角涂成薄膜，涂膜面约占整个培养基表面十分之一的Ⅰ区。

（4）烧灼接种环，以杀死环上剩余的细菌，冷却后，将接种环再通过Ⅰ区薄膜处作连续划线（使环面与平板表面成30~40度角，以腕力在平板表面进行划线，注意勿使培养基划破），划出约占总表面积1/5的Ⅱ区，同法，再分别划出Ⅲ区及Ⅳ区。注意Ⅳ区勿与Ⅰ区接触。

（5）将划好的平板盖上盖子，倒置于37℃培养箱，培养18~24h后观察菌落的形状、大小、边缘、颜色、湿润度、透明度等，比较两种菌落的差异。

二、纯种细菌接种法

细菌经分离培养出单个菌落后，常需再移种至其他培养基中，以进一步鉴定或保存菌种。根据接种培养基之物理性状，纯种细菌接种法可分为斜面培养基接种、液体培养基接种和半固体培养基穿刺接种法三类。

1. 斜面培养基接种法

斜面培养基接种法一般用于纯培养。从平板上挑取单个菌落接种至斜面培养基上，培养后获得大量纯种细菌（有菌苔生长），可进一步对细菌进行鉴定或作为菌种保存。

（1）材料　大肠埃希菌斜面菌种、琼脂斜面培养基。

（2）方法

①左手持菌种管与待接种的培养管，将两管并列，略倾斜，琼脂的斜面部均向上（图4-7-1）。

②右手持种环，在火焰上烧灼灭菌，待冷。

③右手掌与小指、小指与无名指分别拨取并挟持两管盖塞，将两管口迅速通过火焰灭菌。

④用无菌冷却了的接种环伸入菌种管，从斜面上刮取菌苔少许，立即移入待接种的培养基管，自斜面底部向上划一直线，然后再由底部向上蜿蜒划线（图4-7-1）。取出接种环，管口通过火焰灭菌，盖上盖子，做好标记后培养。次日观察细菌菌苔生长情况。

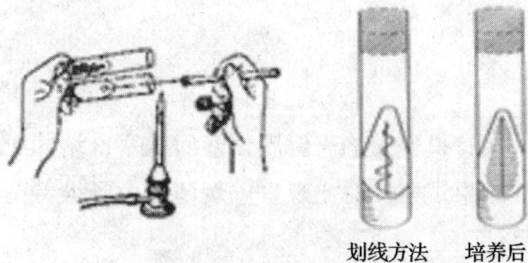

划线方法　培养后

图4-7-1　琼脂斜面接种法

2. 液体培养基接种法

液体培养基接种法，主要用于增菌培养或细菌鉴定。若接种于肉汤培养基，经37℃培养18~24h后，可观察细菌的不同生长现象。其他的液体培养基，如葡萄糖蛋白胨水、各种单糖发酵管等，接种后大多供测定细菌生化反应之用。

（1）材料　大肠埃希菌斜面菌种、肉汤培养基。

（2）方法

①取接种环火焰烧灼灭菌，冷却。

②按上述"双管接种法"一样的操作手法，左手持细菌斜面菌种和肉汤培养基两支试管。

右手持接种环，按无菌操作取少量细菌，按图 4-7-2 所示在倾斜的管壁与液面交界处轻轻地研匀，试管直立时粘附管壁上的细菌浸入液体中，管口火焰灭菌，塞瓶塞，接种后放于 37℃ 温箱中培养 18～24h 后取出。

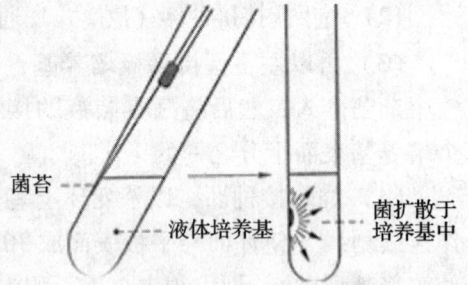

图 4-7-2 液体培养基接种法

结果观察：观察细菌在液体培养基中的生长现象。

3. 半固体穿刺接种法

半固体穿刺接种法，主要用于保存菌种或检查细菌有无动力，无动力的细菌在半固体培养基中沿穿刺线生长，有动力的细菌在半固体培养中呈扩散生长，甚至使培养基变得混浊。另外，此法也可用于细菌生化反应的检测，如接种于醋酸铅培养基，明胶培养基等。

（1）材料 半固体培养基，志贺菌斜面培养物、大肠埃希菌斜面培养物。

（2）方法

①将接种针经火焰烧灼灭菌冷却后，从斜面培养物上沾取细菌。

②用无菌操作穿刺接种，将接种针刺入半固体培养基的正中央，深度达距管底 0.5cm 处为止，然后顺原路退出，穿刺时要直进直出（图 4-7-3）。接种针经火焰灭菌后放回原处。

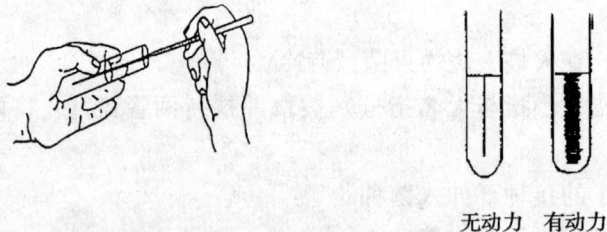

无动力 有动力

图 4-7-3 穿刺接种法

③管口经火焰灭菌后，塞回盖塞，培养于 37℃ 18～24h 后观察结果。

结果观察：对比观察志贺菌和大肠埃希菌的生长现象，判断哪种细菌有动力。

思考题 >>>

如何进行细菌的人工培养？

（王 英）

实验八

抗菌药物敏感性试验

细菌对抗生素的敏感性测定（简称药敏），可以了解细菌对药物作用的敏感程度，对于临床治疗药物的选择具有重要意义。常用的方法为纸片琼脂扩散法。

【目的要求】

掌握纸片琼脂扩散法（K–B法）的原理、操作方法、结果的判读及其临床意义。

【实验内容】

纸片琼脂扩散法

1. 原理 将含有定量抗菌药物的纸片贴在已接种测试菌的琼脂平板上，纸片中所含的药物吸取琼脂中的水分溶解后便不断地向纸片周围区域扩散，形成递减的梯度浓度。在纸片周围抑菌浓度范围内的细菌的生长被抑制，形成透明的抑菌环。抑菌环的大小反映测试菌对测定药物的敏感程度，并与该药对测试菌的最低抑菌浓度（MIC）呈负相关，即抑菌环愈大，MIC愈小。

2. 材料

（1）志贺菌菌液（1.5亿/ml）；葡萄球菌菌液（1.5亿/ml）。

（2）水解酪蛋白琼脂培养基，0.5麦氏比浊标准管。

（3）青霉素、庆大霉素、氟哌酸、头孢唑啉（先锋Ⅴ）、头孢他啶药敏纸片。

（4）无菌棉拭子、小镊子、毫米尺等。

3. 方法

（1）用无菌棉拭子蘸取菌液，在管内壁将多余菌液旋转挤去后，在琼脂表面均匀涂抹接种3次，每次旋转平板60°，最后沿平板内缘涂抹1周。

（2）平板置室温下干燥3~5min，用无菌镊将含药纸片紧贴于琼脂表面，各纸片中心相距>24mm，纸片距平板内缘>15mm。

（3）置35℃培养16~18h后阅读结果。对甲氧西林和万古霉素敏感试验结果应孵育24h（图4-8-1）。

4. 结果观察和判定

（1）用精确度为1mm的游标卡尺量取抑菌环直径（抑菌环的边缘应是无明显细菌

生长的区域），当金黄色葡萄球菌对苯唑西林的药物敏感试验或肠球菌对万古霉素的药

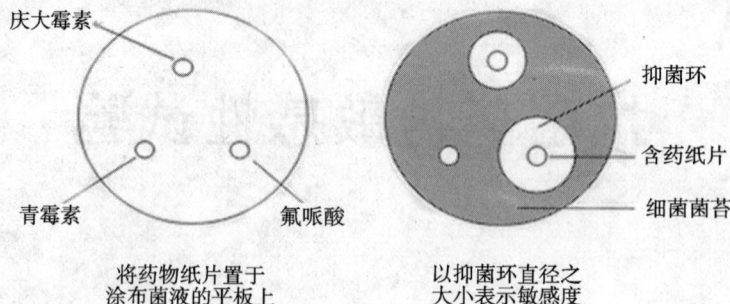

图 4 - 8 - 1　药敏试验（纸片琼脂扩散法）

物敏感实验，围绕纸片周围只要有极少细菌生长均提示为耐药。

（2）对另外一些细菌，在抑菌环内有散在菌落生长提示可能是混合培养，必须再分离鉴定及试验，也可能提示为高频突变株。

（3）根据 NCCLS 标准，对量取的抑菌环直径作出"敏感（S）"、"耐药（R）"、"中介（I）"的判断（表 4 - 8 - 1）。

表 4 - 8 - 1　纸片法药敏试验纸片含药量及结果解释

抗菌药物	纸片含药量（μg/片）	针对病原菌	抑菌环直径（mm）		
			耐药（R）	中介（I）	敏感（S）
青霉素	10	葡萄球菌	≤28		≥29
		β溶血性链球菌	≤19		≥24
头孢他啶（复达欣）	30		≤14	15～17	≥18
庆大霉素	10		≤12	13～14	≥15
氟哌酸	10		≤12	13～16	≥17
头孢唑啉（先锋 V）	30		≤14	15～17	≥16
复方新诺明	SMZ 23.75 TMP 1.25		≤14	15～17	≥18

思考题>>>

1. 青霉素、头孢菌素类药物的抗菌机制如何？

2. 简述细菌对青霉素类药物产生耐药性的机制。

（王　英）

实验九

微生物的分布

微生物体积微小、种类繁多，广泛分布于自然界、人和动物的体表及与外界相通的腔道。了解微生物的分布有助于实验室或临床医务工作者在工作中树立起无菌观念，正确掌握无菌操作技术。

【目的要求】

（1）了解细菌在空气、水、物体表面及正常人体体表上细菌分布情况。

（2）树立无菌观念。

【实验内容】

1. 空气中的细菌

（1）材料　营养琼脂平板。

（2）方法　先在营养琼脂平板底标记检查材料的名称、日期、检查者组别、代号；将平板的皿盖打开，使培养基面向上暴露在空气中，10min后盖好，放37℃恒温箱中培养基18～24h。

（3）结果观察　观察菌落的种类和数量，记录结果并加以分析。

2. 水中细菌数检测

（1）材料　50～55℃的灭菌营养琼脂培养基、无菌平皿及1ml吸管、自来水、1：1000污水。

（2）方法　无菌吸管吸取自来水1ml加入一无菌的空平皿内，倾入50～55℃的灭菌营养琼脂培养基15ml，迅速摇匀，待凝固后，置37℃温箱内培养18～24h。同法检测1：1000污水。

（3）结果观察　取出观察结果，计数菌落数。所得菌落数乘以该平皿中水样的稀释倍数，即为原水样每毫升中所含的细菌数；比较自来水及污水中生长的菌落的种类和数量并加以分析。

3. 物品和皮肤的细菌检查

（1）材料　营养琼脂平板。

（2）方法　用记号笔在平板底面划分十二格，做好标记后，打开平皿，用手指（未消毒和消毒后）分别在格内琼脂表面轻按（不能压破培养基，见指纹即可）；每人用任一物品涂抹于另四个小区内，盖好平皿，放入37℃恒温箱中孵育18～24h。

（3）结果观察　取出平板，观察菌落，记录菌落的种类和数量并加以分析。

思考题 >>>

1. 了解微生物在自然界的分布有何实际意义？

2. 什么是正常菌群？有何生理学意义？

（王　英）

实验十

细菌的致病性

细菌的致病作用称为细菌的致病性。

细菌的致病性与其毒力、入侵机体的数量及其侵入部位有关。致病性的强弱取决于细菌毒力的大小。

细菌的毒力由侵袭力和毒素构成。侵袭力是指病原菌突破机体的防御功能，在体内定居、繁殖和扩散的能力，如菌毛、荚膜、透明质酸酶、血浆凝固酶等，毒素是细菌在生长繁殖中产生和释放的毒性物质，包括内毒素和外毒素。

【目的要求】

了解细菌毒力及其致病作用。

【实验内容】

一、透明质酸酶试验（示教）

1. 原理　乙型溶血性链球菌产生的透明质酸酶（又称扩散因子）能水解结缔组织中的透明质酸基质，使结缔组织疏松，通透性增加，有利于细菌的扩散蔓延。

2. 材料　家兔、乙型溶血性链球菌肉汤培养滤液、黑墨水、肉汤、无菌注射器、针头等。

3. 方法

（1）取家兔一只，将背部两侧兔毛剪去（或用脱毛剂将毛脱去）。

（2）分别取溶血性链球菌 24h 肉汤培养物的滤液、肉汤 0.5ml，各与等量黑墨水混合。

（3）于家兔背部一侧皮内注射乙型溶血性链球菌滤液与墨水混合液 0.1ml，与另一侧皮内注射肉汤与黑墨水混合液 0.1ml，作为对照（注射时应注意避免漏出使表皮着色，影响结果的观察）。

4. 结果观察　注射后 1h 观察结果，比较两侧黑墨水扩散范围的大小并记录分析。

二、破伤风外毒素的毒性作用（示教）

1. 原理　破伤风梭菌合成并分泌于菌体外的破伤风痉挛毒素是一种强烈的外毒素，

它能选择性地作用于脊髓神经，阻断上、下神经之间正常抑制性冲动的传递，引起肌肉痉挛强直。

2. 材料　小白鼠、肉汤管、破伤风梭菌培养滤液、无菌注射器、针头、20g/L碘酒、75%酒精、无菌棉拭子等。

3. 方法

（1）取1只小白鼠，于后腿肌肉内注射破伤风梭菌培养物滤液0.2ml。

（2）取第2只小白鼠，于后腿肌肉内注射肉汤0.2ml对照。

（3）取第3只小鼠，于后腿肌肉内注射抗毒素（TAT）1支，再注射破伤风梭菌培养物滤液0.2ml。

4. 结果观察　次日仔细观察动物的情况，描述两只小白鼠的表现，注意观察有无出现肌肉痉挛强直的症状（图4-10-1）。

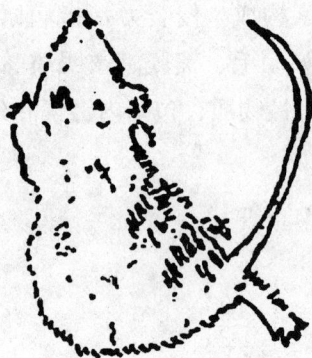

图4-10-1　破伤风痉挛毒素引起的小鼠病态体征

思考题》》》

1. 根据实验结果说明细菌毒力的构成因素。

2. 试述内毒素与外毒素的主要区别。

（王　英）

实验十一

消毒、灭菌、除菌

广泛存在于自然界中的微生物，是由核酸、蛋白质、脂类及多糖等有机大分子组成，其生长繁殖需要一定的环境条件，若改变其环境条件，使其发生代谢障碍或引起蛋白质的变形凝固，其生长受到抑制，甚至死亡。人类在预防病原微生物感染或者是需要在没有微生物的环境中工作时，通常采用物理化学或生物学方法进行消毒、灭菌或抑制微生物的生长繁殖，以达到没有任何微生物的工作条件或切断传播途径、控制或消灭传染病的目的。

【目的要求】

了解高压蒸汽灭菌法、紫外线灭菌法、机械除菌的原理。

【实验内容】

一、高压蒸汽灭菌法

1. 高压蒸汽灭菌器构造　高压蒸汽灭菌器是一个双层金属圆筒，外层坚厚，内层置需消毒的物品，两层之间盛水。其上方有金属厚盖，锅盖旁附有螺旋，借以将锅盖紧闭，使锅内蒸汽不能外溢，因而蒸汽压升高，温度也随之升高，它们之间的关系如表 11 − 1。

表 11 − 1　不同蒸汽压力所达到的温度

蒸汽压力		温度（℃）
kPa	kg/cm²	
34.48	0.352	108.8
55.16	0.563	113.0
68.95	0.703	115.6
103.43	1.055	121.3
137.90	1.406	126.2
172.38	1.758	130.4
206.85	2.109	134.6

高压蒸汽灭菌器上装有排气阀，安全活塞，以调节容器内蒸汽；有温度计和压力

表，以示内部的蒸汽压力和温度。

2. 高压灭菌器用法　向器内加水至规定量，放入被消毒物品，关上锅盖，并用螺旋将其与锅体紧扣，使之紧闭，器下加热，待器内温度上升到 34.48kPa 时打开排气阀，使器内冷空气排除，否则压力表所示之压力并非全部是蒸汽压力，灭菌将不完全。器内冷空气先由排气阀驱出，继则蒸汽出现，待有大量蒸汽逸出时（呈白色雾状气流）即可认为器内冷空气已排尽，关闭排气阀，此后器内压力逐渐升高，直至压力表指在所需的压力数字（如 1.05kg/cm²），调节安全活塞，使器内压力在此数字上（下）能自动开放（关闭），以保持在此压力情况下维持 20~30min，灭菌时间到后，停止加热，待器内压力自行降至 "0"，打开排气阀，使器内外压力完全一致，打开器盖取物。

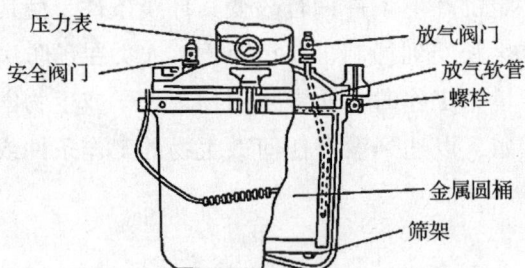

图 4-11-1　手提式高压蒸汽灭菌器

高压蒸汽灭菌法是最可靠的灭菌方法，凡耐高热和潮湿的物件，如培养基、生理盐水、棉织品、传染性污物及废弃的细菌培养物等均可用本法灭菌。

3. 高压灭菌器使用注意事项　必须加足规定水量，冷空气必须排尽，器内仍有高压时不得开排气阀、安全阀，更不得松开螺旋开盖！根据物品的大小、性质，可适当增加灭菌时间，以保持彻底灭菌。

欲检查器内压力与温度是否符合，可用熔点与所需检查的温度相一致的化合物装入试管中，经减压熔封后，放入锅中一起灭菌。灭菌完毕，取出试管观察化合物是否熔化，即可判定（一般用硫碘检查器内温度是否达到 121℃）。

二、紫外线灭菌法

1. 原理　波长为 240~300nm 的紫外线（ultraviolet ray, UV），包括日光中的紫外线，具有杀菌作用，其中以 260~266nm 的紫外线杀菌作用最强，这与 DNA 的吸光谱范围一致。其主要作用于 DNA，使一条 DNA 链上两个相邻的胸腺嘧啶以共价键结合，形成二聚体，从而干扰 DNA 的复制与转录，导致细菌的变异或死亡。紫外线不仅可杀灭 DNA 病毒，也可杀灭 RNA 病毒，如对 SARS-COV 有灭活作用。但紫外线穿透力较弱，一般的玻璃、纸张、尘埃、水蒸气等均能阻挡紫外线，故一般用于手术室、传染病房、无菌实验室的空气消毒，或不耐热物品表面的消毒。

2. 材料　大肠埃希菌肉汤 16~24h 培养物、营养琼脂平板、灭菌的三角纸片、镊子。

3. 方法　用接种环蘸取大肠埃希菌液在两个普通琼脂平板上，划一"＋"形，然后来回均匀涂布于整个平板表面；一营养琼脂平板，用玻璃盖遮住平板的一半（图4－11－2左图），另一营养琼脂平板中央置放一张无菌的三角纸片（图4－11－2右图），然后在距紫外线灯60～100cm处照射30min。照射完毕，用经火焰灭菌后的镊子将纸片取出投入消毒缸中，盖好琼脂平板，置37℃温箱过夜培养观察结果。

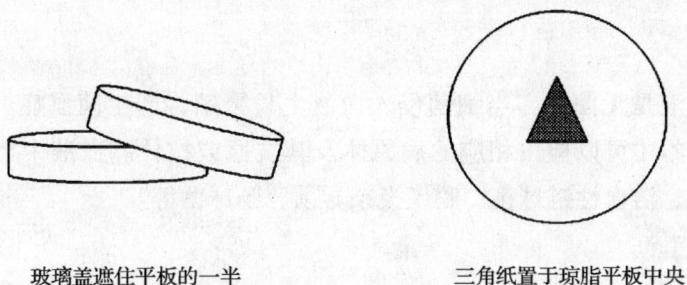

玻璃盖遮住平板的一半　　　　　　　　三角纸置于琼脂平板中央

图4－11－2　紫外线灭菌法

4. 结果观察　经培养后，观察记录结果并加以分析。

三、滤过除菌法

用物理阻留的方法除去液体或空气中的细菌，达到无菌的目的。滤菌器含有微细小孔，只允许液体或气体通过，而大于孔径的细菌等颗粒不能通过。滤过法主要用于不耐高温灭菌的血清、抗生素、培养基及空气等的除菌（但不能除去更小的病毒、支原体和某些细菌 L 型）。

思考题》》》

根据实验阐述紫外线的主要用途及其杀菌原理。

（王　英）

实验十二

血液感染的细菌学检查

正常人的血液是无菌的，当细菌侵入血液生长繁殖，产生菌血症、败血症、脓毒血症时，血液标本中可以检出相应的病原体及其抗原或抗体。血液中常见的病原菌有金黄色葡萄球菌、溶血性链球菌、脑膜炎奈瑟菌、肠球菌等。

【目的要求】

（1）了解葡萄球菌、链球菌的形态、菌落特征。

（2）掌握致病性葡萄球菌的特征。

（3）熟悉触酶试验、血浆凝固酶试验的原理。

（4）掌握抗链球菌溶血素 O（SLO）抗体的测定方法及其意义。

【实验内容】

一、标本采集

一般在患者发病初期或发热高峰期，或根据不同的发热情况在未使用抗生素前采集做细菌培养，为提高阳性率常需连续 3 次采血进行血培养。采血时要严格无菌操作。一般在肘静脉采集血液，在采血前局部皮肤应用碘伏擦拭消毒。采血量为成人一次 5～10ml，婴幼儿 1～5ml，骨髓 1～2ml。抽取的血液应以无菌要求立即注入含增菌肉汤的培养瓶内，迅速轻摇，使之充分混合，以防血液凝固。培养基与血液之比以 10∶1 为宜，以稀释血液中原有的抗生素、抗体、补体和溶菌酶等抗菌物质。

二、病原性球菌的形态与培养物观察

（一）病原性球菌的形态观察

1. 材料　葡萄球菌、溶血性链球菌、肺炎链球菌、脑膜炎奈瑟菌、淋病奈瑟菌。

2. 方法及结果观察　在显微镜油镜下，观察上述细菌并比较各菌的形态、排列、结构、染色性有何特点。

（二）培养物观察

1. 材料　金黄色葡萄球菌、表皮葡萄球菌、乙型溶血性链球菌血琼脂平板培养物。

2. 结果观察

（1）取金黄色葡萄球菌和表皮葡萄球菌的血琼脂平板培养物，观察比较两种葡萄球菌单个菌落的形态、大小、边缘、湿润度、透明度、颜色及溶血环。

（2）取金黄色葡萄球菌和乙型溶血性链球菌的血琼脂平板培养物，同上法进行观察比较。

三、生化反应

（一）触酶试验

1. 原理　具有过氧化氢酶（即触酶）的细菌，能催化过氧化氢生成水和新生态氧，继而生成分子氧出现气泡。葡萄球菌产生过氧化氢酶，而链球菌为阴性，故本试验可用于葡萄球菌和链球菌的属间初步鉴别。

2. 材料

（1）菌种：由血液标本中分离出来的菌株（1~3 号血斜面标本）。

（2）3% 过氧化氢试剂，玻片，接种环等。

3. 方法（玻片法）

（1）取洁净玻片一张，用记号笔划分三格。每格滴加一滴 3% 过氧化氢试剂。

（2）用接种环从 1 号斜面标本中沾取少许培养物，置于第一格的过氧化氢试剂中混匀。烧灼后冷却取 2 号标本置于第二格，同法取 3 号标本置第三格。

4. 结果观察　立即观察结果，有大量气泡产生者为阳性，不产生气泡者为阴性。

（二）血浆凝固酶试验

1. 原理　金黄色葡萄球菌产生的血浆凝固酶有两种：

（1）一种是结合在细胞壁上的结合凝固酶，是菌株的表面纤维蛋白原受体，可与血浆中的纤维蛋白原结合，通过交联作用使细菌凝聚。纤维蛋白原在凝固酶作用下变成纤维蛋白而附着于细菌表面。结合凝固酶可用玻片法测出。

（2）另一种是分泌至菌体外的游离凝固酶，作用类似凝血酶原物质，可被人或兔血浆中的协同因子激活变成凝血酶样物质，使纤维蛋白原变成纤维蛋白，可用试管法测出。

凝固酶可增强葡萄球菌的致病性，故可作为致病性葡萄球菌的鉴定指标之一。

2. 材料　血液标本中分离出来的菌株、1:2 兔血浆、生理盐水、玻片、接种环等。

3. 方法（玻片法）　取玻片一张，用记号笔划两格。分别滴加生理盐水、1:2 兔血浆，然后从触酶试验阳性的血斜面标本上刮取适量细菌加入生理盐水混匀，火焰烧灼灭菌后再取同一细菌标本加入兔血浆中混匀。

4. 结果观察　静置片刻后观察，出现颗粒状凝集者为阳性，反则为阴性。

四、血清学试验——抗 O 试验

乙型溶血性链球菌能产生链球菌溶素 O（SLO），其化学成分为蛋白质，抗原性强，乙型溶血性链球菌感染患者85%～90%在感染后2～3周血清中即可检出SLO抗体。检测SLO抗体的试验即称为抗链球菌溶素O试验（antistreptolysin O test，ASO test），简称抗O试验。风湿热患者血清中抗SLO抗体显著增高，活动期增高更为显著，一般超过400单位。因此抗O试验常用于风湿热及其活动性的辅助诊断。

1. 原理（乳胶凝集法）　血清中产生的SLO抗体（ASO），与SLO能发生免疫反应。本试验用特殊技术制备高纯度的稳定的链球菌溶素O（SLO）致敏颗粒。当血清中ASO含量达到或高于200IU/ml时，即可引起致敏乳胶颗粒的凝集。本试验检出临界值为200IU/ml，而健康人血清中ASO含量通常低于200IU/ml，所以不会引起致敏乳胶颗粒的凝集。

2. 材料　待检血清标本、溶血素"O"溶液、ASO乳胶试剂、阳性对照血清、阴性对照血清、玻片，记号笔等。

3. 方法　试验前将试剂和血清标本恢复到室温。

（1）取一张洁净玻片，并用记号笔做好标记，滴加血清标本一滴。

（2）滴加溶血素"O"溶液一滴，轻轻摇动2min，使其充分混匀。

（3）滴加ASO胶乳试剂一滴，轻轻摇动8min，观察结果。

4. 结果观察　阳性对照血清出现明显胶乳凝集现象，阴性对照血清不出现凝集。患者血清出现乳胶凝集者，即为阳性，反之则为阴性。

思考题》》》

1. 简述致病性葡萄球菌和乙型溶血性链球菌的主要鉴别要点。
2. 简述抗O试验的原理及应用。

（王　英）

实验十三

肠道感染的细菌学检查

正常人肠道内存在着大量的正常菌群，这些菌群的细菌种类受食物等因素影响。人乳喂养的婴儿肠道以革兰阳性细菌为主，成人的肠道内以革兰阴性细菌占优势。这类细菌一般不引起肠道感染，但是当侵入其他部位时，可引起疾病，如腹膜炎、泌尿系统感染、败血症等。

在引起感染性腹泻的病原微生物中，细菌主要有：①引起产毒素型腹泻的霍乱弧菌、肠产毒型大肠埃希菌等；②引起侵袭型腹泻的志贺菌、空肠弯曲菌；③引起食物中毒的沙门菌、副溶血性弧菌、金黄色葡萄球菌、肉毒芽孢梭菌等；④引起伪膜性肠炎的金黄色葡萄球菌、艰难芽孢梭菌等。

由于引起肠道感染的细菌种类多，且肠道中存在大量正常菌群，致病菌与正常菌群共生，致病作用各不相同，故肠道感染的粪便细菌学诊断具有重要的临床意义。

【目的要求】

（1）熟悉肠道病原菌的分离、鉴定的主要步骤。

（2）掌握肥达反应的检测原理及意义。

（3）掌握大肠埃希菌、伤寒沙门菌、痢疾志贺菌的主要鉴定要点。

【实验内容】

一、肠杆菌科细菌的常用鉴别培养基

1. SS 培养基　SS 培养基为强选择性培养基，含有乳糖、中性红指示剂和煌绿、胆盐、硫代硫酸钠、枸橼酸钠等抑制剂，对大肠埃希菌有很强的抑制作用，有利于肠道致病菌的选择生长。中性红指示剂酸性条件下呈红色，在 SS 培养基上生长的菌落，若能分解乳糖产酸则显示红色，不分解乳糖不显色。

2. 克氏（KIA）双糖铁培养基　双糖铁培养基中含有乳糖、葡萄糖，指示剂为酚红，可观察不同细菌对以上两种糖的分解能力。

接种细菌，于37℃培养18～24h后，底层变黄、斜面变红，为分解葡萄糖，不发酵乳糖；底层和斜面同时变黄，为同时发酵葡萄糖和乳糖。产气者则可见气泡或裂口现象。

另外，若细菌可以分解培养基中的蛋白胨产生 H_2S，则 H_2S 与培养基中的亚铁离子（Fe^{2+}）相结合，产生黑色的硫化亚铁（FeS）。

二、肠杆菌科细菌的形态与菌落观察

1. 材料 1号粪便标本 SS 平板分离培养物、2号粪便标本 SS 平板分离培养物、接种环、玻片、酒精灯等。

2. 方法及结果观察 观察并记录 SS 平板上三种不同细菌的菌落形态特征。用接种环从 SS 平板上分别取标本菌落进行涂片、革兰染色镜检。描述镜下所见细菌的形态和染色性。

三、肠杆菌科细菌生化反应

（一）克氏（KIA）双糖铁琼脂鉴别培养

1. 材料 1号、2号标本 SS 平板分离培养物、克氏双糖铁培养基、接种针、酒精灯等。

2. 方法 用接种针从 1号、2号标本 SS 平板上分别挑取可疑菌落，接种于克氏双糖铁培养基，37℃培养 18～24h 后观察记录结果。

3. 结果观察 观察克氏双糖铁培养基中颜色的变化、有无气泡、有无黑色沉淀，根据以上现象对待检肠道杆菌 1号和 2号做出初步判断。

（二）五种单糖发酵试验（示教）

1. 原理 在蛋白胨水中加入 10g/L 单糖、溴甲酚紫指示剂并加入一小倒管后高压灭菌，制成单糖发酵管，溴甲酚紫在中性或碱性溶液中呈紫色，在酸性溶液中呈黄色。如细菌在单糖管中生长繁殖产酸，则培养液变黄色。如产酸产气，除培养液变黄色外，小倒管内有气泡出现。如不分解单糖则培养液不变色，小倒管内无气泡。

2. 材料 大肠埃希菌、伤寒沙门菌、痢疾志贺菌，葡萄糖、乳糖、麦芽糖、甘露醇、蔗糖发酵管。

国际公认通用的单糖发酵管标记：

红色——葡萄糖，黄色——乳糖，蓝色——麦芽糖，白色——甘露醇，黑色——蔗糖。

3. 方法 将三种肠杆菌科细菌分别接种于五种单糖培养基内，37℃培养 18～24h 后观察对不同单糖的分解反应。

4. 结果观察并记录 分解单糖产酸以"＋"表示

分解单糖产酸又产气以"⊕"表示

不分解单糖以"－"表示

（三）靛基质试验

1. 原理 某些细菌具有色氨酸酶，在蛋白胨水培养基中生长能分解色氨酸产生吲哚，吲哚无色，肉眼不能观察，如加入靛基质试剂即可生成玫瑰吲哚而显现红色。

2. 材料　蛋白胨水培养基、大肠埃希菌、伤寒沙门菌、痢疾志贺菌、靛基质试剂。

3. 方法　将细菌接种于蛋白胨水培养基，37℃培养 18～24h 后取出，加入靛基质试剂约 0.2ml，摇匀并观察。

4. 结果观察　如液体上层出现玫瑰红色环，即为靛基质试验阳性，否则为阴性。

（四）动力试验

1. 材料　半固体琼脂培养基、大肠埃希菌、伤寒沙门菌、痢疾志贺菌。

2. 方法及结果观察　见实验七，半固体培养内容。

四、肠杆菌科细菌的抗原性鉴定

1. 材料　1、2 号可疑菌双糖铁培养基培养物、伤寒免疫血清、痢疾免疫血清、玻片、接种环、酒精灯等。

2. 方法

（1）用记号笔在玻片上划分三格，分别加入生理盐水、伤寒免疫血清、痢疾免疫血清 1～2 环。每取一种血清前必须烧灼接种环以免产生混淆。

（2）自双糖铁斜面上取 1 号可疑菌分别加入上述三格中，混匀，轻轻晃动 1～2min 后观察记录结果。取另一张玻片，同法取 2 号可疑菌做鉴定（图 4 - 13 - 1）。

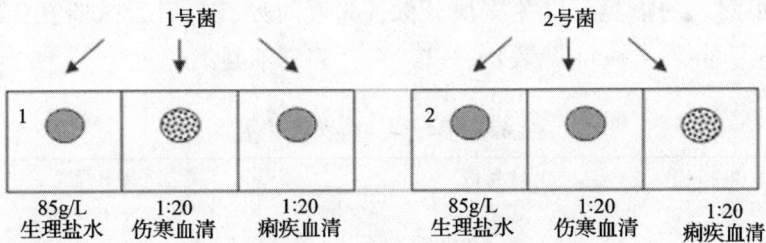

图 4 - 13 - 1　抗原性鉴定

（3）结果观察与判断　出现明显凝集颗粒，周围液体变澄清透明者为阳性，呈均匀浑浊状态的为阴性。根据试验现象对待检肠道杆菌 1 号和 2 号做出判断。

五、肥达反应

1. 原理　用已知伤寒沙门菌 O、H 抗原、甲型、乙型、丙型副伤寒沙门菌 H 抗原（A、B、C）检测患者血清中的相应抗体的血清凝集反应称为肥达反应。常用于伤寒病、副伤寒病的血清学诊断。

测得 O 凝集价≥1:80，H 凝集价≥1:160，A、B、C 凝集价≥1:80 才有临床意义。

血清学诊断必须取急性和恢复期双份血清标本进行检测，恢复期抗体效价增高 4 倍及以上才有诊断意义。

2. 材料　1:10 患者血清、伤寒沙门菌 O 抗原（TO）、伤寒沙门菌 H 抗原（TH）、甲型副伤寒沙门菌 H 抗原（PA）、乙型副伤寒沙门菌 H 抗原（PB）、生理盐水、恒温箱等。

3. 方法　表 4 – 13 – 1。

（1）取 U 型反应板，标记四排，每排 10 孔，每排第一孔分别标记 O、H、A、B。

（2）于各孔内加入生理盐水各 50μl。

（3）于每排第一孔内各加入患者 1∶10 血清 50μl，混匀。从第一排第一孔中吸出 50μl 注入第一排第二孔中，做倍比稀释……依次稀释至第 9 孔，并从第 9 孔弃去 50μl，第 10 孔为对照孔。同样方法稀释其他三排。

（4）每排从第 10 孔开始，由后向前在每孔中加入菌液。第一排各孔加 50μl TO 菌液，第二排各孔加 50μl TH 菌液，第三排各孔加 50μl PA 菌液，第四排各孔加 50μl PB 菌液。

（5）轻轻震荡，混匀上述液体，置 45℃孵育 1h 后取出，室温静置 15min，观察结果。

表 4 – 13 – 1　肥达反应（微量法）　　　　　　　　　　　　单位：μl

孔号	1	2	3	4	5	6	7	8	9	10
生理盐水（μl）1∶10 患者血清	50 50	50 50	50 50	50 50	50 50	50 50	50 50	50 50	50 50 50 弃去	50 —
菌液	50	50	50	50	50	50	50	50	50	50
最终稀释度	1∶40	1∶80	1∶160	1∶320	1∶640	1∶1280	1∶2560	1∶5120	1∶10240	对照

4. 结果观察　勿摇晃，以免凝块分散；先看对照孔，后看试验孔；凝集程度以"＋""＋＋""＋＋＋""＋＋＋＋"表示，以"－"表示不凝集。

表 4 – 13 – 2　结果观察

凝集物	上清液	凝集程度
全部凝集	澄清	＋＋＋＋
大部分凝集	基本透明	＋＋＋
有明显凝集	半透明	＋＋
很少凝集	基本浑浊	＋
不凝集	浑浊	－

思考题 >>>

1. 伤寒沙门菌、痢疾志贺菌、大肠埃希菌的主要鉴别要点。

2. 从粪便、血液、尿液中分离出大肠埃希菌分别有何意义？

3. 如何分析肥达反应结果的临床意义？

（王　英）

实验十四

人体寄生虫学绪论

一、人体寄生虫学实验目的

人体寄生虫学是一门相对独立的医学基础课，属于病原生物学范畴。实验课是人体寄生虫学重要的组成部分，实验课主要目的是通过实验操作、观察标本和技术训练，加深理解、巩固并掌握本学科的基本理论知识，培养学生实事求是和严肃认真的科学态度，以及独立思考问题、分析问题、解决问题的能力。通过实验过程学会常用人体寄生虫学的检查方法，辨认寄生虫形态，掌握寄生虫病主要的病原学诊断方法；联系寄生虫的生活史、生物学特性及其致病性，做到理论联系实际。为预防医学、临床医学和科学研究打下良好的基础。

二、寄生虫标本的类别和实验方法

（一）标本类别

1. 大体标本　体积较大的寄生虫虫体、中间宿主及寄生虫病引起的病理标本，可用肉眼或放大镜观察，观察时首先要辨认是何种寄生虫，是何虫期，然后仔细观察其形态、大小、颜色和结构，结合致病与诊断，达到系统掌握。如为病理标本则应联系寄生虫的致病机制，掌握其病理改变的特征。

2. 针插标本　一般为昆虫标本，装在透明管中，用肉眼或放大镜观察，了解外观基本结构特征。

3. 玻片标本　为体积较小的寄生虫成虫、幼虫及蠕虫虫卵和原虫，分别采用不同方法制作标本。可分为以下四种类型。

（1）一般新鲜液体涂片标本　如粪便、尿液、阴道分泌物等的新鲜涂片标本。此类标本镜检时多不加盖片而直接用低倍镜观察，有时用高倍镜复核。因液体具有流动性，故镜台必须保持水平，不能倾斜。需高倍镜复核时，必须注意涂抹材料的厚度要小于高度镜的工作距离（约0.5mm），以免浸及高倍物镜而造成损坏，必要时应加盖玻片后才转换高倍。

（2）胶封液体虫卵标本　此类标本便于保存，适于长期使用，它的整个结构由大小两块盖玻片及一块载玻片组成，并封以中性树胶。大盖玻片之下的中央有一小盖玻片，小盖玻片之下，就是含有虫卵及粪渣滓液体的部位，即镜检范围。

镜检时必须使盖玻片的中央位于镜下，并需按照显微镜的使用规则，先用低倍镜找到含粪渣和虫卵的平面进行观察，操作时必须注意标本的正反面，勿使物镜压破盖片，以免标本报废和镜头损坏。

（3）染色涂片标本 此类标本常见的有疟原虫薄血片标本、丝虫微丝蚴的厚血膜涂片标本、阿米巴原虫的粪便涂片标本、阴道毛滴虫的阴道分泌物涂片标本等。为了便于观察和鉴定虫种，疟原虫薄血片都是固定染色而又很少加盖片封固，故使用时应注意避免磨损。另外此类标本经常须用油镜观察，油镜使用后，要求标本上的镜油必须抹干净而又不损坏涂膜。标本不用时要避光保存，以免褪色。

（4）蠕虫、昆虫的盖片胶封标本 蠕虫、昆虫的虫体较厚，制成玻片标本后，往往较一般组织学或病理学标本厚，因此镜检时注意使标本有盖玻片的一面要朝上。

（二）实验注意事项

（1）观察标本时首先要了解标本大小，如为较大的虫体，应用放大镜或解剖镜观察，否则应用显微镜观察（先在低倍镜下寻找标本，并将其移至视野中央，然后换高倍镜观察其细微结构；要求用油镜观察的原虫标本，应在滴加镜油的条件下观察）。

（2）镜检粪便、血液和体液涂片标本时，必须按图4-14-1所示顺序进行，仔细观察，不得遗漏，以免影响被检结果的准确性。

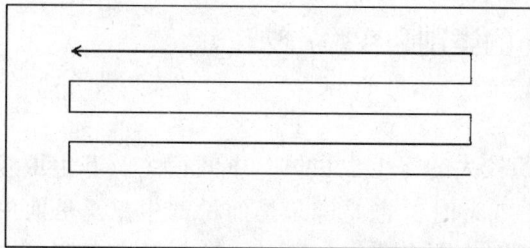

图4-14-1 标本顺序观察法示意图

（3）由于寄生虫标本的厚薄和颜色深浅不同，大小不一，在观察标本时，要求的放大倍数和对光线的强度也不相同，故应根据观察需要随时转换接物镜和调节显微镜的光亮度才能看清物像。

（4）教师示教的镜下标本，其视野中均有指针指示所要求观察的结构，观察时，请勿移动玻片，以免影响其他同学观察。

（5）检查新鲜未经杀死的活标本时，必须注意避免污染双手和其他用具，以防感染及造成病原的传播。

（6）必须按照实验要求认真操作，并积极思考每种实验方法的设计依据，了解各个操作环节的意义。在操作过程中，既要做到不怕脏、不怕臭，又要避免粪、血和其他体液对实验环境的污染，防止产生实验室感染。

三、生物学绘图原则

寄生虫学的实习绘图属于生物学绘图，注重的是科学性、真实性。

（1）绘图时，必须认真观察标本，逐一弄清标本的形态与结构特征。然后选择一个形状较典型、结构较清楚的标本，加以绘图。

（2）绘图用 HB 铅笔，作图需注意画面洁净、整齐有序。绘出的图必须力求准确、明了、形象匀称、美观。

（3）绘图毕，用铅笔将各部结构名称统一按下法注明用直尺在要注名称的位置引出一直线于图一侧，将名称注于引线的末端。文字上下整齐划一，要横写、端正。严禁用玻片标本当直尺使用，以免损坏标本。

（4）绘制有颜色的标本，可用色彩协调的彩色笔描绘。无色标本一律用铅笔，不可任意添加色彩。图中明暗对比，可选用粗、细、疏密有致的小点标明，勿用铅笔或色彩在图中涂抹成片，形成黑影。

（5）不得用圆珠笔、中性笔或钢笔绘图。

（芦亚君　李丽花）

实验十五

线　虫

【目的要求】

1. 掌握似蚓蛔线虫（蛔虫）虫卵、毛首鞭形线虫（鞭虫）虫卵、钩虫（十二指肠钩口线虫和美洲板口线虫）虫卵及成虫、蠕形住肠线虫（蛲虫）虫卵的形态特点。

2. 了解蛔虫和鞭虫的成虫形态及对人体的损害、钩虫成虫口囊及交合伞形态、蛲虫成虫形态特征和内部主要结构、班氏吴策线虫和马来布鲁线虫（丝虫）微丝蚴的基本结构及主要鉴别要点、丝虫成虫的一般形态。

3. 掌握粪便直接涂片法、饱和盐水浮聚法、透明胶带法的原理、步骤及使用范围。

4. 了解钩蚴培养法的原理及优点。

【实验内容】

一、观察标本

（一）受精蛔虫卵

1. 标本来源　粪便。

2. 标本制作　生理盐水直接涂片法。

3. 低倍镜观察　椭圆形，棕黄色，其外有凹凸不平结构，粪便涂片标本中存在许多残渣，如植物纤维导管、花粉颗粒、酵母等，应特别注意与虫卵鉴别。

4. 高倍镜观察　虫卵宽椭圆形，长×宽为（45～75）μm×（35～50）μm，卵壳厚而透明，壳外附一层凹凸不平的蛋白质膜，因受胆汁染色而呈棕黄色（并非虫卵本身带色）。卵壳内含一大而圆的卵细胞，其两端与卵壳之间常有半月形空隙（图4-15-1）。

（二）未受精蛔虫卵

1. 标本来源　粪便。

2. 标本制作　生理盐水直接涂片法。

3. 低倍镜观察　长椭圆形、棕黄色，其外有凹凸不平结构。

4. 高倍镜观察　虫卵长而窄，长×宽为（88～94）μm×（39～44）μm，黄褐色，卵壳较薄，内容物为大小不等的折光性较强的屈光颗粒（图4-15-2）。

（三）鞭虫卵

1. 标本来源　粪便。

2. 标本制作　生理盐水直接涂片法。

3. 低倍镜观察　虫卵形似腰鼓，黄褐色。

4. 高倍镜观察　虫卵长×宽为(50～54) μm×（22～23）μm，两端各有一透明塞状突起，卵壳厚，内含一个卵细胞（图4－15－3）。

（四）钩虫卵

1. 标本来源　粪便。

2. 标本制作　生理盐水直接涂片法。

3. 低倍镜观察　椭圆形，无色透明或稍淡黄色，较蛔虫卵稍小。

4. 高倍镜观察　虫卵长×宽为（56～76）μm×（36～40）μm卵壳极薄，内含卵细胞。刚从人体排出的钩虫卵多含4～8个卵细胞。在卵细胞与卵壳之间可见一明显空隙（图4－15－4）。

（五）蛲虫卵

1. 标本来源　肛周皮肤。

2. 标本制作　棉签拭子法。

3. 低倍镜观察　虫卵无色透明略呈椭圆形。

4. 高倍镜观察　虫卵长×宽为(50～60) μm×（20～30）μm，外形不对称，一侧较平，一侧较凸，两端稍尖圆。卵壳较厚，透明。刚排出的卵，其内含物为蝌蚪状胚胎（图4－15－5）。

（六）班氏微丝蚴

1. 标本来源　外周血。

2. 标本制作　厚血膜涂片染色法。

3. 低倍镜观察　可见细而弯曲的线形虫体，呈蓝紫色，大小为（244～296）μm×（513～700）μm。

4. 高倍镜观察　头间隙长宽相近。体态弯曲较自然，体核大小均匀，彼此分离，界限清楚，近尾端排成一行，无尾核（图4－15－6）。

（七）马来微丝蚴

1. 标本来源　外周血。

2. 标本制作　厚血膜涂片染色法。

3. 低倍镜观察　虫体较粗短，弯曲不自然，有许多小弯曲，大约为（177～230）μm×（5～6）μm。

4. 高倍镜观察　头间隙较长，体核常堆积在一起，大小不规则。尾端有两个膨大处，其内各有一个尾核（图4－15－7）。

二、病原诊断

1. 蛔虫病　粪便中查见虫卵或虫体为确诊依据。

2. 鞭虫病　粪便中查见虫卵或虫体为确诊依据。

3. 钩虫病　在粪便中查见虫卵或培养出钩蚴或从痰中查见钩蚴为确诊依据。

4. 蛲虫病　在肛周查见虫卵或虫体为确诊依据。

5. 丝虫病　血、尿或各种积液中查见微丝蚴，淋巴结中查见成虫为确诊依据。

6. 旋毛虫病　在肌肉组织中查见幼虫为确诊依据。

三、技术操作

（一）粪便直接涂片法

1. 原理　将粪便涂成薄片，借助显微镜观察病原体。

2. 材料　载玻片、竹签、生理盐水、显微镜。

3. 方法　①取载玻片1张，在玻片中央滴生理盐水1滴，用竹签取火柴头大小的粪便，在生理盐水中混匀，摊开呈薄膜状；②显微镜下观察：一般在低倍镜下观察，如需用高倍镜观察，需加盖片；③观察完毕后，将玻片放于消毒缸中。

（二）饱和盐水浮聚法

1. 原理及使用范围　由于虫卵的比重比饱和盐水比重小，能漂浮聚集在水面。故此法对钩虫卵的检出效果最好，也可用于检查蛔虫卵、鞭虫卵等其他线虫卵。

2. 器材　饱和盐水滴瓶，盘尼西林小瓶、棉签、载玻片、盖片、来苏水缸。

3. 方法　先加少量饱和盐水于盘尼西林小瓶内，再取1g左右的粪便（约黄豆粒大小）放入瓶中，用棉签搅拌，再加入适量饱和盐水。如有较大粪便残渣上浮应用棉签挑出，以免影响虫卵上浮。当饱和盐水接近瓶口时，改用滴管慢慢滴加，使液面略高于瓶口但不溢出为止，然后在瓶口轻轻覆盖载玻片，使之接触液面。如有气泡即为盐水少，可用滴管再滴加少许。静置15~20min，将载玻片提起并迅速翻转，防止玻片上液体滴落，盖上盖玻片立即置于低倍镜下检查。此时如有虫卵则集于载玻片之水膜上。发现虫卵后换高倍镜观察。

（三）透明胶带法

1. 原理　由于雌性蛲虫具有在宿主肛周产卵的生活习性，故可用透明胶带法在肛周皱褶处粘取蛲虫卵。

2. 器材　透明胶带、载玻片、棉签、二甲苯等。

3. 方法　取透明胶带一条（长×宽约6×2.5cm）贴在载玻片上，旁留贴标签处。在标签上写明受检者的姓名、年龄、性别、检查日期等。检查时将胶带一端揭起，贴于受检者肛门皱褶处，用棉签轻轻按压，使胶带与肛周皮肤贴紧，取下后复贴在载玻片上，镜检。观察时可滴加少许二甲苯，使虫卵透明易检。

思考题 >>>

1. 确诊蛔虫感染的依据是什么？粪检未发现蛔虫卵是否可以排除蛔虫感染？
2. 钩虫对人体有何危害？
3. 结合生活史，阐明蛲虫病的实验诊断方法及应用时的注意事项。

（芦亚君 李丽花）

（本章图片由甘秀凤协助拍摄）

实验十六

吸　虫

【目的要求】

1. 掌握华支睾吸虫（肝吸虫）、布氏姜片吸虫（姜片虫）、卫氏并殖吸虫（肺吸虫）、日本裂体吸虫（日本血吸虫）虫卵的形态特征。

2. 了解肝吸虫、姜片吸虫、肺吸虫、日本血吸虫成虫的形态结构，了解中间宿主特征，观察病理标本联系成虫寄生部位及致病作用。

3. 了解毛蚴孵化法的原理和操作。

【实验内容】

一、观察标本

（一）华支睾吸虫卵

1. **标本来源**　粪便。

2. **标本制作**　生理盐水直接涂片法。

3. **低倍镜观察**　黄褐色如芝麻大小的虫卵。

4. **高倍镜观察**　大小为$(27\sim35)$ μm × $(12\sim20)$ μm，形似灯泡，前窄后宽，前端有明显的卵盖，卵盖与卵体部连接处隆起形成肩峰；后端钝圆，有一结节样小突起，称小疣。卵内含一成熟毛蚴（图4－16－1）。

（二）布氏姜片吸虫卵

1. **标本来源**　粪便。

2. **标本制作**　生理盐水直接涂片法。

3. **低倍镜观察**　椭圆形，淡黄色的虫卵。

4. **高倍镜观察**　长×宽为$(130\sim140)$ μm × $(80\sim85)$ μm，卵壳很薄，卵的前端有一不明显的卵盖，卵内含一个卵细胞和许多个卵黄细胞（图4－16－2）。

（三）卫氏并殖吸虫卵

1. **标本来源**　粪便。

2. **标本制作**　生理盐水直接涂片法。

3. **低倍镜观察**　虫卵呈金黄色，椭圆形。

4. 高倍镜观察 虫卵长×宽为(80~118)μm×(48~60)μm，卵盖明显，常稍倾斜。卵壳厚度不均匀，与卵盖相对一端往往增厚。卵内含物为一个卵细胞和多个卵黄细胞（图4-16-3）。

（四）日本血吸虫卵

1. 标本来源 粪便。

2. 标本制作 生理盐水直接涂片法。

3. 低倍镜观察 虫卵呈淡黄色，椭圆形。

4. 高倍镜观察 虫卵长×宽为(74~106)μm×(55~30)μm，卵壳薄，外附有大便残渣或组织碎片。虫卵无盖，一侧有一钩状侧棘（图4-16-4）。

二、病原诊断

1. 肝吸虫病 粪便或十二指肠引流的胆汁中查见虫卵为确诊依据。粪便检查用改良加藤厚涂片法、自然沉淀法。

2. 姜片吸虫病 从患者粪便中查见虫卵或成虫为确诊依据。粪检方法有改良加藤厚涂片法、直接涂片法和自然沉淀法。

3. 肺吸虫病 从患者痰液或粪便中查见虫卵或在皮下包块中查见虫体为确诊依据。

4. 日本血吸虫病 粪便中查见虫卵或孵出毛蚴或作肠黏膜活检查到活卵或近期变性卵为确诊依据。

三、技术操作

1. 鱼肌肉压片检查肝吸虫囊蚴 将感染有肝吸虫囊蚴的淡水鱼（或虾）放在洁净的培养皿内，用小剪刀轻轻刮去鱼鳞，然后用小镊子去鱼皮，取鱼背部肌肉一小块，放在两个载玻片之间，用力压薄，置低倍镜下观察。囊蚴椭圆形，多分布在鱼的背部及尾部，腹部较少，极少见于头部及尾鳍。囊蚴大小为138×115μm。囊壁双层，较薄，幼虫卷曲在囊内，可见口吸盘和腹吸盘及一个充满黑色颗粒的大排泄囊。在此压片中，常可见到其他吸虫的囊蚴，但其形态特征及肝吸虫囊蚴不同，注意加以鉴别。

2. 痰液检查肺吸虫卵

（1）直接涂片法 在洁净的载玻片上滴加1~2滴生理盐水，挑取新鲜铁锈色痰液少许，涂片镜检。若被检阳性，可采用下述离心沉淀法。

（2）离心沉淀法 留取肺吸虫病患者24h痰液，置小烧杯中，加入等量10% NaOH溶液，用玻璃棒搅匀后，置37℃温箱，待痰液消化成稀液状后，分装于离心管内，以1500rpm离心5~10min，弃去上清液，取沉渣涂片，镜检虫卵。

（3）注意事项 涂片时注意取铁锈色部分血痰。

3. 毛蚴孵化法 取粪便约30g，先经重力沉淀法处理，将粪便沉渣倒入三角烧瓶内，加清水（凉开水）至瓶口，在20~30℃的条件下，经4~6h后用肉眼或放大镜观察结果，可见水面下呈白色点状物作直线游动的毛蚴。必要时可用吸管吸出白色点状物镜检。如无毛蚴，每隔 4～6h（24h 内）观察一次，气温高时，毛蚴在短时间内孵出，故在夏季要用 1.2% 食盐水或冰水冲洗粪便，最后一次改用室温清水。

思考题>>>>

1. 请分析直接涂片法检查肝吸虫卵检出率不高的原因是什么？
2. 为什么肺吸虫有异位寄生？应从哪些排泄物中寻找肺吸虫卵？
3. 列表比较四种吸虫卵的大小、形状、颜色、卵壳特点和卵内容物。

（芦亚君　李丽花）

（本章图片由甘秀凤协助拍摄）

实验十七

绦虫、粪便自检

【目的要求】

1. 掌握链状带绦虫（猪带绦虫）和肥胖带绦虫（牛带绦虫）的虫卵形态、成虫大体外形、头节及孕节特征、囊尾蚴大体形态及寄生部位。

2. 掌握曼氏迭宫绦虫裂头蚴形态特征。

3. 通过粪便自检实验，复习并掌握粪便肉眼观察法、生理盐水直接涂片法、碘液染色法、饱和盐水浮聚法、自然沉淀法和改良加藤法。

【实验内容】

一、观察标本

（一）带绦虫卵

1. **标本来源** 粪便。

2. **标本类型** 胶封液体虫卵标本。

3. **低倍镜观察** 猪、牛带绦虫卵形态上难于区别，统称带绦虫卵。圆形，棕色。

4. **高倍镜观察** 卵壳很薄，多在排出宿主体外时已破碎脱落，或仅见其残余部分，故虫卵外层为胚膜，棕褐色，很厚，有放射状条纹，胚膜内含有一个六钩蚴。新鲜虫卵中可见其上有六个小钩。标本中虫卵固定时间较久，小钩不易见（图4-17-1）。

（二）链状带绦虫（猪带绦虫）妊娠节片——孕节

1. **标本来源** 粪便。

2. **标本类型** 盖片胶封标本。

3. **肉眼或放大镜观察** 为长方形，内部主要是树根状分支的子宫。子宫侧支，从主干基部算起每侧有7~13支。

4. **低倍镜观察** 子宫内充满了虫卵。

（三）肥胖带绦虫（牛带绦虫）妊娠节片——孕节

1. **标本来源** 粪便。

2. **标本类型** 盖片胶封标本。

3. **肉眼或放大镜观察** 为长方形，内部主要是树根状分支的子宫。子宫侧支，子

— 205 —

宫主干基部算起每侧有 15 ~ 30 支。

4. 低倍镜观察　子宫内充满了虫卵。

（四）曼氏迭宫绦虫虫卵

1. 标本来源　粪便。

2. 标本类型　胶封液体虫卵标本。

3. 低倍镜观察　浅灰褐色，椭圆形虫卵。

4. 高倍镜观察　近似椭圆形，两端稍尖，大小为（52 ~ 76）μm ×（31 ~ 44）μm，呈浅灰褐色，有卵盖，卵壳较薄，内含一个卵细胞和多个卵黄细胞（图 4 - 17 - 2 中虫卵为陈旧性虫卵，内容物萎缩）。

二、学生粪便自检

每位学生自备粪便。

（一）常规检查

1. 肉眼观察　用肉眼观察粪便标本。注意粪便的性状（硬便、软便、稀便、水样便）、颜色、有无特殊恶臭、有无脓血及黏液、有无寄生虫虫体、节片或蝇蛆。

2. 生理盐水直接涂片法　材料与方法见相关章节。

3. 注意事项

（1）粪膜厚薄要适中。

（2）镜检中发现有意义的成分（如红、白细胞和夏科 - 雷登结晶等）应记录。

（3）粪中成分复杂，应加以与寄生虫卵或包囊以及宿主的组织、细胞成分相鉴别。

（4）如发现疑为原虫包囊的物体应做碘液染色法。

（二）特殊检查

饱和盐水浮聚法　材料与方法见相关章节。使用自备或实验室准备的粪便进行操作。

三、病原诊断

1. 带绦虫病　肠道带绦虫病在粪便内查见孕节和虫卵或用肛门拭子法在肛周皮肤上查见虫卵为确诊依据。囊虫病以组织获检到囊尾蚴为确诊依据。

2. 曼氏迭宫绦虫裂头蚴病　在皮下包块或其他组织中活检到裂头蚴作为诊断依据。

附：免疫诊断　对深组织中的囊虫病和裂头蚴病的诊断具有重要的临床参考价值。囊虫病常用 ELISA 法检测抗体或循环抗原。裂头蚴病常用裂头蚴抗原作皮内试验或酶联免疫试验可获满意结果。

四、技术操作

1. 带绦虫孕节片鉴定　带绦虫孕节可用夹片法进行快速鉴定；夹取带绦虫孕节，

水洗后置于二载玻片间，轻压固定，对光观察子宫分支情况，自基部计数子宫一侧分支数目，以鉴定虫种。鉴定新鲜孕节片时应戴橡皮手套以防止感染。

2. 皮下包块活检猪囊尾蚴的形态鉴定　以手术方法摘取皮下结节或浅部肌肉包块，分离出虫体，直接观察确定，如为病理组织切片，应根据猪囊尾蚴的囊腔和头节的基本形态结构特征进行确诊。

3. 裂头蚴虫体鉴定　在深部组织寄生较长时间的裂头蚴，手术活检时常有宿主组织粘连在一起，或取出的虫体可能不完整，故在做鉴定时，应予以注意。

4. 青蛙解剖找曼氏裂头蚴　取活青蛙，处死，去皮，在大腿肌肉部位找灰白色小圆点，用针挑出，放置在有生理盐水的玻璃平皿中观察，可见虫体活动。

思考题》》》

1. 为什么检验带绦虫时，应尽可能做到定种？
2. 肛周拭子法为什么主要通过适用于牛带绦虫感染的诊断？
3. 链状带绦虫和肥胖绦虫的生活史有何区别？

（范志刚　李丽花）

（本章节图片由甘秀凤协助拍摄）

实验十八

医学原虫和医学节肢动物

【目的要求】

1. 掌握溶组织内阿米巴包囊、结肠内阿米巴包囊、杜氏利什曼原虫无鞭毛体、蓝氏贾第鞭毛虫滋养体、阴道毛滴虫滋养体、薄血膜涂片中间日疟原虫和恶性疟原虫、弓形虫滋养体、医学节肢动物蛛形纲和昆虫纲的形态特征及鉴别特征。

2. 掌握医学节肢动物与传播疾病有关的形态构造。

3. 了解医学原虫和医学节肢动物生活史各期形态。

【实验内容】

一、观察标本

（一）蛇阿米巴滋养体

1. **标本来源** 人工培养的蛇阿米巴。

2. **标本制作** 生理盐水直接涂片。

3. **低倍镜观察** 无色透明、形状不规则且在不断变化的虫体。

4. **高倍镜观察** 虫体内外质区别明显。外质透明，可向外突出形成舌形或片形伪足，定向运动。内质色暗不透明，多颗粒，细胞核不易看清。内质中可见到被吞噬的大小不一随虫体流动的圆形淀粉粒。

（二）溶组织内阿米巴包囊

1. **标本来源** 粪便。

2. **染色方法** 碘液染色。

3. **低倍镜观察** 包囊呈黄色小圆点。

4. **高倍镜观察** 圆球形，囊壁亮，不着色，有明显界限。包囊直径平均 13μm。核 1、2 或 4 个，呈小亮圈状。核仁居中。1～2 个核的包囊（未成熟包囊）其核较大，囊内常可见到糖原泡和拟染色体。糖原泡呈块状，棕红色，边界不清楚。拟染色体为亮棒或亮块状，有折光性。如标本保存时间过久，则不易见到糖原泡和拟染色体。4 个核的包囊（成熟包囊）囊内无糖原泡和拟染色体。（碘染色的包囊内部结构不清晰。铁苏木素染色的包囊内部结构较清晰，图 4-18-1）。

（三）结肠内阿米巴包囊

1. 标本来源　粪便。

2. 染色方法　碘液染色。

3. 低倍镜观察　包囊呈黄色小圆点。

4. 高倍镜观察　直径平均 17μm，囊壁较厚，内含 1、2、4 或 8 个核，核仁较大，偏位。8 个核的包囊（成熟包囊）囊内无糖原泡和拟染色体。1、2、4 个核的包囊（未成熟包囊）囊内拟染色体为草束状（图 4 – 18 – 2）。

（四）杜氏利什曼原虫无鞭毛体

1. 标本来源　田鼠脾脏。

2. 染色方法　姬氏染色。

3. 高倍镜观察　巨噬细胞内的无鞭毛体呈许多蓝紫色的小点。

4. 油镜观察　可见散在的无鞭毛体及巨噬细胞核。无鞭毛体呈椭圆形或圆形，大小为（2.0 ~ 5.7）μm ×（1.8 ~ 4.0）μm。细胞质为浅蓝色，胞质中有紫红色的核及动基体，核大而圆，动基体为杆状，位于虫体的一端（图 4 – 18 – 3）。

（五）蓝氏贾第鞭毛虫滋养体

1. 标本来源　粪便或十二指肠引流液。

2. 染色方法　姬氏染色或铁苏木素染色。

3. 油镜观察　虫体蓝紫色（姬氏染色）或黑灰色（铁苏木素染色），长约 19 ~ 21μm，宽 5 ~ 15μm。正面观呈梨形，左右对称，前端钝圆，后端尖。体前端腹面陷成吸盘，吸盘底部中央并列两个卵圆形核，核仁不明显。二核之间有毛基体，由此生出 4 对鞭毛（前侧、后侧、腹、尾鞭毛各 1 对）。两根平行的轴柱贯穿虫体直达后端，轴柱中部有一对爪锤状的中体（图 4 – 18 – 4）。

（六）阴道毛滴虫滋养体

1. 标本来源　阴道分泌物或前列腺液。

2. 染色方法　姬氏染色。

3. 油镜观察　虫体呈梨形或宽椭圆形，体长达 30μm，宽为 10 ~ 15μm。胞质蓝色。虫体前部有一较大的紫红色细胞核，核前方是一深紫色的基体，由此生出 5 根鞭毛，4 根向前为前鞭毛，1 根向后为后鞭毛，沿波动膜边缘延伸。波动膜约为虫体长度的 1/3 ~ 1/2。1 根纤细的轴柱，由前向后纵贯虫体并于末端伸出体外。细胞质中可见许多深蓝色，颗粒状物质（图 4 – 18 – 5）。

（七）间日疟原虫

1. 标本来源　外周血液（薄血膜涂片）。

2. 染色方法　姬氏染色。

3. 油镜观察

（1）环状体　为疟原虫在红细胞内的早期发育阶段，核呈圆形，1 个，较小，紫红色，细胞质为天蓝色，中央有一空泡，呈环形。整个环状体约占细胞直径的 1/3。此期被寄生红细胞的大小和形态无变化（图 4 - 18 - 6）。

（2）大滋养体　环状体进一步发育成为大滋养体。细胞质增多，形状不规则，有阿米巴状伪足伸出并有 1 个或多个空泡。核仍然是 1 个。虫体内开始出现疟色素，黄褐色、烟丝状或颗粒状。被寄生的红细胞开始发生变化，体积胀大，色变淡，胞膜表面出现许多浅红色的小点，称薛氏小点，随着虫体发育，疟色素和薛氏小点愈加明显，红细胞可胀大 1 倍（图 4 - 18 - 7）。

（3）裂殖体　滋养体发育成熟后，即进入裂体增殖阶段，此期虫体变圆，空泡消失，核开始分裂，核分裂和疟色素增加是裂殖体的主要特征。根据核和胞质分裂情况，可将裂殖体分为未成熟裂殖体和成熟裂殖体。

未成熟裂殖体　核分裂 2 个以上，疟色素增多，散在，胞质未分裂。

成熟裂殖体　核数目 12 ~ 24 个。细胞质也相应分裂，并包绕每个细胞核形成裂殖子。疟色素集中成堆，多在虫体的一侧。虫体占满胀大的红细胞（图 4 - 18 - 8）。

（4）配子体　为疟原虫有性生殖的开始阶段。虫体大，圆形或椭圆形，无伪足。胞质致密无空泡，占满胀大的红细胞。核为 1 个，较大、位于虫体的中央或一侧。疟色素较多，均匀散在胞质中。红细胞变化同大滋养体。

雄配子体　体积较小，胞质浅蓝色或偏红色，核 1 个，大而疏松，常位于中央，有时在一侧（图 4 - 18 - 9）。

雌配子体　体积较大，胞质深蓝色，核 1 个，小而致密，常位于边缘（图 4 - 18 - 10）。

（八）恶性疟原虫

1. 标本来源　外周血液（薄血膜涂片）。

2. 染色方法　姬氏染色。

3. 油镜观察

（1）环状体　与间日疟原虫相似，不同点是：①体较小，直径约为红细胞直径的 1/5；②常见 1 个虫体有 2 个核；③常见 2 个以上的环状体寄生于 1 个红细胞内。

虫体常位于红细胞的边缘。被寄生的红细胞偶见少量紫红色的茂氏小点（图 4 - 18 - 11）。

（2）配子体　腊肠形或新月形，胞质均匀。核较大，位于虫体中央。疟色素堆聚，覆于核上或分布于核的周围。可见部分红细胞，若红细胞破裂，则配子体裸露。

①雄配子体　腊肠形，胞质浅蓝色或偏红色，核1个，疏松（图4-18-12）。

②雌配子体　新月形，胞质深蓝色，核1个，致密（图4-18-13）。

二、学生观察针插标本

1. 标本来源　成蚊。

2. 放大镜观察

（1）中华按蚊　体灰褐色。翅前缘脉有2个白斑。触须和跗节间有白环。

（2）微小按蚊　体棕褐色。翅前缘有4个白斑。足附节为暗色。

（3）大劣按蚊　中等大小，体灰褐色，触须有4个白斑，顶端白斑最宽，翅前缘脉6个白斑，第6纵脉有6个黑斑，后足胫节和第一跗节处有一个明显宽白斑。

（4）白纹伊蚊　体黑色，间有银白色斑纹。胸部背面正中有一条明显的白色纵纹。

（5）淡色库蚊　体淡褐色。腹部各节背面有白色横带（基白带）。

注意：在观察各蚊种特征的同时，观察蚊头部触角上轮毛的疏密、长短、以区别蚊性别。

三、病原诊断

1. 溶组织内阿米巴病　在粪、脓液中或用乙状结肠镜检、直肠窥镜取肠黏膜溃疡边缘活组织或刮取物中查到大滋养体或在成形粪便中查包囊为确诊依据。

2. 黑热病　从患者组织中查见无鞭毛体为确诊依据。

3. 蓝氏贾第鞭毛虫病　在粪便或十二指肠液中查包囊或滋养体为确诊依据。

4. 滴虫性阴道炎　在阴道分泌物中查滴虫（滋养体）为确诊依据。

5. 疟疾　血液中查见疟原虫为确诊依据。

附：免疫诊断

免疫诊断是诊断寄生虫病常用的辅助诊断；也是刚地弓形虫病主要的诊断手段。

四、技术操作

（1）碘液涂片法。

（2）阴道毛滴虫检查。

（3）厚薄血涂片法及染色法。

思考题 >>>

1. 是否可以根据粪便检查结果区别急性、慢性阿米巴痢疾患者及带囊者？为什么？
2. 如何辨认薄血膜涂片中的疟原虫？
3. 如何鉴别成蚊雌、雄性？如何识别三属蚊常见蚊种？

（范志刚　李丽花）
（本章节图片由甘秀凤协助拍摄）

第五篇　医学生物化学与分子生物学

实验一

双缩脲法测定蛋白质的含量

【实验目的】

了解双缩脲法测定蛋白质的原理及方法。

【实验原理】

双缩脲是由两分子尿素缩合而成的化合物，在碱性溶液中双缩脲可与硫酸铜反应生成紫红色络合物，此反应称为双缩脲反应。蛋白质分子中的肽键与双缩脲的结构相似，也能与碱性酒石酸钾钠铜盐溶液作用，产生紫色的双缩脲反应。此反应不独为蛋白质或肽类所特有，双缩脲及含有两个直接连结或借碳或氮原子间连接的其他化合物均有作用，根据 Schiff 的意见，双缩脲法的最后反应决定于生成铜－钾－双缩脲络合物。反应过程如下：

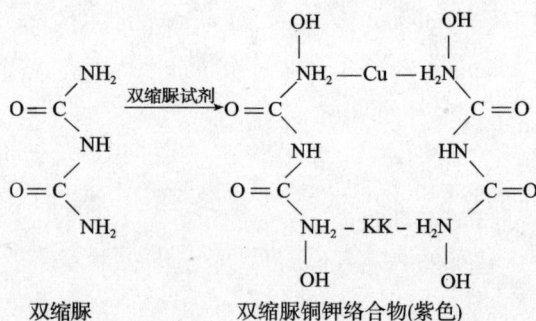

双缩脲　　　　　　　双缩脲铜钾络合物(紫色)

所显颜色的深浅与蛋白质含量成正比。可用比色法来测定材料中的蛋白质含量。双缩脲法适用于精度要求不高的蛋白质含量的测定。此方法测定的溶液浓度在 0.5 ~ 10mg/ml 之间。

【实验仪器】

中号试管，0.2ml、1.0ml、5.0ml 吸管，722 型分光光度计，37℃恒温水浴箱。

【试剂配制】

1. **待测溶液。**

2. **0.9% NaCl。**

3. **蛋白标准液**　5.0mg/ml，准确称取已经凯氏定氮的酪蛋白（干酪素或牛血清白蛋白）0.5g 溶于 0.05mol/L 的 NaOH 溶液中，并用 0.05mol/L 的 NaOH 溶液定容至 100ml.

4. 双缩脲试剂　以适当双蒸水分别溶解硫酸铜（$CuSO_4 \cdot 5H_2O$）0.75g 及酒石酸钾钠（$KNaC_4H_6 \cdot 4H_2O$）3g，必要时过滤后，全量倾入 500ml 容量瓶中混合后加入无碳酸盐的 10% NaOH 溶液 150ml，以双蒸水稀释至刻度。此试剂可长期保存，如有暗红色沉淀应弃之不用。

【操作方法】

1. 标准曲线法

（1）取 8 支试管并编号，按表 5 - 1 - 1 加入相应试剂，标准曲线绘制并测定待测管吸光度。

表 5 - 1 - 1　标准曲线法

加入物（ml）	管号							
	1	2	3	4	5	6	7	测定管
标准蛋白溶液	0.05	0.1	0.15	0.20	0.25	0.30	0.35	—
待测溶液	—	—	—	—	—	—	—	0.1
0.9% NaCl	2.95	2.90	2.85	2.80	2.75	2.70	2.65	2.90
双缩脲试剂	3.0	3.0	3.0	3.0	3.0	3.0	3.0	3.0

各管充分混匀，37℃保温 10min，722 - 分光光度计在波长 540nm 处比色，以 1 号管调零，测定各管吸光度，以蛋白质浓度为横坐标，A 值为纵坐标，绘制标准曲线。

（2）待测溶液蛋白含量计算　根据所测样品的吸光度，在标准曲线上得出相应的蛋白质含量，再乘以稀释倍数即待测溶液蛋白质含量。

2. 三管法

（1）如不绘制标准曲线，可采用"三管法"测定，取标准曲线绘制中的 3 号管作为标准管，即按表 5 - 1 - 2 加入试剂。

表 5 - 1 - 2　三管法

加入物（ml）	管号		
	测定管	标准管	空白管
待测溶液	0.1	—	—
蛋白标准液	—	0.1	—
0.9% NaCl	2.9	2.9	3.0
双缩脲试剂	3.0	3.0	3.0

各管充分混匀，37℃保温 10min，722 - 分光光度计 540nm 波长以空白管调节零点比色，记录各管吸光度。

（2）待测溶液蛋白含量计算　例如，已知蛋白标准液蛋白质含量为 70mg/ml，计算待测溶液蛋白含量为：

$$\frac{测定管吸光度}{标准管吸光度} \times 70mg/ml \ = ? \ mg/ml$$

【注意事项】

1. 须于显色后30min内测定，且各管由显色到比色时间应尽可能一致。

2. 样品蛋白质含量应在标准曲线范围内。

3. 如果待测样品需要稀释，一定要记住求出的蛋白质含量要乘以稀释倍数才是待测样品的蛋白含量。

思考题 >>>

1. 为什么血清蛋白质的含量可以用双缩脲试剂进行检测？

2. 游离氨基酸对检测结果有影响吗？

（周代锋　张云霞）

实验二

紫外吸收法测定蛋白质含量

【实验目的】

了解紫外吸收法测定蛋白质含量的原理和方法。

【实验原理】

蛋白质在 260 ~ 280nm 及 200 ~ 225nm 两个紫外区波长段都有光吸收，它们分别有赖于色氨酸、酪氨酸和苯丙氨酸残基的共轭双键与肽键。在 pH 6 ~ 8 时，蛋白质在 280nm 处有吸收峰，借此可测定蛋白质的含量。生物体液和蛋白质制剂中，常混杂有核酸。后者在 280nm 处也有很强的吸收。但核酸在 260nm 处的光吸收比 280nm 处更强，而蛋白质的情况正好相反，280nm 处的吸收比 260nm 处的吸收强，因此可利用 Lowry – Kalckar 公式计算校正（A_{280} 与 A_{260} 分别代表光径为 1cm 时对 280nm 和 260nm 的吸光度）：

蛋白质浓度（mg/ml）= $1.45A_{280} - 0.74A_{260}$

蛋白质在 200 ~ 225nm 处的紫外吸收，主要取决于肽键，蛋白质在此短波紫外区的特异吸收，要比 280nm 处的吸收强 10 ~ 30 倍，据此亦可测定蛋白质含量。Waddell 提出一个经验公式用来计算待测蛋白含量：

蛋白质浓度（mg/ml）= $144 \times (A_{215} - A_{225})$

【实验仪器】

752 – 紫外光栅分光光度计，光径 1cm 石英比色杯，5.0ml 吸管，枪头和加样枪，试管（3 ~ 5ml），试管架，振荡器。

【试剂配制】

1. 待测浓度蛋白质溶液 浓度控制在 1 ~ 2.5mg/ml 范围。

2. 蛋白标准液 I 将结晶牛血清蛋白用双蒸水配制成 1mg/ml 蛋白质溶液，可用凯氏定氮测定蛋白液的蛋白量，再按需要的浓度配制成。

3. 蛋白标准液 II 0.1mg/ml 蛋白质溶液。

4. 0.15mol/L NaCl。

【操作方法】

1. 280nm 光吸收法

（1）标准曲线的绘制 取 8 支干净的试管，按表 5 – 2 – 1 加入试剂：

表 5 - 2 - 1　280nm 光吸收法

管号	0	1	2	3	4	5	6	7
蛋白标准液 I（ml）	0	0.5	1.0	1.5	2.0	2.5	3.0	4.0
0.15mol/L NaCl（ml）	4.0	3.5	3.0	2.5	2.0	1.5	1.0	0
蛋白质浓度（mg/ml）	0	0.125	0.25	0.375	0.50	0.625	0.75	1.0

混匀各管，用光径 1cm 石英比色杯，以 0 号管调零，读取在 280nm 处各管吸光度 A 值。以蛋白质浓度为横坐标，A 值为纵坐标，绘制标准曲线。

（2）待测浓度蛋白溶液的测定　取待测浓度的蛋白液用 0.15mol/L NaCl 适当稀释，以 0.15mol/L NaCl 调零，读取 280nm 处 A 值。对照标准曲线求得蛋白浓度，再乘以稀释倍数即得待测蛋白溶液蛋白含量。

例如：测定血清蛋白含量，用 0.15mol/L NaCl 将待测血清做 100 倍稀释，以 0.15mol/L NaCl 调零，读取 280nm 处 A 值。对照标准曲线求得蛋白浓度，再乘以 100 即是。

2. 280nm 与 260nm 吸收差法　取待测浓度的蛋白液用 0.15mol/L NaCl 适当稀释，以 0.15mol/L NaCl 调零，分别读取 280nm 和 260nm 处 A 值，按 Warburg - Christian 公式：蛋白质浓度（mg/ml）$= 1.45A_{280} - 0.74A_{260}$ 计算。再乘以稀释倍数即得待测蛋白溶液蛋白含量。

3. 215nm 与 225nm 吸收差法

（1）绘制标准曲线　取 8 支干净的试管，按表 5 - 2 - 2 加入试剂：

表 5 - 2 - 2　215nm 与 225nm 吸收差法

管号	0	1	2	3	4	5	6	7
蛋白标准液 II（ml）	0	0.5	1.0	1.5	2.0	2.5	3.0	4.0
0.15mol/L NaCl（ml）	4.0	3.5	3.0	2.5	2.0	1.5	1.0	0
蛋白质浓度（mg/ml）	0	0.0125	0.025	0.0375	0.050	0.0625	0.075	0.100

混匀各管，用光径 1cm 石英比色杯，以 0 号管调零，读取各管在 215nm 和 225nm 处吸光度 A 值。以蛋白质浓度为横坐标，以 $A_{215} - A_{225}$ 之差作纵坐标，绘制标准曲线。

（2）待测浓度蛋白溶液的测定　取待测浓度的蛋白液用 0.15mol/L NaCl 适当稀释，以 0.15mol/L NaCl 调零，分别读取读取 215nm 和 225nm 处 A 值。然后查标准曲线或按 Waddell 公式：蛋白质浓度（mg/ml）$= 144 \times (A_{215} - A_{225})$ 计算。再乘以稀释倍数即得待测蛋白溶液蛋白含量。

【注意事项】

1. 由于血清中不同类型蛋白质中酪氨酸和色氨酸含量不同，所以测定 270 ~ 290nm 波段紫外吸收也会因每个样品中蛋白质氨基酸组成的差异而有较大的变异，因而这个方法一般不直接用于血清总蛋白的准确定量。而在远紫外区（200 ~ 225nm）的光吸收主要由肽键所致，各种蛋白质具有相同的吸收系数，蛋白质浓度在 120g/L 仍符合 Beer 定律，因此 215nm 与 225nm 吸收差法准确性与双缩脲法有较好的可比性。

2. 本法需用高质量石英比色杯。

3. 用于仪器调零的液体和标准蛋白溶液与待测样品一致，以免溶剂的紫外吸收特性差异干扰测定。

4. 紫外分光光度计使用前需对其波长进行校正。

5. 注意溶液 pH，这是由于蛋白质的紫外吸收峰会随 pH 的改变而变化。

6. 受非蛋白质因素的干扰较重，除核酸外，游离的色氨酸、酪氨酸、尿酸、核苷酸、嘌呤、嘧啶和胆红素等均有干扰。

思考题 >>>

根据下列所给的条件和要求，选择一种或几种常用蛋白质定量方法测定蛋白质的浓度：

（1）样品不易溶解，但要求结果较准确。

（2）要求在短时间内测定大量样品。

（3）要求很迅速地测定一系列试管中溶液的蛋白质浓度。

（周代锋　张云霞）

实验三

血清蛋白醋酸纤维素薄膜电泳——微量法

【实验目的】

掌握电泳法分离血清蛋白质的原理；掌握血清蛋白醋酸纤维素薄膜电泳的操作方法。

【实验原理】

带电粒子在电场中向与其电性相反的电极方向泳动的现象称为电泳。血清中各种蛋白质的等电点在 pH 4.0～7.3 之间，在 pH 8.6 的缓冲溶液中均带负电荷，在电场中向正极泳动。血清中各种蛋白质的等电点不同，所以带电荷量也不同。此外各种蛋白质的分子大小各有差异，因此在同一电场中泳动的速度不同。分子小而带电荷多者，泳动较快；反之，则较慢。采用醋酸纤维素薄膜（CAM）为支持物的电泳方法，称为醋酸纤维素薄膜电泳。该膜具有均一的泡沫状结构（厚约 120μm），渗透性强，对分子移动的阻力很弱。用其作支持物进行电泳，具有微量、快速、简便、分离清晰、对样品无吸附现象等优点。现已广泛用于血清蛋白、糖蛋白、脂蛋白、血红蛋白、酶的分离和免疫电泳等方面。

经醋酸纤维素薄膜电泳可将血清蛋白按电泳速度分为 5 条区带，从正极端依次为清蛋白、α_1 - 球蛋白、α_2 - 球蛋白、β - 球蛋白及 γ - 球蛋白。

【仪器和试剂】

1. 仪器 电泳仪，电泳槽和加样器，2×6cm 醋酸纤维素薄膜。

2. 试剂

（1）pH 8.6，0.075mol/L 巴比妥缓冲液。

（2）丽春红 S 染色液 1.8g 丽春红 S 染料、26.8g 三氯乙酸、2.68g 磺基水杨酸，加蒸馏水至 200ml。

（3）漂洗液 3% 醋酸溶液。

【实验步骤】

1. 浸泡 CAM 膜 在距 2×6cm 的 CAM 粗糙面一端 1.5cm 处用铅笔划一加样线。电泳前先将粗糙面朝下于 0.075mol/L 巴比妥缓冲液（pH 8.6）中浸泡 15～30min。

2. 加样 取出 CAM 于二层滤纸间轻压吸出多余缓冲液，用加样器蘸取溴酚蓝预染血清，于 CAM 加样线上轻印。

3. 电泳　将印有血清的 CAM 粗糙面向下，加样端放在阴极，置于电泳槽的滤纸条电桥上，105V 电泳 30～35min。

4. 染色与漂洗　停止电泳，取出薄膜放入染色液中染色 5～10min，取出用 3% 醋酸漂洗至非蛋白部分无色为止。取出，阴干。

5. 定量　可借光密度计扫描计算出各组分的含量。

【注意事项】

1. 市售醋酸纤维素薄膜均为干膜片，薄膜的浸润与选膜是电泳成败的关键之一。若飘浮于液面的薄膜在 15～30s 内迅速润湿，整条薄膜色泽深浅一致，则此膜可用于电泳。

2. 醋酸纤维素薄膜电泳常选用 pH 8.6 巴比妥－巴比妥钠缓冲液，其浓度为 0.05～0.09mol/L。选择何种浓度与样品和薄膜的厚薄有关。缓冲液浓度过低，则区带泳动速度快区带扩散变宽；缓冲液浓度过高，则区带泳动速度慢，区带分布过于集中，不易分辨。

3. 点样时，应将薄膜表面多余的缓冲液用滤纸吸去，以免引起样品扩散。但不宜太干，否则样品不易进入膜内，造成点样起始点参差不起，影响分离效果。

4. 点样时，动作要轻、稳，用力不能太大，以免损坏膜片或印出凹陷影响电泳区带分离效果。

5. 电泳时应选择合适的电流强度，一般电流强度为 0.4～0.6mA/cm 膜宽度。电流强度高，则热效应高；电流过低，则样品泳动速度慢且易扩散。

6. 操作过程为防止指纹污染，应戴手套或者尽量以镊子夹取薄膜的边缘。

思考题 >>>

1. 根据人血清中各蛋白组分的性质，如何估计它们在 pH 8.6 的巴比妥－巴比妥钠电泳缓冲液中的相对迁移速度？

2. 该实验有何临床意义？

（周代锋　张云霞）

实验四

温度、pH、激动剂和抑制剂对酶促反应速度的影响

【实验目的】

了解温度、pH、激动剂和抑制剂对酶促反应的影响。

【实验原理】

温度与酶促反应速度关系密切。温度降低时，酶促反应速度降低以至完全停止；随着温度升高，反应速度逐渐加快。在某一温度时反应速度达到最大值，此温度称酶作用的最适温度。温度继续升高，反应速度反而下降。人体内大多数酶的最适温度在37℃左右。

pH 影响酶促反应速度，是由于酶本身是蛋白质。pH 不仅影响酶蛋白分子某些基团的解离，也影响底物的解离程度，从而影响酶与底物的结合。当酶促反应速度达到最大值时的溶液 pH，称为该酶的最适 pH。不同的酶最适 pH 不尽相同，人体多数酶的最适 pH 在 7.0 左右。例如唾液淀粉酶的最适 pH 为 6.8。

凡是能够提高酶活性，加快酶促反应速度的物质都称为酶的激动剂。例如 Cl^- 是唾液淀粉酶的激动剂。

凡是能够降低酶的活性，使酶促反应速度减慢，又不使酶变性的物质称为酶的抑制剂。例如 Cu^{2+} 是唾液淀粉酶的抑制剂。

【实验试剂】

1. 0.2%淀粉液。

2. 3% NaCl 溶液。

3. 不同 pH 缓冲溶液的配制：①1/15mol/L KH_2PO_4 液，称取纯 KH_2PO_4 9.078g 加蒸馏水溶解并稀释成 1000ml；②1/15mol/L Na_2HPO_4 液，称取 $Na_2HPO_4 \cdot 2H_2O$ 11.815g，加蒸馏水溶解并稀释成 1000ml。上述两液按表 5-4-1 比例混合均匀，即可得到不同 pH 的缓冲溶液。

表 5-4-1　混合比例

pH	4.92	6.81	8.67
1/15mol/L KH_2PO_4	9.9	5.0	0.1
1/15mol/L Na_2HPO_4	0.1	5.0	0.9

4．0.5％$CuSO_4$溶液。

5．蒸馏水。

【实验步骤】

制备稀唾液：用清水漱口，含蒸馏水少许行咀嚼动作以刺激唾液分泌。在小漏斗中垫入一块薄薄的脱脂棉，直接将唾液吐入漏斗过滤（应收集混合唾液，以免个别人唾液淀粉酶活性过高或过低，影响实验进行）。取过滤的唾液2ml加蒸馏水18ml混匀备用。

（一）温度对酶促反应速度的影响

1．取试管3支，编号，按表5－4－2依次加入各种试剂。

表5－4－2　温度的影响

试剂（ml）＼试管号	1	2	3
0.2%淀粉溶液	5	5	5
pH 6.8 缓冲液	1	1	1
0.3% NaCl 溶液	1	1	1

2．混匀后，将1号、2号、3号试管分别置于沸水浴、温水浴（37～40℃）和冰水浴中5分钟，此间振荡之，使温度达到平衡。然后向各试管中加入稀唾液1ml混匀，15min后取出，并向各试管加碘液1滴，观察颜色变化并予以分析。

（二）pH对酶促反应速度的影响

1．取试管4支，编号，按表5－4－3依次加入各种试剂。

表5－4－3　pH的影响

试剂（ml）＼试管号	1	2	3	4
0.2%淀粉液	5	5	5	5
pH 4.92 缓冲液	2	0	0	0
pH 6.81 缓冲液	0	2	0	2
pH 8.67 缓冲液	0	0	2	0
0.3％ NaCl 溶液	1	1	1	1

2．混匀后，将各管置于温水浴（37～40℃）中保温5min，此间振荡之，使温度达到平衡。然后向1、2、3号试管中加入稀唾液1ml，4号试管中加入蒸馏水1ml（作为对照），混匀，立即放回温水浴，继续保温15min后取出，并向各试管加碘液1滴，观察颜色变化并解释结果。

（三）激动剂和抑制剂对酶促反应速度的影响

1．取试管3支，编号，按表5－4－4依次加入各种试剂。

表 5 - 4 - 4　激动剂和抑制剂的影响

试剂（ml）＼试管号	1	2	3
0.2％淀粉液	3	3	3
pH 6.81 缓冲液	1	1	1
蒸馏水	1	0	0
0.3％NaCl 溶液	0	1	0
0.5％C_uSO_4 溶液	0	0	1
稀唾液	1	1	1

2. 混匀后，将各管置于温水浴（37～40℃）中保温 15min 后，取出。冷却后分别加碘液 1 滴，观察颜色变化并解释结果。

思考题 》》》

如何理解温度及 pH 对酶促反应速度的双重影响？

（周代锋　张云霞）

实验五

血清丙氨酸氨基转移酶（ALT）测定——赖氏法

【实验目的】

掌握血清丙氨酸氨基转移酶活性测定的基本原理；了解血清丙氨酸氨基转移酶的测定方法及临床意义。

【实验原理】

丙氨酸氨基转移酶（ALT）又称谷－丙转氨酶（GPT）。它催化 L－丙氨酸和 L－谷氨酸之间氨基的转移，反应式为：

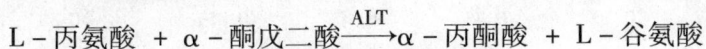

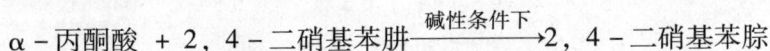

$$L－丙氨酸 + \alpha－酮戊二酸 \xrightarrow{ALT} \alpha－丙酮酸 + L－谷氨酸$$

$$\alpha－丙酮酸 + 2，4－二硝基苯肼 \xrightarrow{碱性条件下} 2，4－二硝基苯腙$$

（红棕色，$\lambda = 505nm$）

丙酮酸与 2，4—二硝基苯肼作用生成丙酮酸二硝基苯腙。此二硝基苯腙在强碱溶液中显红棕色，色泽深浅与产生的丙酮酸多少即酶活性成正比。利用比色分析原理将样品显色与丙酮酸标准品配制成的系列标准液比较，求出样品中 ALT 活性。

【实验仪器】

37℃水浴恒温装置，试管和试管架，吸管，722 型分光光度计。

【试剂配制】

1. 0.1mol/L 磷酸二氢钾溶液 称取 KH_2PO_4 13.61g，溶解于蒸馏水中，加水至 1000ml，4℃保存。

2. 0.1mol/L 磷酸氢二钠溶液 称取 Na_2HPO_4 14.22g，溶解于蒸馏水中，并稀释至 1000ml，4℃保存。

3. 0.1mol/L 磷酸盐缓冲液（pH 7.4） 取 420ml 0.1mol/L 磷酸氢二钠溶液和 80ml 0.1mol/L 磷酸二氢钾溶液，混匀，即为 pH 7.4 的磷酸盐缓冲液。加三氯甲烷数滴，4℃保存。

4. 基质缓冲液 精确称取 D－L－丙氨酸 1.79g，α－酮戊二酸 29.2mg，先溶于 0.1mol/L 磷酸盐缓冲液约 50ml 中，用 1mol/L NaOH 调 pH 至 7.4，再加磷酸盐缓冲液至 100ml，4~6℃保存，该溶液可稳定 2 周。每升底物缓冲液中可加入麝香草酚 0.9g 或加氯仿防腐，4℃保存。配成 200mmol/L 丙氨酸与 2.0mmol/L α－酮戊二酸基质缓冲液。

5. 1.0mmol/L 2，4 -二硝基苯肼溶液　称取 2，4 - 二硝基苯肼（AR）19.8mg，溶于 1.0mol/L 盐酸 100ml，置棕色玻璃瓶中，室温中保存，若有结晶析出，应重新配制。

6. 0.4mol/L NaOH 溶液　称取 NaOH 1.6g 溶解于蒸馏水中，并加蒸馏水至 100ml，置具塞塑料试剂瓶内，室温中可长期稳定。

7. 2.0mmol/L 丙酮酸标准液　准确称取丙酮酸钠（AR）22.0mg，置于 100ml 容量瓶中，加 0.05mol/L 硫酸至刻度。丙酮酸不稳定，开封后易变质（聚合），相互聚合为多聚丙酮酸，需干燥后使用。

8. 待测标本　患者血清或质控血清。

【操作步骤】

1. ALT 标准曲线绘制

（1）按表 5 - 5 - 1 向各管加入相应试剂。

表 5 - 5 - 1　ALT 标准曲线绘制

加入物（ml）	1	2	3	4	5
0.1mol/L 磷酸盐缓冲液	0.1	0.1	0.1	0.1	0.1
2.0mmol/L 丙酮酸标准液	0	0.05	0.10	0.15	0.20
基质缓冲液	0.50	0.45	0.40	0.35	0.30
2，4 - 二硝基苯肼溶液	0.5	0.5	0.5	0.5	0.5
混匀，37℃水浴 20min					
0.4mol/L NaOH 溶液	5.0	5.0	5.0	5.0	5.0
相当于酶活性浓度（卡门单位）	0	28	57	97	150

（2）混匀，放置 5min，在波长 505nm 处，以蒸馏水调零，读取各管吸光度，各管吸光度均减"1"号管吸光度为该标准管的吸光度值。

（3）以吸光度值为纵坐标，对应的酶卡门氏活性单位为横坐标，各标准管代表的活性单位与吸光度值作图，即成标准曲线。

2. 标本的测定

（1）在测定前取适量的底物溶液和待测血清，37℃水浴预温 5min 后使用；具体操作按表 5 - 5 - 2 进行：

表 5 - 5 - 2　标本的测定

加入物（ml）	对照管	测定管
血清	0.1	0.1
基质缓冲液	-	0.5
混匀后，置 37℃保温 30min		
2，4 - 二硝基苯肼溶液	0.5	0.5
基质缓冲液	0.5	-
混匀后，置 37℃保温 20min		
0.4mol/L NaOH 溶液	5.0	5.0

（2）室温放置 5min，在波长 505nm 处以蒸馏水调零，读取各管吸光度。

3. 测定管吸光度　减去样本对照管吸光度的差值为标本的吸光度。该值在标准曲线上可查得 ALT 的卡门单位。

4. 不做标准曲线时，可做 28 卡门单位标准管，按下式计算结果：

$$\frac{测定管吸光度 - 测定空白管吸光度}{标准管吸光度 - 试剂空白管吸光度} \times 28 \; = \; 卡门单位$$

【参考范围】

5～25 卡门单位。

【临床意义】

ALT 广泛存在于一般组织细胞中，肝细胞中此酶含量最多。肝炎、中毒性肝细胞坏死等肝病时，血清中此酶活性增加，其他疾病如心肌梗死、心肌炎等亦有增高。故在临床上，血清丙氨酸转氨酶活性的测定对疾病的诊断、鉴别诊断和疗效的观察上具有重要意义。

【注意事项】

1. 基质液中的 α-酮戊二酸和显色剂 2,4-二硝基苯肼均为呈色物质，称量必须很准确，每批试剂的空白管吸光度上下波动不应超过 0.015A，如超出此范围，应检查试剂及仪器等方面问题。

2. 加入 2,4-二硝基苯肼溶液后，应充分混匀，使反应完全。加入 NaOH 溶液的方法和速度要一致，如液体混合不完全或 NaOH 溶液的加入速度不同均会导致吸光度读数的差异。呈色的深浅与 NaOH 的浓度也有关系，NaOH 浓度越大呈色越深。NaOH 溶液 <0.25mol/L 时，吸光度下降变陡，因此 NaOH 浓度要准确。

思考题》》》

1. 血清丙氨酸氨基转移酶的测定有何临床意义？

2. 如何保证血清丙氨酸氨基转移酶的测定结果的准确性？为什么要避免溶血？

（周代锋　张云霞）

实验六

血糖的测定——葡萄糖氧化酶(GOD)法

【实验目的】

掌握葡萄糖氧化酶（GOD）法测定血糖的原理与方法。

【实验原理】

血糖测定一般可以测血浆、血清和全血葡萄糖。但由于葡萄糖溶于自由水，而红细胞中所含的自由水较少，所以全血葡萄糖浓度比血浆或血清低 10% ~ 15%，且受红细胞比容影响。因此用血浆或血清测定结果较为可靠。此外，血糖测定还受饮食、取血部位和测定方法影响。餐后血糖升高，静脉血糖浓度 < 毛细血管血糖浓度 < 动脉血糖浓度。所以一般血糖测定必须为清晨空腹静脉取血。

葡萄糖氧化酶利用氧和水将葡萄糖氧化为葡萄糖酸，并释放过氧化氢。过氧化物酶在色原性氧受体存在时将过氧化氢分解为水和氧，并使色原性氧受体 4 - 氨基安替比林和酚去氢缩合为红色醌类化合物，即 Trinder 反应。红色醌类化合物的生成量与葡萄糖含量成正比。

【实验仪器】

试管、试管架、多刻度移液管、722 型分光光度计、水浴箱。

【试剂配制】

1. 0.1mol/L 磷酸盐缓冲液（pH 7.0）、1mol/L NaOH 溶液、1mol/L HCl 溶液。

2. 酶试剂：称取过氧化物酶 1200U、葡萄糖氧化酶 1200U、4 - 氨基安替比林 10mg、叠氮钠 100mg，溶于磷酸盐缓冲液 80ml 中，用 1 mol/L NaOH 调 pH 至 7.0，用磷酸盐缓冲液定容至 100ml，置 4 ℃保存，可稳定 3 个月。

3. 酚溶液：称取重蒸馏酚 100mg 溶于蒸馏水 100ml 中，用棕色瓶贮存。

4. 酶酚混合试剂：酶试剂及酚溶液等量混合，4 ℃可以存放 1 个月。

5. 12mmol/L 苯甲酸溶液：溶解苯甲酸 1.4g 于蒸馏水约 800ml 中，加温助溶，冷却后加蒸馏水定容至 1 L。

6. 100mmol/L 葡萄糖标准贮存液：称取已干燥恒重的无水葡萄糖 1.802g，溶于 12mmol/L 苯甲酸溶液约 70ml 中，以 12mmol/L 苯甲酸溶液定容至 100ml。2h 以后方可使用。

7. 5mmol/L 葡萄糖标准应用液：准确吸取葡萄糖标准贮存液 5.0ml 放于 100ml 容量瓶中，用 12mmol/L 苯甲酸溶液稀释至刻度，混匀。

【操作步骤】

1. 取试管 3 支，按表 5-6-1 操作：

表 5-6-1 加试剂表

加入物（ml）	空白管	标准管	测定管
血清	–	–	0.02
葡萄糖标准应用液	–	0.02	–
蒸馏水	0.02	–	–
酶酚混合试剂	3.0	3.0	3.0

2. 将各支试管内液体混匀，置 37 ℃水浴中，保温 15min，在波长 505nm 处比色，以空白管调零，读取标准管及测定管吸光度。

【计算】

$$血清葡萄（mmol/L）= \frac{测定管吸光度}{标准管吸光度} \times 3$$

【注意事项】

1. 空腹血清葡萄糖浓度为 3.89 ～ 6.11mmol/L 。

2. 取血后如全血在室温下放置，血糖浓度每小时可下降 5% ~7% （约 10mg/dl）左右；如立即分离血浆或血清，则可稳定 24h。如不能立即检测而又不能立即分离血浆或血清，就必须将血液加入含氟化钠的抗凝瓶，以抑制糖酵解途经中的酶，保证测定准确。

3. 过氧化物酶的特异性远低于 GOD，尿酸、维生素 C、胆红素、血红蛋白、四环素等可与 H_2O_2 竞争色原受体，从而抑制呈色反应，使血糖测定值偏低。

4. 葡萄糖氧化酶对 β-D 葡萄糖高度特异，溶液中的葡萄糖约 36% 为 α 型，64% 为 β 型。葡萄糖的完全氧化需要 α 型到 β 型的变旋反应，加入葡萄糖变旋酶或延长孵育时间均可使其完成变旋过程。新配制的葡萄糖标准液主要是 α 型，故须放置 2h 以上（最好过夜），待变旋平衡后方可应用。

5. 葡萄糖氧化酶法可直接测定脑脊液葡萄糖含量，但不能直接测定尿液葡萄糖含量。因为尿液中尿酸等干扰物质浓度过高，可干扰过氧化物酶反应，造成结果假性偏低。

6. 测定标本以草酸钾-氟化钠为抗凝剂的血浆较好。

7. 本法用血量甚微，操作中应直接加标本至试剂中，再吸试剂反复冲洗吸管，以保证结果可靠。

8. 严重黄疸、溶血及乳糜样血清应先制备无蛋白血滤液，然后再进行测定。

【临床意义】

1. 生理性高血糖　可见于摄入高糖食物后，或情绪紧张肾上腺分泌增加时。

2. 病理性高血糖

（1）糖尿病　病理性高血糖常见于胰岛素绝对或相对不足的糖尿病患者。

（2）内分泌腺功能障碍　甲状腺功能亢进，肾上腺皮质功能及髓质功能亢进，引起的各种对抗胰岛素的激素分泌过多也会出现高血糖。注意升高血糖的激素增多引起的高血糖，现已归入特异性糖尿病中。

（3）颅内压增高　颅内压增高刺激血糖中枢，如颅外伤、颅内出血、脑膜炎等。

（4）脱水引起的高血糖　如呕吐、腹泻和高热等也可使血糖轻度增高。

3. 生理性低血糖　见于饥饿和剧烈运动。

4. 病理性低血糖　特发性功能性低血糖最多见，依次是药源性、肝源性、胰岛素瘤等。

（1）胰岛 B 细胞增生或胰岛 B 细胞瘤等，使胰岛素分泌过多。

（2）对抗胰岛素的激素分泌不足，如垂体前叶功能减退、肾上腺皮质功能减退和甲状腺功能减退而使生长素、肾上腺皮质激素分泌减少。

（3）严重肝病患者，由于肝脏储存糖原及糖异生等功能低下，肝脏不能有效地调节血糖。

（周代锋　张云霞）

实验七

血清 γ - 球蛋白的分离纯化与鉴定

【实验目的】

了解阴离子交换剂 DE - 52 分离血清 γ - 球蛋白的原理及操作。

【实验原理】

DE - 52 纤维素是一种阴离子交换剂，色谱时先用 pH 6.3 的 0.0175 mol/L 磷酸盐缓冲液平衡至 pH 6.3。由于清蛋白 A、α1 - 球蛋白、α2 - 球蛋白、β 球蛋白的等电点都小于 6.3，而 γ - 球蛋白的等电点大于 6.3，故在 pH 6.3 的缓冲液中，γ - 球蛋白将带上正电荷，而其他四类血清蛋白将带上负电荷。当血清蛋白流经 DE - 52 纤维素时，血清中带负电荷的四类蛋白将与纤维素上的正电基团结合，而带正电荷的 γ - 球蛋白则可随洗脱液流出柱层，从而被分离出来。

【仪器和试剂】

1. **仪器** 0.5 × 7 cm 色谱柱，吸管，滴管，试管，烧杯，电泳仪，电泳槽。

2. **试剂** DE - 52 纤维素，0.5 mol/L NaOH 溶液，pH 6.3 的 0.0175 mol/L 磷酸盐缓冲液，浓缩剂，20% 磺基水杨酸，pH 8.6 的 0.075 mol/L 巴比妥缓冲液。

【实验步骤】

1. **微量色谱柱制备** 称取已经预处理过的 DE - 52 湿性纤维素 1g，加 0.0175 mol/L 磷酸盐缓冲液（pH = 6.3）浸渍，洗涤后弃去细粒。

2. **装柱** 色谱柱垂直装好，下端垫一小棉球，加入缓冲液赶走柱中气泡；关紧出口，把准备好的 DE - 52 纤维素悬浮液边搅拌边用滴管加入柱内，打开出口，让其沉降，柱床沉体积 6cm 高，床面盖少量缓冲液，并投入一小圆形滤纸，以隔开凝胶床面，再用缓冲液平衡。

3. **加样、洗脱** 当柱床尚残留缓冲液约 1 ~ 2mm 时，加入 1:2 稀释血清 2 ~ 3 滴，当样品全部进入柱床后，先吸取缓冲液约 3 ~ 4 滴冲洗，然后再加入缓冲液冲洗，用 20% 磺基水杨酸检测流出液有无蛋白质，收集 2 ~ 3 滴蛋白质溶液。

4. **γ - 球蛋白的鉴定** 将收集的蛋白液加浓缩剂一粒浓缩至蛋白液将干时，用微量醋酸纤维素薄膜电泳检测蛋白质的成分。

5. **DE - 52 纤维素的再生** 收集蛋白质完毕，加 0.5 mol/L NaOH 数滴，待全部进入柱后加入 pH 6.3 的 0.0175mol/L 磷酸盐缓冲液平衡。

思考题 >>>

1. 如何利用该方法收集 β-球蛋白?

2. 如果在醋酸纤维素电泳检测结果中发现有两条带，请问：除了 γ-带外的另一条带是什么带? 出现这种结果的原因是什么?

（周代锋　张云霞）

实验八

全血 DNA 的提取

【实验目的】

了解全血 DNA 提取的原理和方法。

【实验原理】

取抗凝全血加入等量低盐缓冲液，利用中性去污剂 NP－40 破坏红细胞膜，离心弃去溶血液，沉淀的白细胞团块加入去污剂 SDS 以破坏白细胞膜及核膜，并使核蛋白解离，加入 6mol/L NaCl 使 DNA 溶解，离心弃去沉淀，在上清液中加无水乙醇，DNA 沉淀析出。

【实验仪器】

离心管、离心机、微量移液器、Tip 头。

【试剂配制】

1. 20% NP－40，10% SDS，6 mol/L NaCl 溶液，冰乙醇和 70% 乙醇。

2. 低盐缓冲液：10 mmol/L Tris－HCl（pH 7.6），10 mmol/L KCl，2 mmol/L EDTA，4 mmol/L $MgCl_2$。

取 2 mol/L	Tris－HCl（pH 7.6）	2.5 ml
1 mol/L	KCl	5 ml
0.5 mol/L	EDTA（pH 8.0）	2 ml
1 mol/L	MgCl2	2 ml
加水至		500 ml

3. TE 缓冲液：10 mmol/L Tris－HCl（pH 8.0）、1 mmol/L EDTA（pH 8.0）。

取 1mol/L	Tris－HCl	5 ml
0.5mol/L	EDTA	1 ml
加水至		500 ml

【实验步骤】

1. 溶血　在 0.4 ml EDTA 抗凝全血中加入等量低盐缓冲液，再加入 20% NP－40 10 μl，混匀，溶血，6000～8000 转/分，离心 5 min，弃溶血液。

2. 洗涤 加入低盐缓冲液 1 ml，混匀白细胞，6000~8000 转/分，离心 5 min，弃上清液。重复 2~3 次。

3. 裂解 加入低盐缓冲液 200 μl，振摇，使白细胞充分悬浮。再加入 10% SDS 15 μl，混匀，55℃保温 5 min，使白细胞彻底裂解。

4. 溶解 加入 6 mol/L NaCl 溶液 75 μl，充分混匀，12 000 转/分，离心 10min。

5. 沉淀 DNA 将上清液转移到另一离心管中，加 25 倍体积冰乙醇沉淀 DNA，12000 转/分，离心 10min，弃去冰乙醇，再用 70% 乙醇洗 DNA 一次，离心弃去乙醇，自然干燥或吹干。

6. 保存 DNA 加入 50~100 μl TE 缓冲液溶解 DNA，置 -20℃保存备用。

【注意事项】

1. 溶血一定要充分，若第一步溶血不充分，可在洗涤液中再加入微量的 NP-40。

2. 在弃除溶血液时，要尽量去除干净。

3. 加入 SDS 裂解白细胞之前尽量使白细胞充分悬浮。

思考题 >>>

1. DNA 提取过程中用到的各试剂的作用是什么？

2. 为何要先对白细胞进行彻底的悬浮而后才加入去污剂 SDS 使细胞裂解？

（周代锋 张云霞）

实验九

紫外分光光度法分析核酸的
纯度及浓度

【实验目的】

了解紫外分光光度法分析核酸的纯度及浓度的原理和方法。

【实验原理】

组成核酸分子的碱基均具有一定的吸收紫外线特征，核酸的最大吸收波长是260nm，吸收低谷在230nm，这个物理特性为测定核酸溶液浓度提供了基础。在波长260nm紫外线下，1 OD值的光密度相当于双链 DNA 浓度为 50μg/ml，单链 DNA 或 RNA 浓度为 40μg/ml，单链寡聚核苷酸浓度为 20μg/ml，以此可计算出核酸的浓度。分光光度法还可通过测定在 260nm 和 280nm 紫外线吸收值的比值（A_{260}/A_{280}）估计核酸纯度。纯度高的 DNA 比值为 1.8，纯度高的 RNA 比值为 2.0。若 DNA 的比值高于 1.8，说明制剂中 RNA 尚未除尽。RNA、DNA 溶液中含有酚和蛋白质将导致比值降低。270nm 存在高吸收表明有酚的干扰。当然也会出现既含有蛋白质又含有 RNA 的 DNA 溶液比值为 1.8 的情况，所以有必要结合凝胶电泳等方法鉴定有无 RNA，或用测定蛋白质的方法检测是否存在蛋白质。紫外分光光度法只适用于测定浓度大于 0.25μg/ml 的核酸溶液。

【实验仪器】

752 分光光度计、石英比色杯等。

【实验试剂】

DNA 或 RNA 样品（待测溶液）、灭菌双蒸水、TE 缓冲液。

【操作方法】

1. 取 5μl DNA 样品或 4μl RNA 样品，加水至 1ml，混匀后，转入分光光度计的石英比色杯中。

2. 分光光度计先用 1ml 水校正零点。

3. 在 260nm 和 280nm 分别读出光密度。

4. 计算：

DNA 样品浓度（μg/μl）＝OD$_{260}$值×核酸稀释倍数×50/1000

　　　　　　即＝OD$_{260}$值×1000/5×50/1000

　　　　　　　＝OD$_{260}$×10

RNA 样品浓度（μg/μl）＝OD$_{260}$值×核酸稀释倍数×40/1000

　　　　　　即＝OD$_{260}$值×1000/4×40/1000

　　　　　　　＝OD$_{260}$×10

这样的稀释倍数非常便于计算。

【注意事项】

1. DNA 样品 OD$_{260}$/OD$_{280}$ 比值大于 1.8 说明仍存在 RNA，可考虑用 RNase 处理样品。若小于 1.6 说明样品中存在蛋白质或酚，应再用酚/氯仿抽提，乙醇沉淀纯化 DNA。

2. RNA 样品 OD$_{260}$/OD$_{280}$ 比值一般在 1.7～2.0，一般来说，若比值小于此范围，主要由于蛋白质污染，也应考虑再用酚/氯仿抽提。若 RNA 样品的比值大于 2.0，并不表示 RNA 纯度有问题。

3. 若核酸溶液浓度小于 0.25μg/ml，可用荧光光度法测定。

思考题 >>>

紫外分光光度法测定蛋白质含量和测定核酸的浓度的原理有何异同？

（周代锋　张云霞）

实验十
DNA 聚合酶链式反应扩增技术（PCR 技术）

【实验目的】

理解聚合酶链式反应（PCR）的原理。

【实验原理】

聚合酶链式反应（Polymerase Chain Reaction，PCR）是体外酶促合成特异 DNA 片段的一种方法，为最常用的分子生物学技术之一。典型的 PCR 由①高温变性模板；②引物与模板退火；③引物沿模板延伸三步反应组成一个循环，通过多次循环反应，使目的 DNA 得以迅速扩增。其主要步骤是：将待扩增的模板 DNA 置高温下（通常为 93~94℃）使其变性解成单链；人工合成的两个寡核苷酸引物在其合适的复性温度下分别与目的基因两侧的两条单链互补结合，两个引物在模板上结合的位置决定了扩增片段的长短；耐热的 DNA 聚合酶（Taq 酶）在 72℃将单核苷酸从引物的 3'端开始掺入，以目的基因为模板从 5'→3'方向延伸，合成 DNA 的新互补链。

【实验仪器】

PCR 仪，0.2ml 离心管，20μl tip 头，2μl、5μl、10μl 移液器

【试剂配制】

1. DNA 模版。

2. 对应目的基因的特异引物。

3. 10×PCR Buffer。

4. 2mM dNTP mix：含 dATP、dCTP、dGTP、dTTP 各 2mM。

5. Taq 酶。

【实验步骤】

1. 在冰浴中，按以下次序将各成分加入一无菌 0.5ml 离心管中。

10×PCR buffer	5 μl
dNTP mix（2mM）	4 μl
引物 1（10pM）	2 μl
引物 2（10pM）	2 μl

Taq 酶（2U/µl）	1 µl
DNA 模板（50ng－1µg/µl）	1 µl
加 ddH$_2$O 至	50 µl

视 PCR 仪有无热盖，不加或添加石蜡油。

2. PCR 扩增：将上述混合液稍加离心，立即置 PCR 仪上，进行扩增。一般 PCR 扩增程序为：在 93℃ 预变性 3～5min，进入循环扩增阶段：93℃ 40s → 58℃ 30s → 72℃ 60s，循环 30～35 次，最后在 72℃ 保温 7min。

3. PCR 扩增结束后，PCR 产物放置于 4℃ 待电泳检测或 －20℃ 长期保存。

4. PCR 的电泳检测：如在反应管中加有石蜡油，可用 100µl 三氯甲烷进行抽提反应混合液，以除去石蜡油后再进行电泳检测；也可直接取 5～10µl 反应混合液进行电泳检测。

【注意事项】

1. PCR 反应应该在一个没有 DNA 污染的干净环境中进行。最好设立一个专用的 PCR 实验室。

2. 纯化模板所选用的方法对污染的风险有极大影响。一般而言，只要能够得到可靠的结果，纯化的方法越简单越好。

3. 所有试剂都应该没有核酸和核酸酶的污染。操作过程中均应戴手套。

4. PCR 试剂配制应使用最高质量的新鲜双蒸水，可采用 0.22µm 滤膜过滤除菌或高压灭菌。

5. 试剂都应该以大体积配制，试验一下是否满意，然后分装成仅够一次使用的量储存，从而确保实验与实验之间的连续性。

6. 试剂或样品准备过程中都要使用一次性灭菌的塑料瓶和管子，玻璃器皿应洗涤干净并高压灭菌。

7. PCR 的样品应在冰浴上化开，并且要充分混匀。

思考题 >>>

1. PCR 反应过程所用引物与体内 DNA 复制过程所用的引物有何异同？

2. 体内 DNA 母链的解链是通过解旋酶、解链酶及单链结合蛋白等众多因子的协同作用而进行的，那么在 PCR 体系中是利用何种因素达到该目的的？

（周代锋　张云霞）

第六篇　医学细胞生物学与医学遗传学

实 验 一

细胞基本形态结构的观察

【实验目的】

通过观察动、植物细胞，了解细胞形态的多样性并掌握光镜下细胞的基本形态结构；初步掌握临时制片技术和显微绘图的方法。

【实验原理】

细胞是生命活动的基本结构单位和功能单位。虽然构成人体或其他高等动、植物的细胞种类繁多，形态各异，但都具有共同的基本结构特点，即都是由细胞膜、细胞质和细胞核组成。

【实验用品】

1. 器具 显微镜、载玻片、盖玻片、推片、吸管、镊子、牙签、擦镜纸、吸水纸、小剪刀。

2. 材料 洋葱、人口腔上皮细胞、鸡血液、人血细胞涂片、蛙血细胞涂片。

3. 试剂 2%碘液、Giemsa 染液。

【试剂配制】

1. 2%碘液 称取碘片 2g、碘化钾 5g、蒸馏水 100ml，混匀溶解即可。

2. 吉姆萨（Giemsa）染液

（1）贮存液 Giemsa 粉末 1g、纯甘油 66ml、甲醇 66ml，称取 Giemsa 粉末 1g 置于研钵中，加少量甘油充分研磨成无颗粒糊状。再将全部甘油加入，置于 56℃ 温箱 2 小时，然后加入甲醇混匀，静止 1 天后过滤，保存于棕色瓶中，2 周后即可使用。

（2）1/15 mol/L 磷酸盐缓冲液（pH 6.8）

①A 液（1/15 mol/L KH_2PO_4） 称取 KH_2PO_4 9.08g，加蒸馏水至 1000ml，混匀溶解即可。

②B 液（1/15 mol/L $Na_2HPO_4 \cdot 2H_2O$） 称取 $Na_2HPO_4 \cdot 2H_2O$ 11.88g，加蒸馏水至 1000ml，混匀溶解即可。

③C 液（1/15 mol/L 磷酸盐缓冲液 pH 6.8） 取 A 液 50.8ml，B 液 49.2ml 混匀后即可。现配现用。

（3）工作液　临用时将贮存液与 C 液按 1:9 稀释即可。

【内容与方法】

一、洋葱鳞茎表皮细胞制片与观察

（一）制片

取一擦净的载玻片，在玻片中央滴一滴 2% 的碘液，将洋葱茎用小刀分为几块，取一块肉质鳞叶，用镊子在其表面轻轻撕下一小块膜质表皮，再用剪刀剪成 10mm × 10mm 的小块，置于载玻片的染液中铺平，染色 2～3min，盖上盖玻片，用吸水纸吸去盖玻片周围多余的染液。

（二）观察

将标本置于低倍镜下观察，可见许多长柱状排列整齐、彼此相连的细胞，选择其中较典型的细胞移至视野中央，然后换成高倍镜观察以下结构。

1. 细胞壁　在每两个细胞相连处，可看到两层壁状结构，是相邻细胞各自的细胞壁，有纤维素构成。细胞膜紧贴在细胞壁内侧，不易看到。

2. 细胞核　呈椭圆形，位于中央，被染成黄色，成熟的细胞由于液泡的挤压，核位于质膜边缘。细胞核一般有 1～2 个折光较强并染成黄色的核仁。

3. 细胞质　是细胞膜以内，细胞核以外的物质，染色较浅，有 1 至数个液泡及微细颗粒。

二、人口腔黏膜上皮细胞制片与观察

（一）制片

在一张擦净的载玻片中央滴一滴 2% 的碘液，取一根牙签，用其粗端在自己的口腔颊部刮几下，将其刮下的黏膜上皮细胞涂布在碘液中，染色 2～3min，盖上盖玻片，用吸水纸吸去盖玻片周围多余的染液。

（二）观察

将制好的玻片标本置于低倍镜下观察，可见细胞呈扁平不规则的类圆形，被染成黄色，成群或分散存在。由于该细胞体积较小，着色较淡，观察时应稍降低视野中的亮度，选择较分散且轮廓清楚的细胞移至视野中央，换成高倍镜观察以下结构。

1. 细胞膜　是包围在细胞最外层的膜状结构，细胞膜有些地方出现皱褶。

2. 细胞核　呈圆形或椭圆形，染成深黄色，位于细胞中央。核中有时可见一核仁。

3. 细胞质　是细胞膜与细胞核之间染色较浅的物质。

三、血细胞标本的制备与观察

（一）制片

1. 吸取　用小吸管吸取已抗凝和稀释的鸡血液，滴一小滴至载玻片的右端，另取一张边缘光滑的载玻片作为推片，推片与载玻片之间约成30°～45°角，并与血滴接触，使血滴在玻片边缘散开，迅速将玻片推向左方，使玻片留下薄而均匀的血膜（图6-1-1）。将血片放置在空气中晾干，也可手持涂片在空气中晃动以加速其干燥。（注意：推片时要速度一致，否则血膜会厚薄不匀，另外血膜的厚度与推片的角度成正比，与速度成反比。）

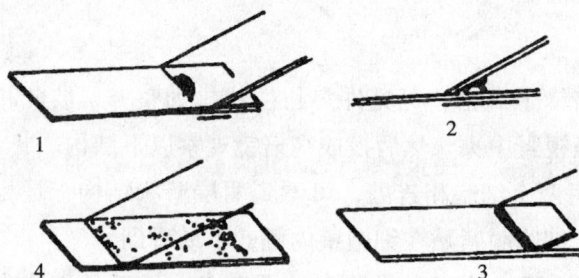

图6-1-1　血涂片的制备

2. 固定染色　干燥血片用甲醇固定3～5min，在玻片上血膜薄而均匀的区域滴上几滴Giemsa染液染色20min。

3. 观察　用自来水轻轻冲去玻片上的染液，晾干后即可观察。

（二）观察

在低倍镜下选择细胞均匀分布、较少重叠的区域，然后转高倍镜观察。在人的血涂片上红细胞数目多、体积小、呈圆饼状，无细胞核，胞质呈粉红色；白细胞比例较小，寻找较困难，但胞体较大，细胞核明显，形态多样，呈蓝紫色。鸡的血细胞、蛙的血细胞的形态与人类有很大不同，在鸡或蛙血的红细胞涂片中，可见红细胞呈卵圆形，并且有椭圆形的细胞核。

思考题 >>>

生物绘图的基本要求是什么？

（杨　智　符碧薇）

实验二

细胞显微测量与细胞计数

【实验目的】

掌握细胞的显微测量原理及使用方法；掌握血细胞计数板的使用原理及使用方法。

【实验用品】

1. 器具 显微镜、载玻片、盖玻片、血细胞计数板、显微测微尺、吸水纸、擦镜纸、吸管、试管。

2. 试剂 生理盐水。

3. 材料 血涂片。

【内容与方法】

一、细胞计数

1. 制备细胞悬液 用注射器直接取鸡（或蟾蜍）心脏血，用生理盐水按确定的倍数稀释后，制成细胞悬液备用。

2. 熟悉血细胞计数板 血细胞计数板呈长方形，有 2 个计数室。每个计数室有 9 个大正方格，每个大格边长为 1mm，容积为 0.1mm^3，在四角的每个大格被分为 16 个中格；中央的大格被分为 25 个中格，中央的每个中格又被分为 16 个小格（图 6 - 2 - 1）。

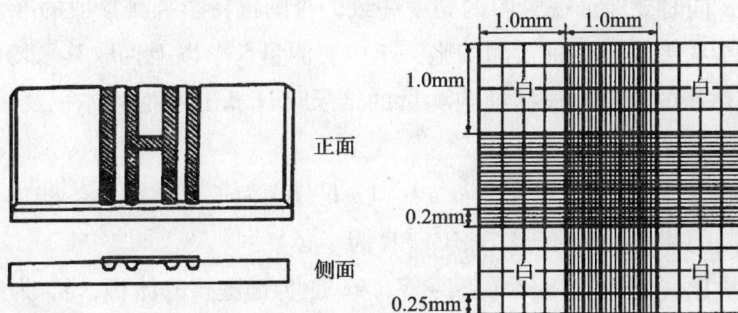

图 6 - 2 - 1　血细胞计数板

3. 滴片 取 1 副血细胞计数板及 1 张盖玻片，用布将盖玻片擦净，将盖玻片盖在血细胞计数板槽上，然后用吸管将制备好的细胞悬液，滴 1 滴于血细胞计数板的盖玻片一侧边缘，使细胞悬液自然流入计数室内。注意血细胞悬液不可滴的过多，如溢出或盖玻片内有气泡必须重做，否则将影响计数结果。

4. 计数　在低倍镜下数出计数板上计数室四角四大格中的细胞数，如细胞压在格线上时，数上不数下，数左不数右。

5. 细胞浓度（细胞数/ml）计算　将四大格的细胞总数除以4，得出每大格的细胞数，每大格的容积为$0.1mm^3$，需要乘以$10\,000$即为$1000mm^3$，（1ml）。因此，不同稀释倍数细胞悬液的细胞浓度可用下式计算：

细胞浓度（细胞数/ml）＝（四大格的细胞总数/4）×$10\,000$×稀释倍数

二、细胞显微测量

（1）将台尺的刻度面朝上夹在显微镜载物台上，把刻度移到视野中央，用低倍镜观察，调节焦距到看清刻度为止。

（2）取下目镜，旋下目镜的上透镜，将目尺的刻度面向下放入目镜内的视场光阑上，再旋上目镜上的透镜。

（3）从目镜中观察台尺和目尺的分度，转动目镜并移动台尺，使两尺平行、零点对齐，记录目尺的全长所对应的台尺的刻度数，从而计算目尺每小格表示的实际长度。

（4）移去台尺，换血涂片，用目尺测量细胞长度，再乘以目尺每小格的实际长度，即为被测量细胞的实际长度。如果用高倍镜或油镜观察，需用上述方法重新标定目尺。

$$目尺每小格的实际长度（\mu m）＝\frac{台尺的格数×10\,\mu m}{目尺的格数}$$

三、注意事项

（1）在测量时要注意将被测物体放在视野中央，因为只有在这个位置上物像最清晰，相差最小；同时要保证视野中的亮度一致，否则也将影响测量值的准确性。

（2）为减少误差，每一种被测细胞，至少要测量5个以上，取其平均值。

（3）**细胞体积的计算**　根据细胞测量的结果可计算出细胞的体积及细胞的核质比例，公式如下：

椭圆形细胞的体积（V）＝$4/3\,\pi\,ab^2$（a b 分别为长短半径）

圆球形细胞的体积（V）＝$4/3\pi R^3$（R 为半径）

细胞的核质比（NR）＝$V_n/(V_C-V_n)$（V_n为细胞核的体积，V_C为细胞体积）

思考题 >>>

1. 细胞生物学绘图有哪些基本要求？

2. 为什么不能用目尺直接测量细胞的大小?

3. 为什么进行细胞测量时,已经在低倍镜下标定了目尺,换高倍镜或油镜时还需要重新标定目尺?

4. 如何测量和计算出鸡红细胞的体积?

(杨　智　符碧薇)

实验三
细胞吞噬活动的观察

【实验目的】

了解小鼠腹腔巨噬细胞活动观察的实验原理与方法；熟悉细胞吞噬作用的基本过程；理解巨噬细胞的功能及机体免疫功能的关系；熟悉小鼠腹腔注射和颈椎脱臼处死方法。

【实验原理】

吞噬广泛存在于生物的各种细胞中，在低等动物中，吞噬作用主要用于摄食；在高等动物中，细胞的分工越来越细，高等动物体内存在着具有防御功能的吞噬细胞系统，它由粒细胞、单核细胞等白细胞组成，单核细胞在骨髓形成后会进入血液，通过毛细血管进入肝、脾、淋巴结及结缔组织中进一步发育、分化形成巨噬细胞。巨噬细胞是机体内的一种重要免疫细胞，有非特异性的吞噬功能，当机体受到细菌等病原体和其他异物侵入时，巨噬细胞将向病原体或异物游走，当接触到病原体或异物时，巨噬细胞将伸出伪足将其包围并进行内吞作用，将病原体或异物吞入细胞，形成吞噬泡，进而与初级溶酶体融合，并将异物分解，发挥免疫防御功能。本实验是以含染料的淀粉肉汤为诱导剂，注入小白鼠腹腔，使吞噬细胞从组织中移出，然后注入鸡红细胞，再取腹水观察小鼠吞噬细胞对进入其体内的鸡红细胞进行吞噬的情况。

【实验用品】

1. **器具** 解剖刀、剪子、载玻片、盖玻片、注射器、显微镜。
2. **材料** 小白鼠、鸡血（肝素抗凝）。
3. **试剂** 6%台盼蓝淀粉肉汤、生理盐水、肝素。

【试剂配制】

1. **6%台盼蓝淀粉肉汤** 牛肉膏0.3g、蛋白胨1g、氯化钠0.5g、台盼蓝（trypan blue）0.3g，加水至100ml，待全部溶解，然后加入可溶性淀粉6g，混匀后煮沸灭菌，冷却后置于4℃冰箱保存。使用时38℃温浴溶解使用。

2. **肝素（500 U/ml） 肝素注射液1支（含12500 U）** 加23ml无菌生理盐水混匀，置于4℃冰箱保存。

3. **1%鸡红细胞悬液** 鸡血1ml（取鸡血时用肝素抗凝），再加生理盐水99ml混匀即可。

【内容与方法】

1. 实验动物预处理　在实验前 2 天，每天给小鼠腹腔注射 6% 台盼蓝淀粉肉汤 1ml 以刺激腹腔聚集较多的巨噬细胞。

2. 注射　实验时，往小白鼠腹腔注射 1% 鸡红细胞悬液 1ml，注射后轻揉小鼠腹部，使悬液分散均匀。25min 后再腹腔注射 0.5ml 生理盐水，3min 后，用脱臼法处死小鼠（图 6-3-1）。

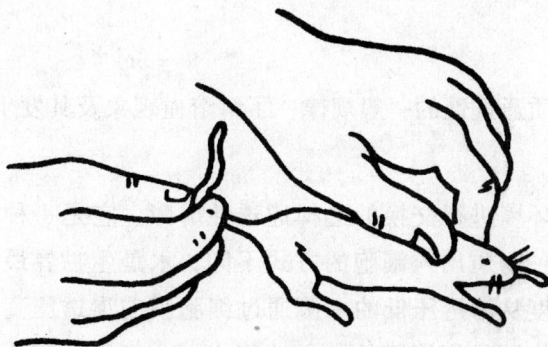

图 6-3-1　小鼠的脱臼处死法

3. 滴片　剖开小鼠腹腔，用不带针头的注射器或吸管吸取腹腔液 1~2 滴，滴于载玻片上，然后盖上盖玻片。

4. 观察　将视野光线调暗，在高倍镜下可见许多体积较大的圆形或形状不规则的巨噬细胞，其胞质中有数量不等的淡蓝色小颗粒，此颗粒即为巨噬细胞吞入的含有台盼蓝的淀粉颗粒，还可以看见一些淡黄色椭圆形的有核的鸡红细胞。慢慢移动标本，仔细观察视野中的巨噬细胞，可以看到巨噬细胞吞噬鸡红细胞过程的不同阶段，有的鸡红细胞仅附在巨噬细胞表面；有的鸡红细胞已被部分吞入；有的鸡红细胞被整个吞入；还有的巨噬细胞已吞入多个鸡红细胞，形成吞噬泡。有的巨噬细胞内的吞噬泡已与溶酶体融合，正在被消化。

思考题》》》————————————————————

1. 为什么本实验要预先给小鼠注射台盼蓝淀粉肉汤？
2. 细胞的吞噬活动对生物有何意义？

（杨　智　符碧薇）

实验四

红细胞膜通透性的观察

【实验目的】

了解细胞膜对物质通透性的一般规律；了解溶血现象及其发生机制。

【实验原理】

细胞膜是细胞与环境进行交换的选择通透性屏障。它是一种半透膜，可选择性控制物质进出细胞。各种物质出入细胞的方式不同，水是生物界最普遍的溶剂，水分子可以按照物质浓度梯度从渗透压低的一侧通过细胞膜向渗透压高的一侧扩散，这种现象就是渗透。渗透的作用是细胞膜的主要功能之一。将红细胞放在低渗溶液中，水分子将大量渗到细胞内，可使细胞胀破，血红蛋白释放到介质中，由不透明的红细胞悬液变为红色透明的血红蛋白溶液，这种现象被称为溶血。将红细胞放在某些等渗溶液中，由于红细胞对各种物质的通透性不同，有的溶质分子能通过，有的不能通过。不同种类的溶质分子通过的速度也存在差异。随着溶质分子进入红细胞，红细胞内渗透压增高，导致水分摄入，红细胞膨胀到一定程度时，也会发生溶血现象。因此，发生溶血现象所需时间的长短可作为测量物质进入红细胞速度的一种指标，进而估计红细胞膜对各种物质通透性的大小。

【实验用品】

1. 器材　普通离心机、试管、试管架、2ml 注射器、标记笔。

2. 材料　兔血。

3. 试剂　0.17 mol/L 氯化钠溶液、0.17 mol/L 氯化铵溶液、0.12 mol/L 草酸铵溶液、0.12 mol/L 硫酸钠溶液、0.32 mol/L 葡萄糖溶液、0.32 mol/L 甘油溶液、0.32 mol/L 乙醇溶液、蒸馏水、10% 兔红细胞悬液。

【试剂配制】

1. 0.17 mol/L 氯化钠溶液　称取氯化钠 4.967g，溶解于 500ml 蒸馏水中即可。

2. 0.17 mol/L 氯化铵溶液　称取氯化铵 4.574g，溶解于 500ml 蒸馏水中即可。

3. 0.12 mol/L 草酸铵溶液　称取草酸铵 8.527g，溶解于 500ml 蒸馏水中即可。

4. 0.12 mol/L 硫酸钠溶液　称取硫酸钠 19.333g，溶解于 500ml 蒸馏水中即可。

5. 0.32 mol/L 葡萄糖溶液　称取葡萄糖 28.83 g，溶解于 500ml 蒸馏水中即可。

6. 0.32 mol/L 甘油溶液 量取甘油 11.7ml，加蒸馏水至 500ml，混匀即可。

7. 0.32 mol/L 乙醇溶液 量取无水乙醇 9.33ml，加蒸馏水至 500ml，混匀即可。

8. 10% 兔红细胞悬液 取 10ml 兔血（肝素抗凝 500 U/ml），加入到 90ml 生理盐水中混匀即可，此悬液为不透明的红色液体。

【内容与方法】

1. 观察兔红细胞在低渗液中的溶血现象 取 1 支试管，用标记笔标上 1 号，加入 5ml 蒸馏水，然后加入 10% 兔红细胞悬液 0.5ml，轻轻摇匀，注意观察有无颜色变化，如何变化，并将发生变化所需的时间记录下来（自加入 0.5ml 兔红细胞悬液到溶液变成红色透明液体所需的时间）。

2. 观察兔红细胞对各种物质的选择通透性 取 7 支试管，分别用标记笔标上 2、3、4、5、6、7、8 号。分别对应加入 0.17 mol/L 氯化钠溶液、0.17 mol/L 氯化铵溶液、0.12 mol/L 草酸铵溶液、0.12 mol/L 硫酸钠溶液、0.32 mol/L 葡萄糖溶液、0.32 mol/L 甘油溶液、0.32 mol/L 乙醇溶液各 5ml，然后每个试管分别加入 0.5ml 的兔红细胞悬液，轻轻摇匀。观察这 7 种溶液中的兔红细胞的变化，是否溶血，记录下各种溶液中的颜色变化及时间（自加入 0.5ml 兔红细胞悬液到溶液变成红色透明液体所需的时间）。

思考题 >>>

红细胞是否在所有等渗溶液中都可以发生溶血？为什么？

（符碧薇 杨 智）

实验五

细胞核与线粒体的分级分离

【实验目的】

了解细胞器分级分离的原理；初步掌握细胞核与线粒体的分级分离；熟悉离心机、匀浆器的使用方法。

【实验原理】

细胞组分的分级分离是研究亚细胞组分的化学组成、理化特性及其功能的基本方法。细胞内各种结构的大小、形状和密度不同，在同一离心场内的沉降速度也不同，因此在密度均一的介质中，在不同大小的离心力场的作用下，组分先后沉降而初步分离。差速离心只能将那些大小有显著差异的成分分离开，更精细的分离则要采用密度梯度离心。细胞组分的分离是通过组织匀浆、分级离心等步骤完成的（图6-5-1）。

线粒体是真核细胞特有的进行能量转换的重要细胞器。将动植物组织制成匀浆，在适当的悬浮介质中差速离心法可以分离细胞线粒体。在一定的离心场中（选用离心机的一定转速），球心颗粒的沉降速度取决于它的密度、半径和悬浮介质的黏度。在一均匀的悬浮介质中离心一定时间，组织匀浆中的各种细胞器及其他内含物由于沉降速度不同将停留在高低不同的位置。依次增加离心力和离心时间，就能够使这些颗粒按其大小、轻重分批沉降在离心管底部，从而分批收集。细胞器沉降先后顺序先后是

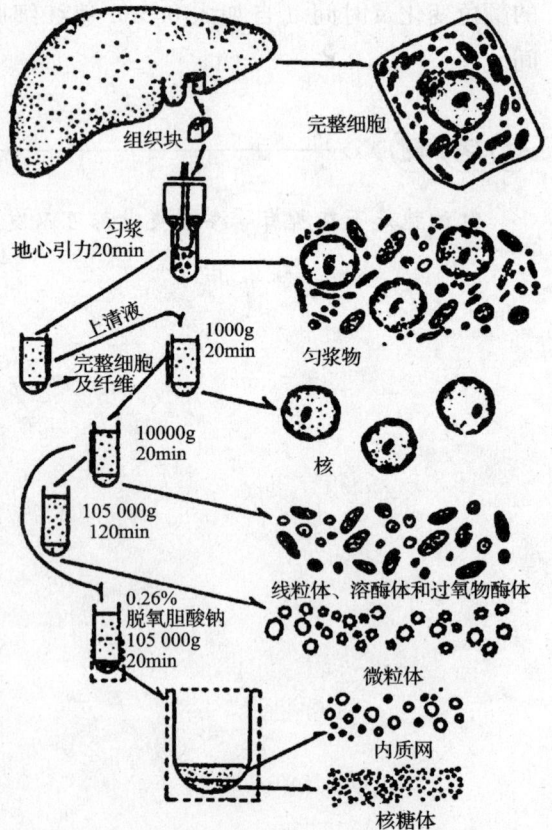

图6-5-1 差速离心技术步骤图解
左侧示不同的离心力；右侧示在电镜下观察到的经营心分离后的各种细胞组成分

细胞核、线粒体、溶酶体和其他微体、核糖体和大分子。

悬浮介质通常采用缓冲的蔗糖溶液，它较接近细胞质的分散相，在一定程度上能保持细胞器的结构和酶的活性；在 pH 7.2 的条件下，亚细胞组分不容易聚集成团，有利于分离。整个操作过程样品要保持在 0～4℃，避免酶失活。

细胞器标记酶的测定是评价细胞器内膜组分和分离纯度的主要依据，如线粒体内膜上分布有细胞色素氧化酶，该酶使詹纳斯绿 B 染料保持在氧化状态呈现蓝绿色，从而使线粒体显色，而胞质中的染料被还原成无色。

【实验用品】

1. 器材　玻璃匀浆器、台式高速冷冻离心机、普通离心机、eppendorf 管、微量进样器、tip 头、剪刀、镊子、小烧杯、离心管、载玻片、盖玻片、滴管、普通光学显微镜、滤纸、8 层纱布或尼龙网（200 目）、冰块。

2. 材料　小白鼠（约 20g）肝脏。

3. 试剂　匀浆介质、甲基绿 - 派洛宁染液、95% 乙醇、丙酮、生理盐水、中性红 - 詹纳斯绿 B 染液。

【试剂配制】

1. 甲基绿 - 派洛宁染液

（1）0.2mol/L 醋酸缓冲液（pH 4.8）冰醋酸 1.2ml，加蒸馏水至 100ml；醋酸钠 2.72g 溶于 100ml 蒸馏水中。使用时两液按 2:3 比例混合。

（2）A 液　5% 派洛宁水溶液 4ml、2% 甲基绿水溶液 14ml、蒸馏水 16ml，混匀。

（3）B 液　0.2mol/L 醋酸缓冲液（pH 4.8）16ml。使用时临时将 A 液与 B 液混合（5:2）。

2. 中性红 - 詹纳斯绿 B 染液

（1）将 3 滴詹纳斯绿 B 饱和水溶液加到 5ml 无水乙醇中，然后再加入 1ml 1:15 000 中性红溶液（中性红 10mg 溶于 150ml 水中），瓶子用黑纸包好，4℃ 冰箱保存。

（2）5ml 无水乙醇中加入 20～30 滴中性红饱和水溶液。

临用时将（1）、（2）种溶液 1:1 混合。

3. 匀浆介质　蔗糖 85.5g、无水氯化钙 0.33g 溶于蒸馏水 1000ml。

【内容与方法】

一、低速离心分离细胞核

1. 用颈椎脱臼法处死小白鼠，立即剪开腹部取出肝脏，去掉结缔组织，将肝组织剪成数小块，浸入预冷的生理盐水中反复洗涤除去血污，用滤纸吸干表面的水分。

2. 将已洗净的肝组织，放在小烧杯中，取 8ml 预冷的匀浆介质，先加少量入小烧杯中，尽量剪碎肝组织，再将剩余的预冷的匀浆介质加入其中。

3. 将烧杯内悬浮组织倒入玻璃匀浆器中，使匀浆器的下端浸入盛有冰块的器皿中，垂直插入匀浆捣杆，上下转动研磨数次使肝组织磨碎。用 8 层纱布（先用少量匀浆介质湿润）过滤匀浆液至离心管中，离心管内匀浆液约有 7～8ml。然后制备一张滤液涂片 A，自然干燥。

4. 将装有匀浆滤液的离心管配平后，在普通离心机中以 2500r/min 离心 15min，缓缓吸取上清液，移入 eppendorf 管中，盖紧盖子放在有冰块的器皿内，待分离线粒体时用。同时制备 1 张上清液涂片 B，自然干燥。

5. 将 10ml 匀浆介质悬浮离心后的沉淀物，用吸管混匀，以 2500r/min 离心 15min，吸弃上清液，沉降物加入 0.3～0.5ml 匀浆介质，用吸管吹打成悬液，制备 1 张涂片 C，自然干燥。

二、高速离心提取线粒体

1. 将放在有冰块的器皿内装有上清液的 eppendorf 管取出配平，在台式高速离心机上以 15 000r/min 离心 20min，缓缓吸去上清液，留取沉淀物。如沉淀的表面有一浅色的疏松层时（主要是一些损伤和肿胀的线粒体），则应连同上清液一起小心吸去。

2. 沉淀再加入预冷的匀浆介质悬浮，用 tip 头吹打后再以 15 000r/min 离心 20min。

3. 将上清液吸入另一 eppendorf 管中，留存沉淀物中加入 0.1ml 的匀浆介质混匀成悬液。eppendorf 管同时置于冰浴中，待制片鉴定时用。

三、分离物的鉴定

1. 细胞核　将步骤一中得到的涂片 A、B、C 浸入 95% 乙醇中 5min，晾干，在涂片标本上滴加甲基绿－派洛宁染液染色 20～30min，再以纯丙酮分色 20s，蒸馏水漂洗，直立于吸水纸上吸干水分，在高倍镜下比较观察 A、B、C 3 张涂片各含什么成分。细胞核被染成蓝绿色，核仁和细胞碎片染成红色。

2. 线粒体　取步骤二中得到的沉淀物悬液和上清液分别均匀地涂布在 2 张干净载玻片上制备成涂片 D 和 E，各滴 1 滴 0.02% 中性红－詹纳斯绿 B 染液，分别盖上盖玻片染色 5～20min。在高倍镜下观察已染好色的玻片标本，其中被染成亮绿色的颗粒是线粒体。比较观察和描述两张玻片的结果。

思考题》》》

1. 线粒体提取分离过程中，为什么要在 0～4℃ 进行？

2. 试观察、描述、鉴定离心分离物涂片的结果。

（符碧薇　杨　智）

实验六

有 丝 分 裂

【实验目的】

1. 掌握动植物细胞的有丝分裂过程及各期的主要特征。
2. 掌握动植物细胞有丝分裂的主要区别。
3. 了解有丝分裂标本临时压片技术。

【实验原理】

有丝分裂是高等生物体细胞增殖的主要方式，有丝分裂在处于增殖状态的组织中广泛存在。为此，我们可通过对分裂旺盛的组织如：植物的根尖、动物的骨髓细胞、胚胎细胞进行特殊处理，制成光镜切片或压片，在显微镜下对有丝分裂进行观察、分析，从而了解动植物细胞的有丝分裂过程及各期的主要特征及主要区别。

【实验用品】

器具 显微镜、擦镜纸、洋葱根尖纵切片、马蛔虫子宫切片、稻蝗虫精巢切片。

【内容与方法】

一、植物细胞有丝分裂的观察

取洋葱根尖纵切片观察，先用低倍镜找到根尖较前端细胞分裂旺盛的生长点部位，再转高倍镜观察各期细胞（图 6-6-1）。

1. 间期 细胞核呈圆球形，核膜清楚，细胞核内染色质分布均匀，核内可见 1~2 个染色很深的核仁。

2. 前期 核膨大，核膜破裂，核仁逐渐消失，核内染色质浓缩成纤细的染色丝，并逐渐缩短变粗，染色体形态逐渐清楚。

3. 中期 染色体形态清楚，排列于赤道板上，洋葱的染色体为 16 条，在有些中期细胞中清晰可数，有些细胞中因染色体重叠不易计数。

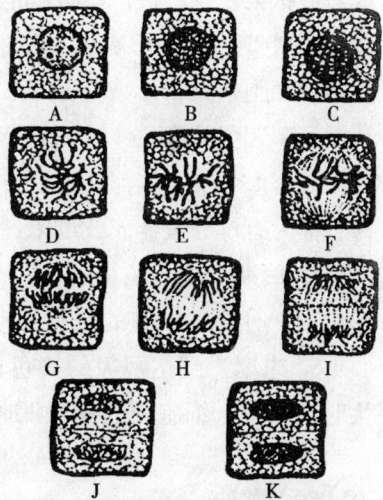

图 6-6-1 洋葱根尖细胞的
有丝分裂过程

A—间期：BCD—前期；EF—中期；
GHI—后期；J—末期；K—子细胞

—— 253 ——

4. 后期　着丝粒纵裂，染色体分为相等的两群，由纺锤丝牵引趋向两极。

5. 末期　染色体在两极解旋，伸长、变细成为染色丝、最后形成染色质。核膜、核仁重新出现，纺锤体消失。细胞中央赤道部由纺锤体微管等形成膜体，再融合形成细胞板，进而形成细胞壁，这样完成细胞分裂，形成 2 个子细胞。

二、动物细胞有丝分裂的观察

取马蛔虫子宫切片在低倍镜下观察，在马蛔虫子宫切面上可见子宫腔内有许多近圆形的受精卵细胞，它们大多处于不同的分裂时期。每个受精卵细胞的周围都有一层厚而染色淡的受精卵膜，它与受精卵细胞间的空隙为围卵腔。在有些受精卵细胞外表面或受精卵膜的内面可见有极体附着。选择处于有丝分裂不同阶段的受精卵细胞，转换高倍镜仔细观察各个时期受精卵细胞的形态变化与结构特征（图 6 - 6 - 2）。

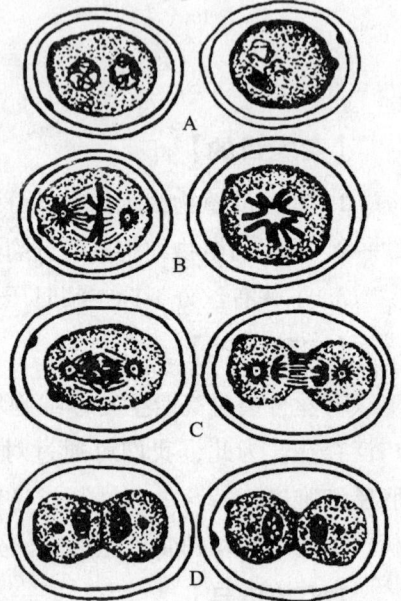

图 6 - 6 - 2　马蛔虫受精卵的
有丝分裂过程

A 前期；B 中期；C 后期；D 末期

1. 间期　细胞质内有两个近圆形的细胞核，1 个为雌原核，另一个为雄原核。两个原核形态相似，不易分辨。细胞核内染色质分布较均匀，核膜完整，细胞核附近细胞质中有中心体存在。

2. 前期　核膨大，2 个中心粒彼此分离，并向两极移动，中心粒周围的辐射状细丝是星射线；核中染色质逐渐浓缩成细丝状染色丝，进一步缩短变粗，形成短棒状染色体；核仁、核膜消失。

3. 中期　两中心粒移到细胞两极，两极间的星射线形成纺锤体，染色体（共 6 条）排列在细胞中央，形成赤道板。由于细胞切面不同，此期有侧面观和极面观两种图像。从极面观，可见染色体排列如菊花样；从侧面观，染色体呈分岔横线状排列在细胞中央，两极各有 1 个中心体，其周围有星射线。中心体之间纺锤丝与染色体着丝点相连，这些结构总称为有丝分裂器。此期末，每条染色体由 2 条染色单体构成，但着丝粒处仍相连。

4. 后期　着丝粒纵裂，分成 2 组数目相同的子染色体，2 组子染色体在纺锤丝的牵引下，分别向细胞的两极移动。晚后期，细胞中部细胞膜出现横缢凹陷。

5. 末期　到达两极的染色体解旋变成染色质，核仁、核膜重新出现，纺锤体、星状射线消失，细胞膜的横缢凹陷加深，最后缢缩形成 2 个子细胞。

思考题 >>>

动物细胞与植物细胞有丝分裂的主要异同点有哪些？

（符碧薇　杨　智）

实验七

人外周血淋巴细胞染色体制备

【实验目的】

了解人外周血淋巴细胞培养和染色体标本制备的方法。

【实验原理】

外周血淋巴细胞是不能增殖的分化细胞群，在体外培养条件下，若于培养基中加入植物凝集素（PHA）则可刺激处于 G_0 期的淋巴细胞转化为淋巴母细胞，重新获得有丝分裂的能力，经一段时间的培养即可获得大量分裂期细胞以供染色体分析。

秋水仙素（或秋水酰胺）可通过干扰微管组装而抑制纺锤丝形成，使细胞分裂不能顺利进入后期而停滞于中期，从而可在短期内积累大量最适于进行染色体分析的中期分裂相。此外，秋水仙素还能使染色单体缩短、分开，使染色体呈现明显的外形而利于辨认。

染色体标本制备过程中有两个重要环节，其原理是：

1. 低渗处理　目的是使水分通过细胞膜向细胞内渗入，导致转化的淋巴细胞膨胀，染色体进一步分散而利于分析。同时，低渗处理还可使红细胞质膜破裂，经离心后血影细胞浮于上清中被去除，后续的固定过程主要针对淋巴细胞，改善了淋巴细胞的固定质量及标本质量。

2. 固定　目的在于尽快使细胞的结构固定于接近存活的状态，以便作进一步处理，若不固定则可因细胞内蛋白质分解导致结构变化。染色体研究中常用固定液为甲醇－冰醋酸（3:1）固定液。冰醋酸渗透力强，固定迅速，但易使组织膨胀。而甲醇则可使组织收缩。两者混合使用能抵消各自的缺点，得到较好的固定效果。

【实验用品】

1. 器具　25ml 消毒细胞培养瓶、5ml 消毒注射器（7#消毒针头）、碘酒、酒精棉球、5ml 刻度离心管、毛细吸管和橡皮吸头、试管架、酒精灯、载玻片、量筒、离心机、粗天平、超净工作台、37℃恒温培养箱、抽滤装置及玻璃滤瓶（G5 或 G6 型）。

2. 试剂及材料　RPMI1640、小牛血清、青霉素、链霉素、$NaHCO_3$（A. R.）、植物血凝素（PHA）、肝素（500U/ml）、0.075mol/L KCl、秋水仙素（500μg/ml）、甲醇

— 255 —

（A. R.）冰醋酸（A. R.）、Giemsa 原液、pH 7.2 磷酸缓冲液、三蒸水、人静脉血。

【试剂配制】

1. 细胞培养液的配制及分装

（1）培养液的配制 RPMI1640 粉剂 10.4g，$NaHCO_3$ 1.6g，溶于 1000ml 三蒸水中，真空抽滤除菌后，然后按以下比例加入其他药品。

RPMI1640 培养液	80%
小牛血清	20%（组合前 56℃ 灭活 20min）
青霉素	100 单位/ml
链霉素	100 单位/ml
PHA	3mg/5ml

将以上培养液在超净工作台内组合混匀，用 5% $NaHCO_3$ 或 0.1ml/L KCl 无菌溶液调整培养液 pH 至 7.2 ~ 7.4（一般抽滤前加入 1.6g $NaHCO_3$ 就可使 pH 为 7.2）。

（2）分装 在超净工作台内，将调整好 pH 的培养液分装至培养瓶中，每瓶 5ml。冰冻保存。临用时在 37℃ 温箱中融化。

2. 其他试剂的配制

（1）0.85% 生理盐水 取 8.5g NaCl 溶于 1000ml 双蒸水中。

（2）秋水仙素 称 5mg 秋水仙素溶于 100ml 生理盐水中即成 50μg/ml 的溶液，10 磅 20min 高压灭菌后装小瓶中用黑纸包好放在 4℃ 水箱保存。

（3）青霉素 取青霉素 G 钾（钠）盐 40 万单位加无菌水 4ml。按 100 单位/ml 取 1ml 加入 1000ml 培养液即可。

（4）链霉素 取硫酸链霉素安瓿一支（25 万单位）取 0.4ml 加入 1000ml 培养液中，即为 100 单位/ml。

【内容与方法】

一、培养方法

1. 采血 用 5ml 消毒注射器吸取 0.2ml 肝素液，湿润针管，弃去多余的肝素。按常规方法消毒被抽血者采血部位，从静脉采血 3 ~ 4ml，然后转动针管，使血液和肝素混合。

2. 接种 在超净工作台内或酒精灯旁进行操作。常规消毒瓶塞、瓶口，打开瓶塞，将上述抗凝血滴 16 ~ 20 滴（7# 针头）至培养瓶中，盖紧瓶塞，摇匀培养物（采一人的血，可培养 4 瓶），置 37℃ 恒温培养箱中培养 70 ~ 72h。

3. 秋水仙素处理 在终止培养前 3h 加入 50μg/ml 秋水仙素溶液 1 滴（4# 针头），摇匀，置 37℃ 恒温培养箱中继续培养 3h。

二、染色体标本制备

1. 收集细胞　取出培养瓶，将培养瓶摇匀后倾入 5ml 离心管中，离心管在粗天平上配平后以 1000r/min 离心 10min。

2. 低渗处理　吸取上清液，加入预温置 37℃ 的 0.075mol/L KCl 到离心管中至 5ml 刻度，用吸管打匀，置 37℃ 水浴箱中低渗 18min。

3. 预固定　低渗处理后，加入已配制好的甲醇、冰醋酸（3∶1）固定液 1ml，打匀，以 1000r/min，离心 10min。

4. 固定　吸取上清液，沿管壁加入固定液 5ml，打匀，静置 20～30min。然后 1000r/min，离心 10min。

5. 再固定　吸取上清液，加入固定液 5ml，打匀，静置 20～30min，再以 1000r/min 离心 10min，弃上清液，视沉淀量多少而加固定液少许，制成细胞悬液。

6. 制片　用吸管吸取细胞悬液，以 10 厘米高度滴两滴到沾有冰水、20 度斜放的洁净玻片上，置于酒精灯上以火焰烘干。

7. 染色　标本用 Giemsa 工作液染色 10～20min。自来水冲洗标本的染液，晾干，镜检。

【注意事项】

1. PHA 是成败关键，如保存不善，效价低或数量不足，则作用差，如浓度过大，使红细胞凝块，这些都会影响细胞生长。

2. 秋水仙素用量过大，染色体过度收缩，乃至染色单体离散，用量过小则影响分裂相。

3. 低渗处理极为重要，低渗不够，则染色体聚在一起，分散不好。太过，则造成细胞破碎，染色体丢失。

4. 机械打散细胞团时，用力要适度，若用力过猛，细胞易破碎，染色体不完整。

5. 固定液纯度要高，临用时新鲜配制，应沿管壁慢慢加入后打匀，如果固定液加得太快，会使固定作用过强，染色体扭转；固定液作用不足，染色体出现毛刷状。

思考题 ►►►

1. 为什么在淋巴细胞培养过程中早期要加 PHA，晚期要加秋水仙素？

2. 在染色体标本制备过程中为什么在固定前要进行低渗？

3. 如果染色体分散不好或染色体太短，可能是什么原因造成的？

（符碧薇　杨　智）

实验八

人类染色体 G 显带标本的
制备和观察

【实验目的】

掌握人体染色体 G 显带技术方法及各号染色体 G 带带型。

【实验原理】

G 显带是指以 Giemsa 染料染色后，使染色体显带的技术。Giemsa 染料是由噻嗪和曙红组成的，着色时，DNA 先与两个噻嗪分子结合，然后再与一个曙红分子结合，形成沉淀物，而 DNA 的某些部位对染料不敏感，由此形成明暗相间的条带。G 显带的方法很多，最常用的是将已固定的染色体标本进行预处理，再用 Giemsa 染色。预处理的方法非常多，可用热、碱、各种蛋白酶、尿素等，其中最常用的是胰蛋白酶进行预处理，方法简单，周期短。G 显带区的 DNA 有较丰富的 A – T 对，有相当一部分中度重复序列 DNA 可能在 G 带区，Giemsa 染料在 G 带区的结合与其相应的 DNA 和非组蛋白有关。

【实验用品】

1. 器材 显微镜、剪刀、小镊子、擦镜纸、烤箱、恒温水浴锅、染色缸、牙签。

2. 标本和试剂 G 显带染色体标本、二甲苯、香柏油（或石蜡油）、胰酶、NaH-CO$_3$、G 带显微照片图。

【内容与方法】

一、制片

0.125% 胰酶法

（1）将外周血培养好的常规标本置于 37℃ 温箱中烘烤 3 天，或 70℃ 温箱中烘烤 3 小时。

（2）将 0.85% 的生理盐水配制的 0.125% 胰酶溶液倒入染色缸中，用 5% NaHCO$_3$ 调节 pH 为 7.0，置入 37℃ 水浴箱中，使胰酶溶液温度升至 37℃。

（3）取烘烤 3 天的玻片，浸入 0.125% 的胰酶溶液中，稍加摆动 10 ~ 15s。

（4）取出玻片，自来水冲洗。

（5）以 Giemsa 染液（1∶9 工作液）染色 5 ~ 7min，水洗，空气干燥，镜检。

二、实验观察

在低倍镜下自上而下，自左至右地选择合适的、带纹清晰的 G 带中期分裂相，然后转至油镜下观察，根据每号染色体的特征予以鉴别（图 6 - 8 - 1）。

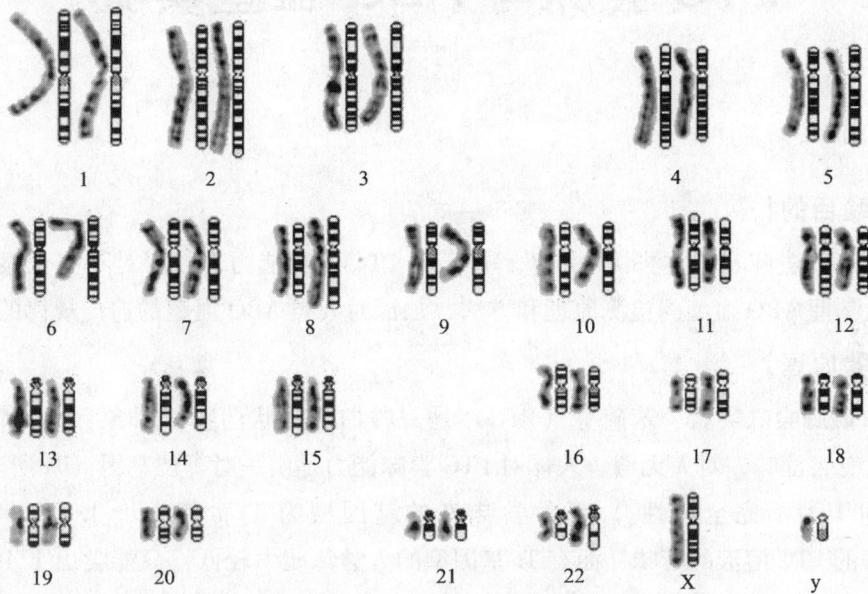

图 6 - 8 - 1　G 显带染色体核型分析

【注意事项】

1. G 显带的好坏，首先取决于染色体制片标本的质量。必须选用有足够多的分裂相，染色体长度适中的常规标本制片，染色体要较长，以早、中期为宜，且中期相丰富、分散好，无胞浆背景。

2. 制片时，烘片时间要足够，而且片龄不能太长，往往一周内效果较好，时间越长，细胞对胰酶处理的抵抗性越强，片龄过长的标本染色后会导致斑点状而非带纹。

3. 显带的成败与胰酶处理的浓度、温度和时间密切相关。应控制好胰酶的温度和处理时间，一般胰酶处理温度控制在 37℃，时间约 10 ~ 15s。在消化处理时，最好先将一张玻片分几段浸入，摸索 2 ~ 3 个时间段，找出该胰酶浓度消化的最佳时间。若消化过度，染色体呈空泡状，消化不足则显示不出带纹。

思考题 >>>

1. 在 G 显带标本的制作过程中，染色体为什么要用胰酶消化才能显色？

2. 染色体 G 显带技术在人类染色体识别中有什么意义？

（符碧薇　杨　智）

实验九

PTC 尝味与 ABO 血型实验

【实验目的】

熟悉 PTC 尝味实验方法，检测了解自己的 PTC 尝味能力，加深对不完全显性遗传的理解；掌握 ABO 血型的检测原理和方法，加深对人类 ABO 血型的遗传规律的理解。

【实验原理】

1. 苯硫脲尝味实验　苯硫脲（PTC）是一种白色晶状药物，因含有 N－C＝S 基团，所以有苦涩味，对人无毒。人体对 PTC 尝味能力是由一对等位基因（Tt 所决定的，其中 T 对 t 为不完全显性。）正常尝味者的基因型为 TT，能尝出 1/750 000 ~ 1/6 000 000 的 PTC 溶液的苦味，而有 Tt 基因型的人尝味能力较低，只能尝出 1/48 000 ~ 1/380 000 的 PTC 溶液的苦味；而基因型为 tt 的人只能尝出 >1/24 000 的 PTC 溶液的苦味，有的人甚至连 PTC 的结晶物也尝不出苦味来，在遗传学上称为味盲。我国汉族人群中，味盲约占 10% 。

Hardy – Weinberg 定律的应用之一，就是根据调查结果，计算每一等位基因的基因频率及基因型频率。

2. 人类 ABO 血型的检测及调查　血型是人体的遗传性状，人类 ABO 血型是红细胞血型系统中的一种。人类的红细胞表面有 A 和 B 两种抗原，血清中有抗 B 和抗 A 两种天然抗体。依抗原和抗体存在的情况，可将人类的血型分为 A、B、AB 和 O 型四种。

由于 A 抗原只能和抗 A 结合，B 抗原只能和抗 B 结合，因此可以利用已知的 A 型标准血清（即 A 型人的血清，又叫抗 B 血清）和 B 型标准血清（即 B 型人的血清，又叫抗 A 血清）来鉴定未知血型，两种标准血清内所含每一种抗体将凝集含有相应抗原的红细胞。因此一种血液其红细胞在 A 型标准血清中发生凝集者为 B 型，在 B 型标准血清中凝集者为 A 型，在两种标准血清中都凝集者为 AB 型，都不凝集者为 O 型。

【实验用品】

1. 器材　显微镜、双凹玻片（或普通载玻片）、采血针、吸管、小试管、特种铅笔或记号笔、胶布、消毒牙签或小玻棒、试管架、小镜子、70% 酒精棉球。

2. 试剂　A 型和 B 型标准血清、0.9% 生理盐水、苯硫脲（PTC）粉末及不同浓度的 PTC 溶液。

【试剂配制】

1. PTC 原液的配制　取 PTC 粉末 0.65g，加蒸馏水 500ml，在室温下 1～2 天可完全溶解。原液的 PTC 浓度约为 1/750。

2. PTC 尝味使用液配制　取原液用蒸馏水稀释 1 倍编号为 2 号液，2 号液再稀 1 倍为 3 号液；以此类推，直至配成 14 号液。14 号液浓度为 1/6 000 000。将配好的 14 种 PTC 溶液分别置于消毒好的瓶内。

【内容与方法】

一、苯硫脲尝味实验

（1）同学间相互检测对方，让受试者坐于椅子上，仰头张嘴。首先用滴管滴 5～10 滴 14 号液于受试者舌根部，让受试者徐徐下咽品味，并用蒸馏水做同样的试验。

（2）询问受试者能否鉴别此两种溶液的味道，若不能鉴别或鉴别不准确，则依次用 13 号、12 号……溶液重复试验（应注意与蒸馏水反复交替给受试者），直到能明确鉴别出 PTC 的苦味为止。

（3）tt 基因型的阈值范围为 1～6 号液，Tt 基因型的阈值范围为 7～10 号液，TT 基因型的阈值为 11～14 号液。为简便操作程序，也可只用 6、7、10、11 和 13 号五种溶液进行测试，尝不出 6 号苦味为 tt 基因型，尝出 7 号和 10 号液的苦味为 Tt 基因型，尝出 11 号者为 TT 基因型。

（4）根据测试结果，记录并统计本实验室人群中的基因型频率和基因频率。

二、人类 ABO 血型的检测及调查

一般实验室常用试管法与玻片法，试管法的优点是敏感，较少发生假凝集，玻片法如控制不好，易发生冷凝集或其他不规则的凝集现象，但不需要特殊实验设备。本试验介绍玻片法。

（1）取一洁净的双凹玻片（或用平面玻片用玻璃蜡笔划出方格代替），两端上角分别用记号笔或胶布注名 "A" 和 "B" 及受试者姓名，在相应标记的凹片凹内（或格子内）分别滴加 A 型和 B 型标准血清各 1 滴。

（2）用 70% 酒精棉球消毒受试者的指端，待酒精干后，用消毒的采血针刺破一伤口，深约 2mm，轻按取血者手指，待血液成滴，再用吸管取血 1 滴放入盛有 0.9% 生理盐水 1ml 的小试管中，混匀成为 5% 的红细胞生理盐水悬液。

（3）在上述两种标准血清滴的位置上再滴加 5% 受试者红细胞悬液各 1 滴（注意不要接触标准血清），然后手持玻片徐徐转动或迅速用牙签（或小玻棒）分别搅动液体，使之充分混匀。

（4）在室温下每隔数分钟倾斜玻片数次，以加速凝集，待 10 ~ 30min 后观察有无凝集现象。混匀的液体开始呈混浊状，然后逐渐变为透明，若出现大小不等的红色颗粒，表明红细胞已凝集；如仍呈混浊状，无颗粒出现，则表明无凝集现象；若观察不清，可在显微镜下用低倍镜观察。若室温过高，可将玻片放于加有湿棉花的培养皿中，以防干涸，若室温过低可将玻片置于 37℃ 温箱中，以促其凝集。

【注意事项】

（1）标准血清必须有效。

（2）红细胞悬液不宜过浓或过稀。

（3）反应时间及温度要适中，应避免假阴性和假阳性及标本干燥。

思考题 ▶▶▶

根据你的 ABO 血型检测的结果，推断出你双亲及兄弟姐妹的可能基因型。

（杨　智　符碧薇）

参 考 文 献

[1] 艾晓清. 组织学与胚胎学实验指导. 北京：人民军医出版社，2003.

[2] 邹仲之. 组织学与胚胎学. 6 版. 北京：人民卫生出版社，2006.

[3] 步宏. 病理学实习指导. 北京：科学出版社出版，2002.

[4] 和瑞芝. 病理学. 5 版. 北京：人民卫生出版社，2004.

[5] 李玉林. 病理学. 7 版. 北京：人民卫生出版社，2008.

[6] 丁报春，尤家騄，马建中. 生理科学实验教程. 北京：人民卫生出版社，2007.

[7] 陈世民，符健，赵善民，等. 实验生理科学. 上海：上海科学技术出版社，2003.

[8] 苗明三. 实验动物和动物实验技术. 北京：中国中医药出版社，1997.

[9] 胡爱萍. 机能药理学实验教程. 浙江：浙江大学出版社，2004.

[10] 司传平. 医学免疫学实验. 北京：人民卫生出版社，2005.

[11] 于爱莲. 医学微生物学实验指导实验. 北京：人民卫生出版社，2005.

[12] 郭积燕. 微生物检验技术. 北京：人民卫生出版社，2008.

[13] 卢致民. 人体寄生虫学实验指导. 北京：人民卫生出版社，2006.

[14] 田喜凤，徐建余. 医学寄生虫学实验技术. 北京：军事医学科学出版社，2008.

[15] 赵清治，杨云虹. 医用化学·生物化学实验指导. 北京：人民军医出版社，2005.

[16] 罗德生. 生物化学实验指导. 北京：人民卫生出版社，2005.

[17] 赵刚，刘建中. 医学细胞生物学实验与习题. 北京：科学出版社，1999.

[18] 苑辉卿. 医学细胞生物学实验与习题. 北京：科学出版社，2007.

第一篇　组织学与胚胎学

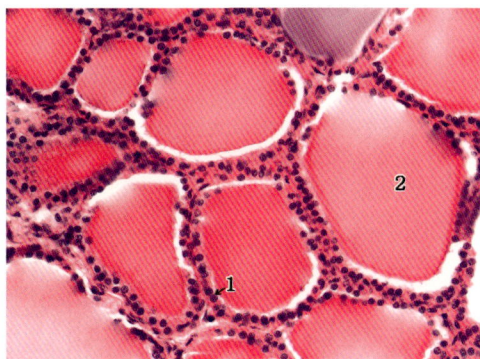

图1－2－1　单层立方上皮（40×10）

1. 单层立方上皮；2. 甲状腺滤泡中的胶质

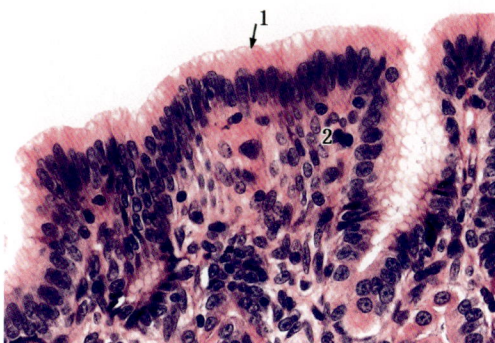

图1－2－2　单层柱状上皮（40×10）

1. 单层柱状上皮；2. 结缔组织

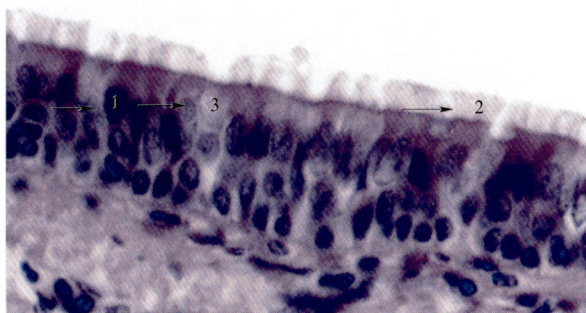

图1－2－3　假复层纤毛柱状上皮（40×10）

1. 假复层纤毛柱状上皮；2. 纤毛；3. 杯状细胞

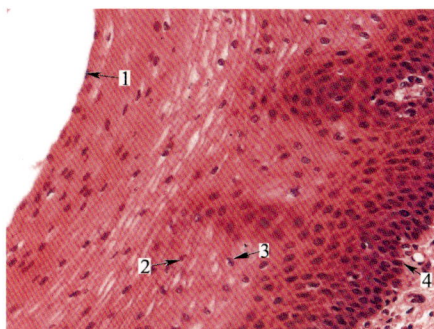

1－2－4　假复层纤毛柱状上皮（40×10）

1. 扁平细胞；2. 梭形细胞；3. 多边形细胞；
4. 基底细胞

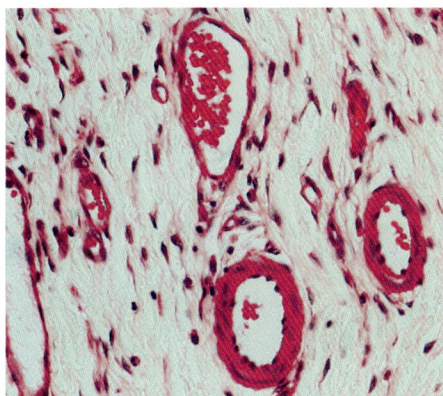

图1－3－1　疏松结缔组织（40×10）

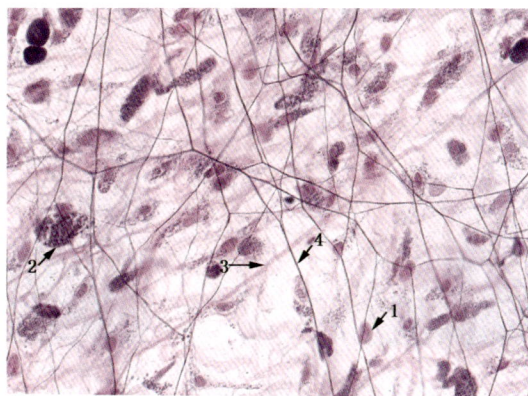

图1－3－2　疏松结缔组织平铺片（40×10）

1. 成纤维细胞；2. 巨噬细胞；3. 胶原纤维；4. 弹性纤维

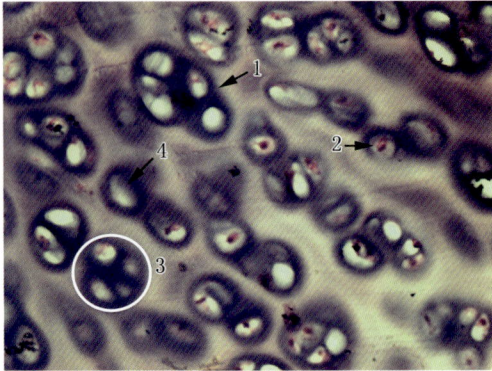

图 1 - 4 - 1　透明软骨（40×10）

1. 软骨囊；2. 软骨细胞；3. 同源细胞群；4. 软骨陷窝

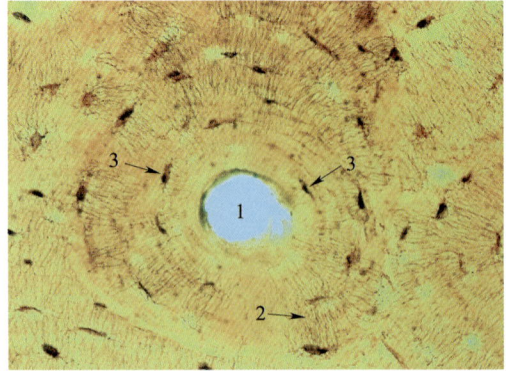

图 1 - 4 - 2　骨单位（40×10）

1. 中央管；2. 骨小管；3. 骨陷窝

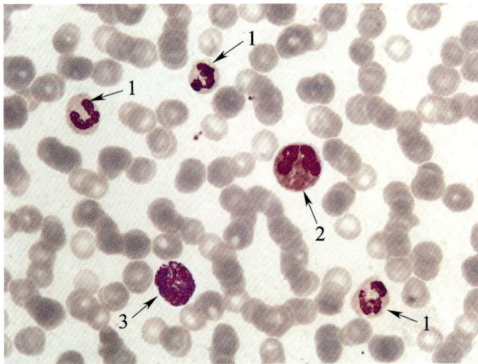

图 1 - 5 - 1　血涂片（100×10）

1. 中性粒白细胞；2. 嗜酸性白细胞；3. 嗜碱性白细胞

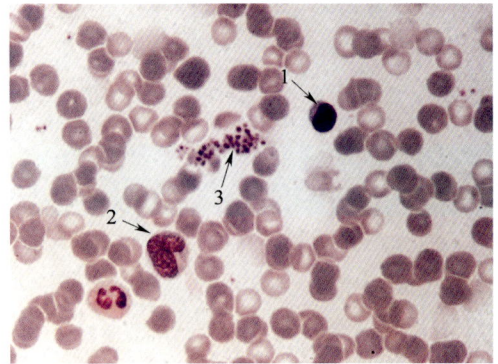

图 1 - 5 - 2　血涂片（100×10）

1. 淋巴细胞；2. 单核细胞；3. 血小板

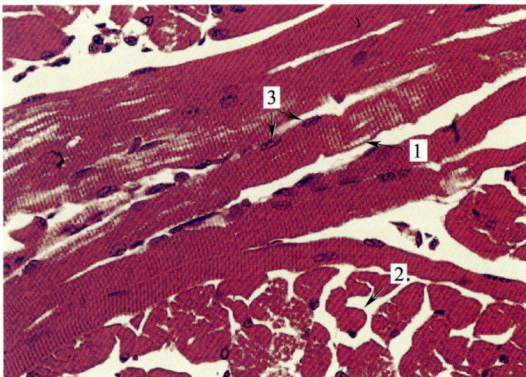

图 1 - 6 - 1　骨骼肌（40×10）

1. 肌纤维纵切面；2. 肌纤维横切面；3. 肌细胞核

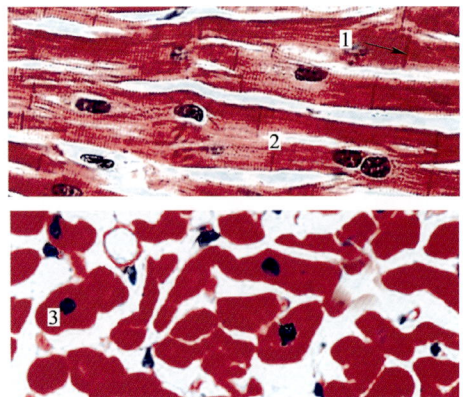

图 1 - 6 - 2　心肌（40×10）

1. 闰盘；2. 肌纤维纵切面；3. 肌纤维横切面

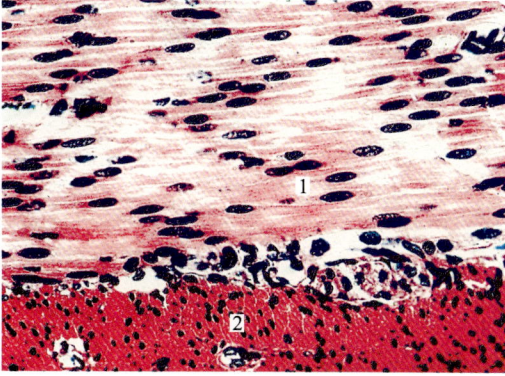

图 1 - 6 - 3　平滑肌（40×10）

1. 肌纤维纵切面；2. 肌纤维横切面

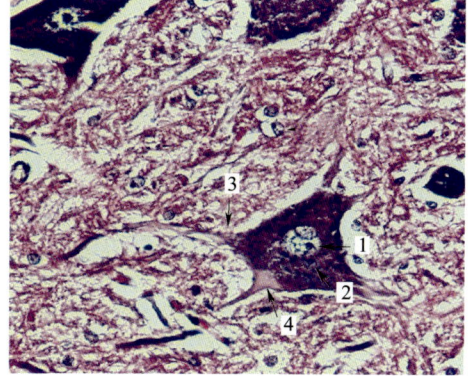

1 - 7 - 1　脊髓前角运动神经元（40×10）

1. 核仁；2. 尼氏体；3. 树突；4. 轴突

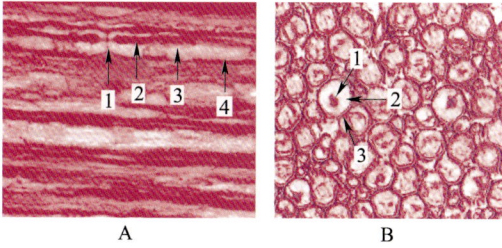

A　　　　　　B

图 1 - 7 - 2　脊髓神经纤维（40×10）

A - 1. 郎飞结；A - 2. 轴突；A - 3. 髓鞘；A - 4. 神经膜

B - 1. 轴突；B - 2. 髓鞘；B - 3. 神经膜

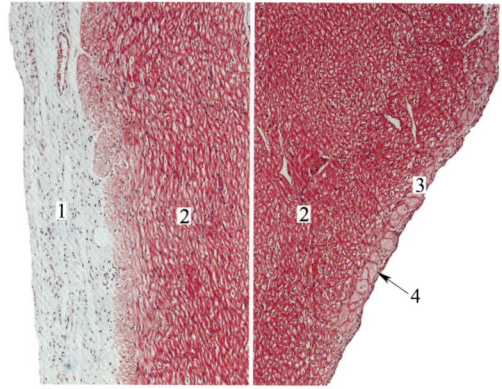

图 1 - 8 - 1　心脏（4×10）

1. 心外膜；2. 心肌膜；3. 心内膜；4. 浦肯野纤维

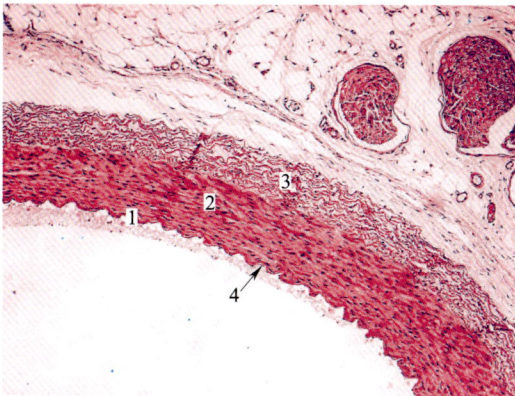

图 1 - 8 - 2　中动脉（10×10）

1. 内膜；2. 中膜；3. 外膜；4. 内弹性膜

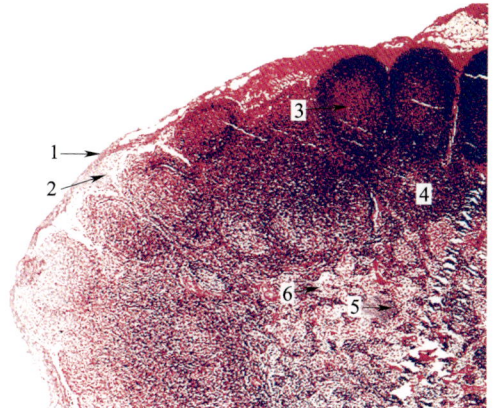

图 1 - 9 - 1　淋巴结（4×10）

1. 被膜；2. 皮质淋巴窦；3. 淋巴小结；

4. 副皮质区；5. 髓索；6. 髓窦

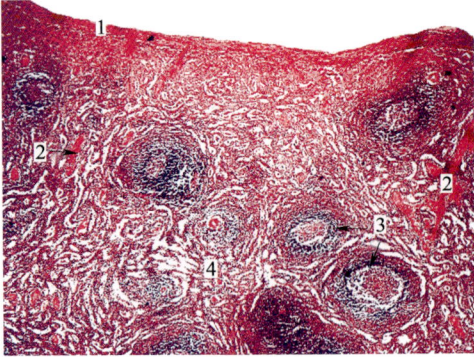

图 1 - 9 - 2　脾（4×10）

1. 被膜；2. 小梁；3. 白髓；4. 红髓

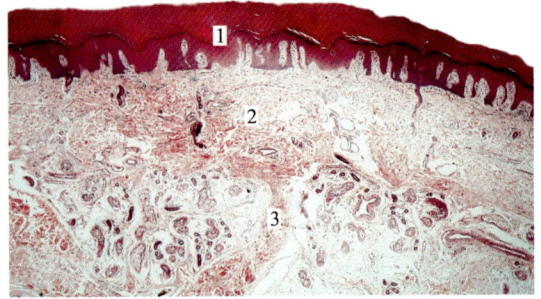

图 1 - 10 - 1　手指皮（4×10）

1. 表皮；2. 真皮；3. 皮下组织

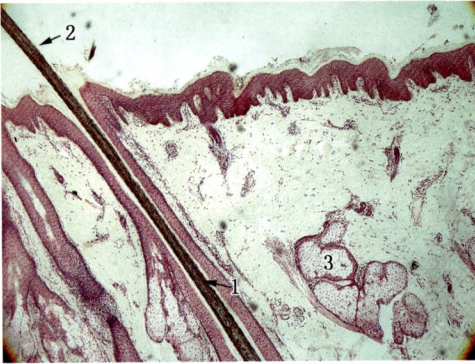

图 1 - 10 - 2　头皮（4×10）

1. 毛根；2. 毛干；3. 皮脂腺

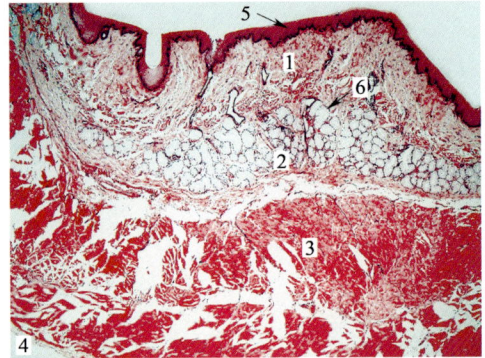

图 1 - 11 - 1　食管（10×4）

1. 黏膜；2. 黏膜下层；3. 肌层；

4. 外膜；5. 上皮；6. 食管腺

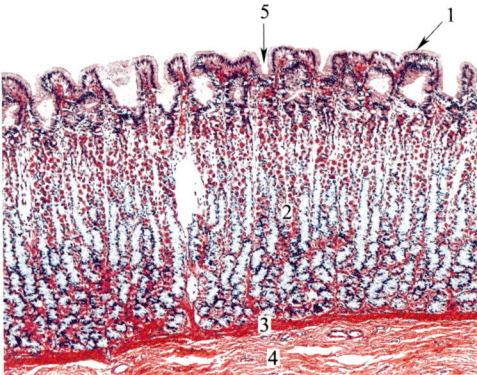

图 1 - 11 - 2　胃（10×10）

1. 上皮；2. 固有层；3. 黏膜肌；

4. 黏膜下层；5. 胃小凹

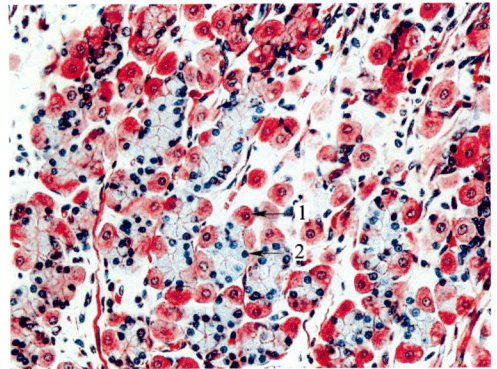

图 1 - 11 - 3　胃底腺（40×10）

1. 壁细胞；2. 主细胞

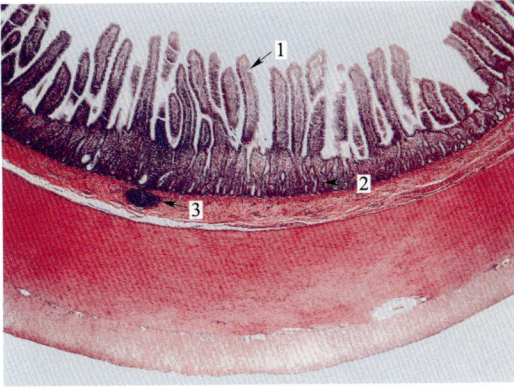

图 1 – 11 – 4 空肠（4×10）

1. 小肠绒毛；2. 小肠腺；3. 孤立淋巴小结

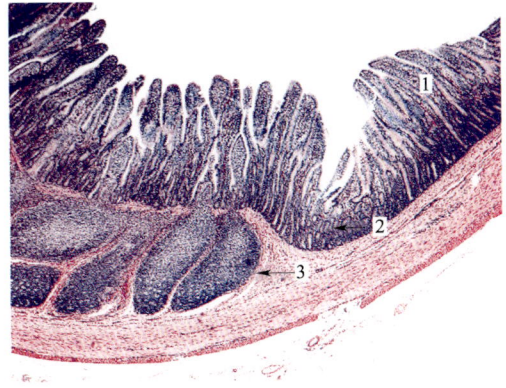

图 1 – 11 – 5 回肠（4×10）

1. 小肠绒毛；2. 小肠腺；3. 集合淋巴小结

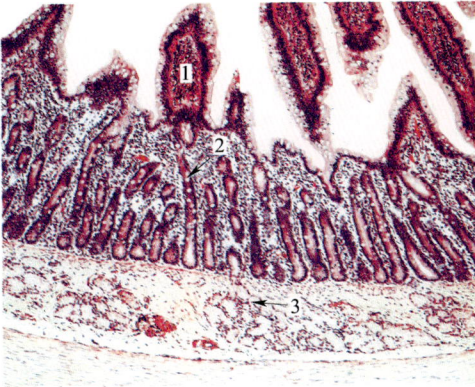

图 1 – 11 – 6 十二指肠（10×10）

1. 小肠绒毛；2. 小肠腺；3. 十二指肠腺

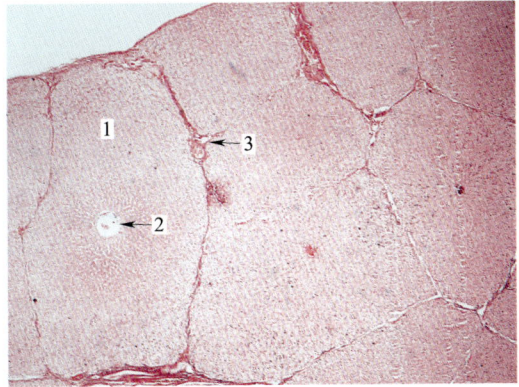

图 1 – 12 – 1 猪肝（4×10）

1. 肝小叶；2. 中央静脉；3. 门管区

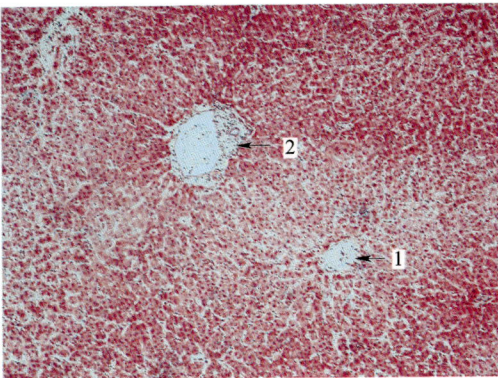

图 1 – 12 – 2 人肝（10×10）

1. 中央静脉；2. 门管区

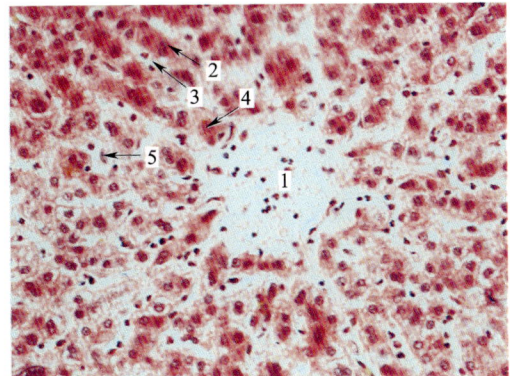

图 1 – 12 – 3 肝小叶（40×10）

1. 中央静脉；2. 肝索；3. 肝血窦；

4. 肝细胞；5. 肝巨噬细胞

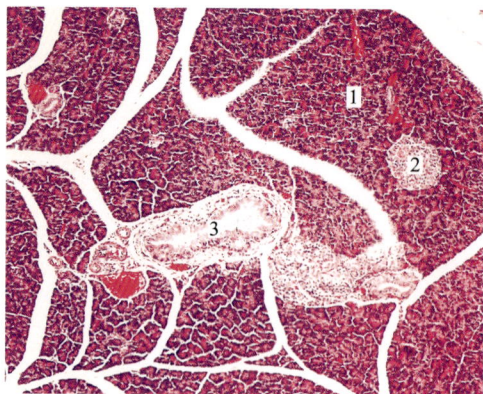

图 1 - 12 - 4　胰腺（10×10）

1. 外分泌部；2. 胰岛；3. 小叶间导管

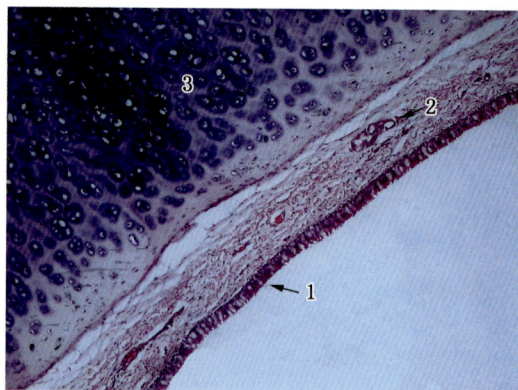

图 1 - 13 - 1　气管（10×10）

1. 黏膜；2. 黏膜下层腺体；3. 外膜透明软骨

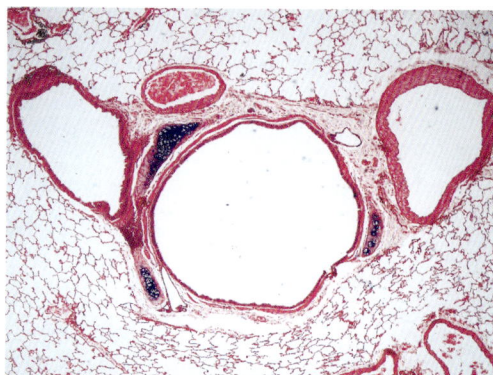

图 1 - 13 - 2　小支气管（4×10）

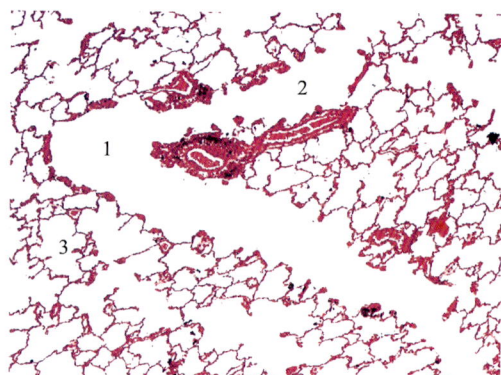

图 1 - 13 - 3　肺（10×10）

1. 呼吸性细支气管；2. 肺泡管；3. 肺泡囊

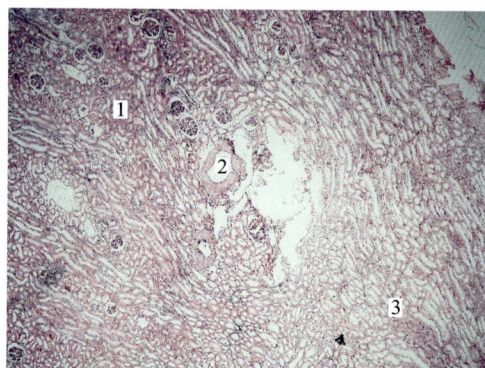

图 1 - 14 - 1　肾（4×10）

1. 肾皮质；2. 弓形动脉；3. 肾髓质

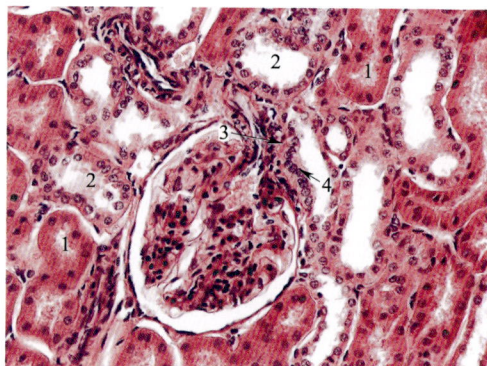

图 1 - 14 - 2　肾皮质（40×10）

1. 近曲小管；2. 远曲小管；

3. 球旁细胞；4. 致密斑

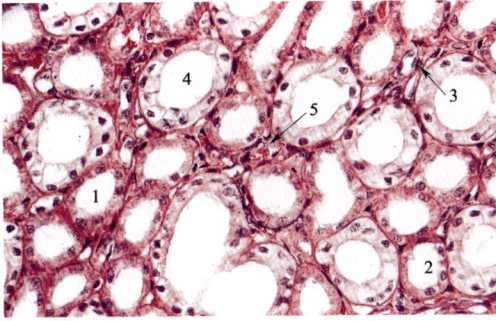

图 1 - 14 - 3 肾髓质 (40×10)

1. 近直小管；2. 远直小管；3. 细段；
4. 集合小管；5. 毛细血管

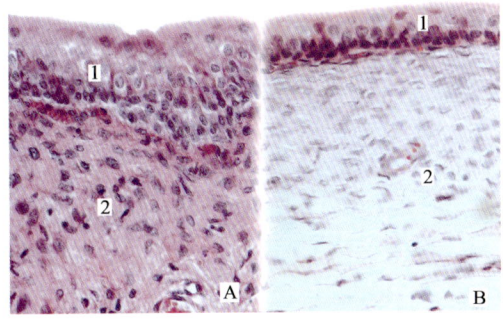

图 1 - 14 - 4 膀胱 (40×10)

A. 空虚状态；B. 充盈状态

1. 上皮；2. 结缔组织

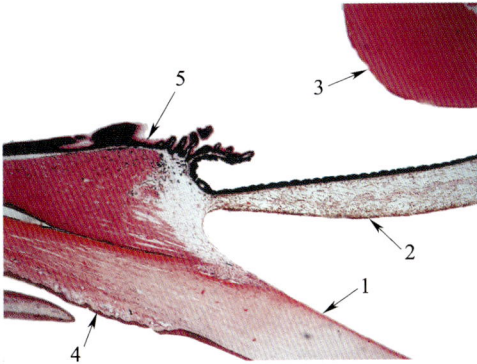

图 1 - 15 - 1 眼球 (4×10)

1. 角膜；2. 虹膜；3. 晶状体；4. 巩膜；5. 睫状体

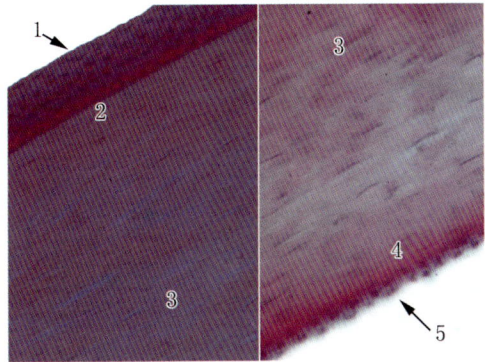

图 1 - 15 - 2 角膜 (40×10)

1. 上皮；2. 前界层；3. 基质；
4. 后界层；5. 内皮

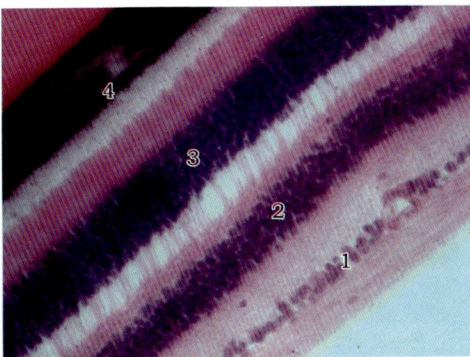

图 1 - 15 - 3 视网膜 (40×10)

1. 节细胞层；2. 双极细胞层；
3. 视细胞层；4. 色素上皮层

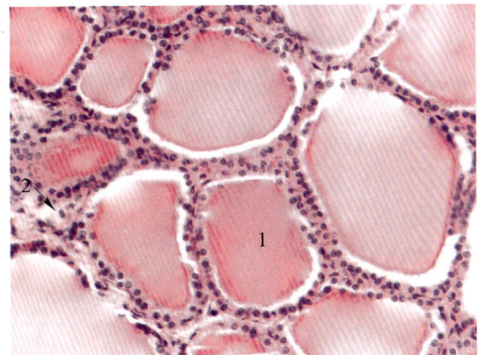

图 1 - 16 - 1 甲状腺 (40×10)

1. 甲状腺滤泡；2. 滤泡旁细胞

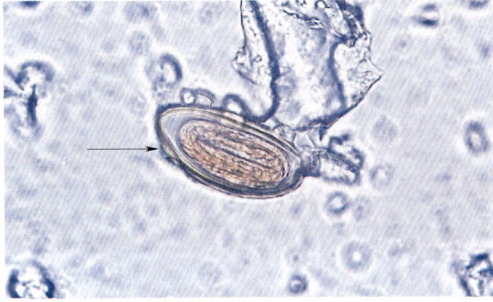

图 4 - 15 - 5　蛲虫卵（40×10）

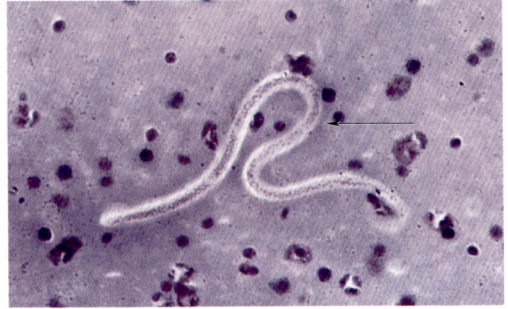

图 4 - 15 - 6　班氏微丝蚴（40×10）

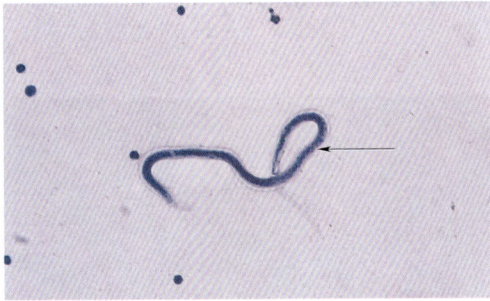

图 4 - 15 - 7　马来微丝蚴（40×10）

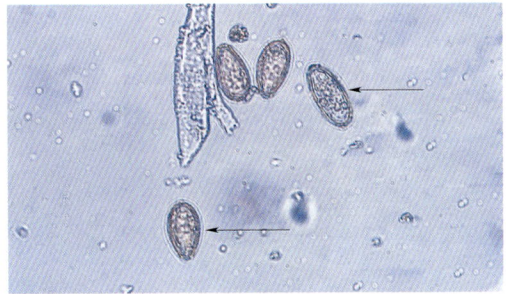

图 4 - 16 - 1　华支睾吸虫卵（40×10）

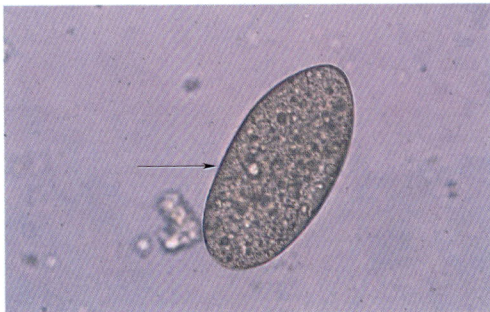

图 4 - 16 - 2　布氏姜片吸虫卵（40×10）

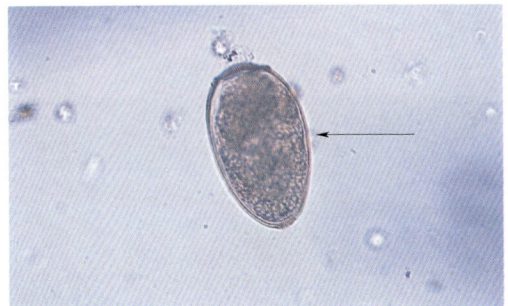

图 4 - 16 - 3　卫氏并殖吸虫卵（40×10）

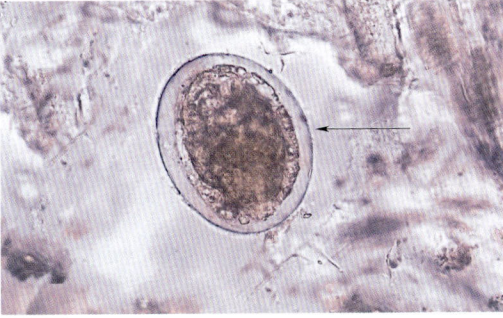

图 4 – 16 – 4　日本血吸虫卵（40×10）

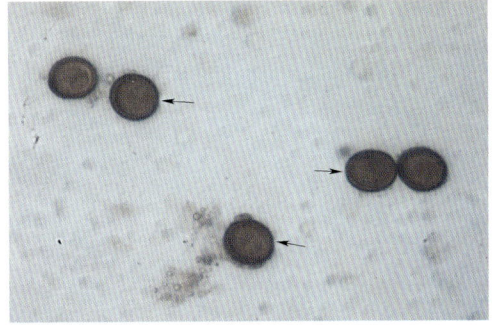

图 4 – 17 – 1　带绦虫卵（40×10）

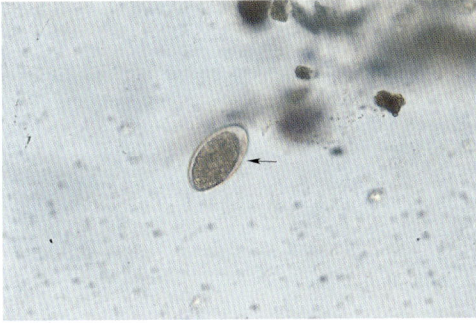

图 4 – 17 – 2　曼氏迭宫绦虫卵（40×10）

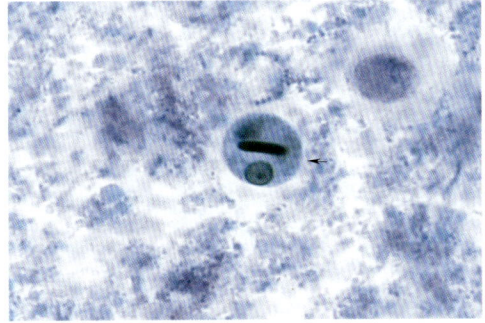

图 4 – 18 – 1　溶组织内阿米巴囊

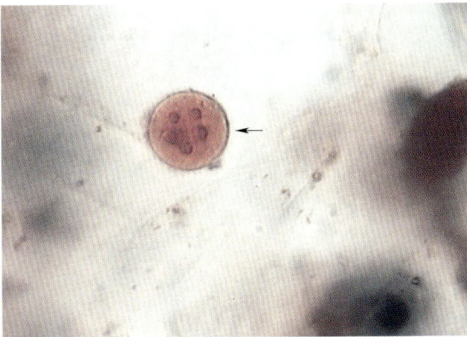

图 4 – 18 – 2　结肠内阿米巴包囊（40×10）

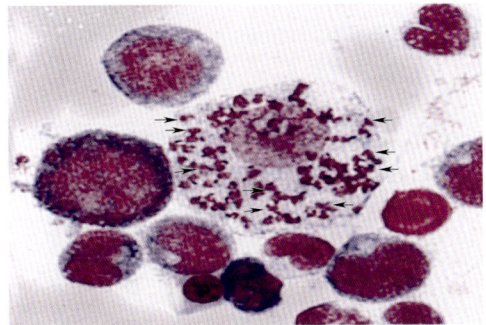

图 4 – 18 – 3　杜氏利什曼原虫无鞭毛体

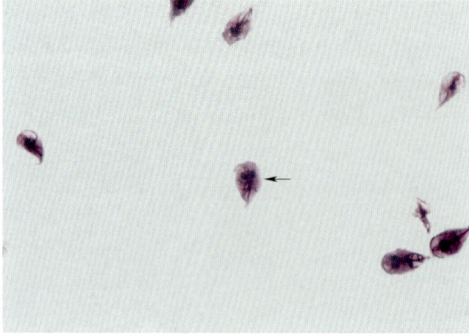

图 4 - 18 - 4　蓝氏贾第鞭毛虫滋养体（100×10）

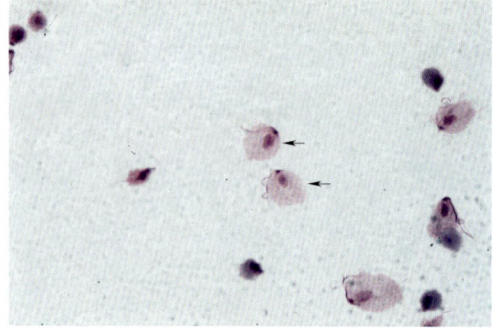

图 4 - 18 - 5　阴道毛滴虫滋养体（100×10）

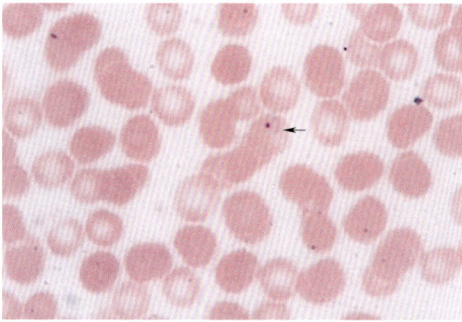

图 4 - 18 - 6　间日疟原虫环状体（100×10）

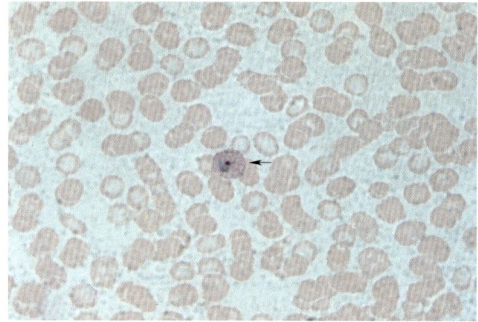

图 4 - 18 - 7　间日疟原虫大滋养体（100×10）

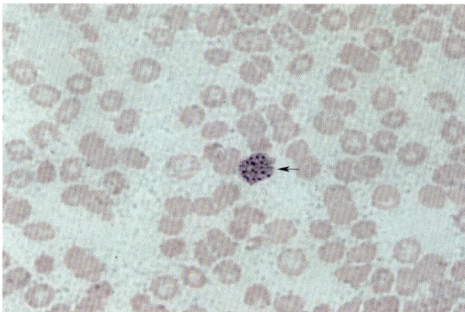

图 4 - 18 - 8　间日疟原虫裂殖体（100×10）

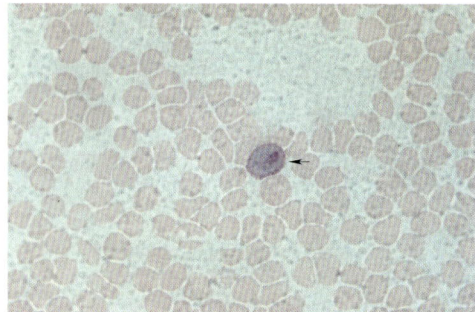

图 4 - 18 - 9　间日疟原虫雄配子体（100×10）

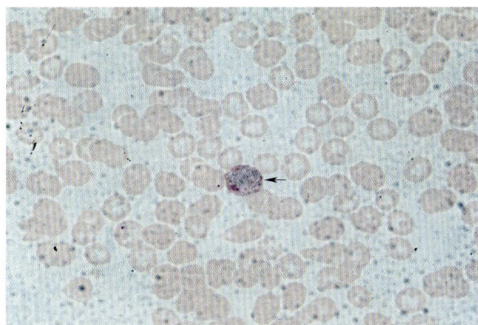

图 4 - 18 - 10　间日疟原虫雌配子体（100×10）

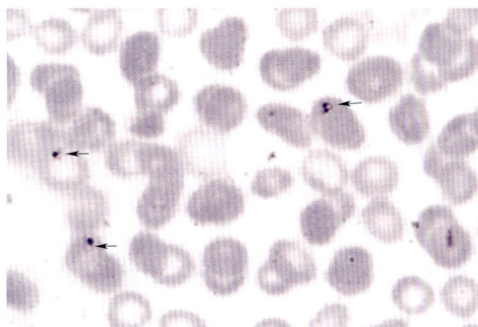

图 4 - 18 - 11　恶性疟原虫环状体（100×10）

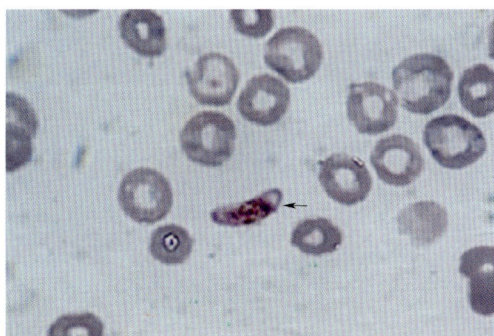

图 4 - 18 - 12　恶性疟原虫雄配子体（100×10）

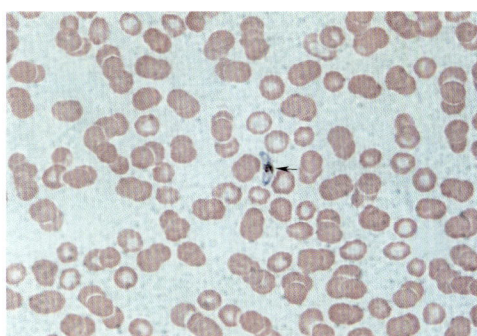

图 4 - 18 - 13　恶性疟原虫雌配子体（100×10）